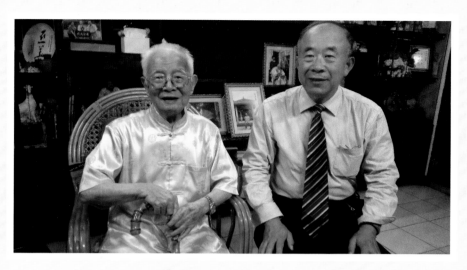

2016 年 5 月 13 日，庞保珍（右）拜见首届国医大师邓铁涛（左）

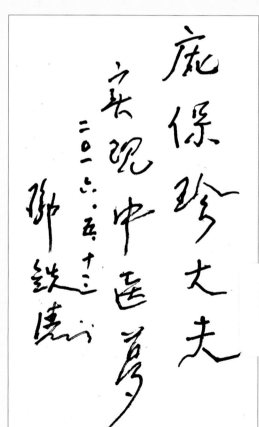

国医大师邓铁涛为庞保珍题词

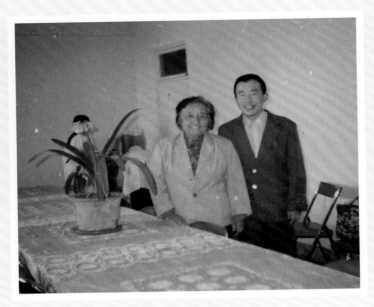

1988 年，庞保珍（右）跟师柴嵩岩（左）学习时合影

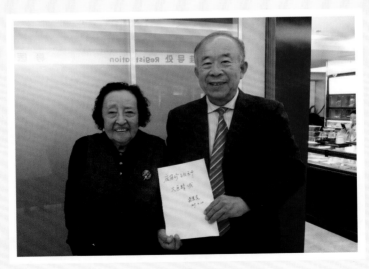

2019 年 10 月 24 日，庞保珍拜见恩师国医大师柴嵩岩

庞保珍主任医师

大医精诚

柴嵩岩
2019. 10. 24

国医大师柴嵩岩为庞保珍题词

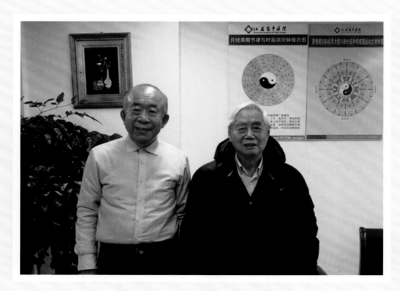

2020 年 12 月 26 日，庞保珍（左）拜见国医大师夏桂成（右）

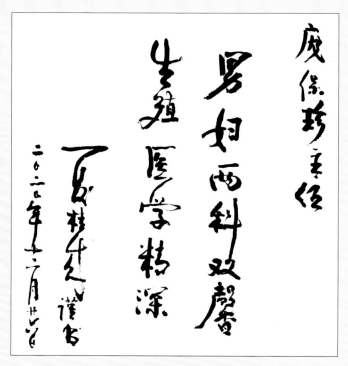

国医大师夏桂成为庞保珍题词

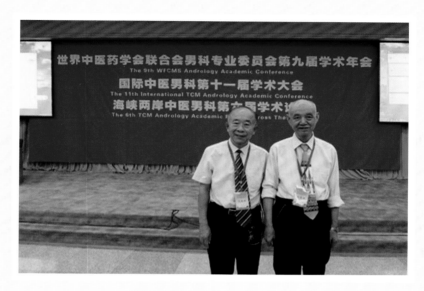

庞保珍（左）与世界中医药学会联合会男科专业委员会会长、
中华中医药学会男科专业委员会主任委员
曹开镛（右）合影

曹开镛为庞保珍题词

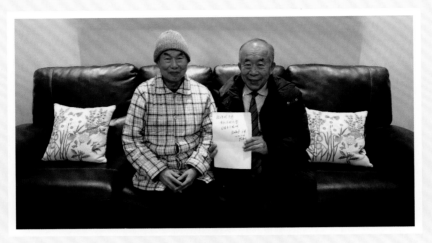

2020 年 12 月 26 日，庞保珍（右）拜见首届全国名中医徐福松（左）

庞保珍医师：
男科为科大擘
壮龄医苑精诚

徐福松 拜
2020.12.26.
拾叶斋

首届全国名中医徐福松为庞保珍题词

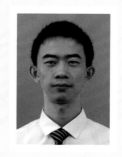

作者简介

　　庞清洋，山东大学附属生殖医院主治医师。山东中医药大学硕士研究生，研究方向：生殖医学，导师为全国著名中医妇科专家、生殖医学专家连方教授，尽得其传。出身于中医世家，尽得其父山东名中医药专家庞保珍薪传，自幼以读书藏书为乐，勤奋好学，德医双馨，刻苦钻研中医古典医著，尤其重视诵读四大经典，深研各家学说，尽取各家之长，夯实了中医基础，同时注意吸收现代医学研究的最新科技成果，衷中参西，以中医理论指导临床，在继承祖国医学的基础上，努力创新，精益求精，坚持以中医思维辨证论治，针对病机治疗，突出中医特色。获国家发明专利2项，参编著作30余部，其中，主编著作5部，发表医学论文37篇，其中，SCI论文2篇。

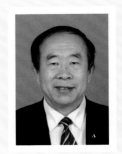

作者简介

　　庞保珍，山东名中医药专家，聊城市中医医院不孕不育科主任医师，著名生殖医学、妇科男科专家。全国首届中医药科技推广工作先进个人。2017 年 3 月，聊城市人民政府授予其"水城领军人才·杏林名医"称号。

　　历任世界中医药学会联合会男科专业委员会副会长、养生专业委员会副会长、一技之长专业委员会副会长、妇科专业委员会常务理事、生殖医学专业委员会常务理事；国际中医男科学会副主席；中华中医药学会生殖医学分会、男科分会、养生康复分会常务委员，妇科分会委员；中国性学会中医性学专业委员会常务委员；中国中医药研究促进会妇产科与辅助生育分会常务委员；山东中医药学会不孕不育专业委员会副主任委员；山东中西医结合学会男科专业委员会副主任委员、山东省激光医学会生殖医学专业委员会副主任委员等。

　　男科与妇科双馨，生殖养生造诣深。擅治男女不孕不育、男女性功能障碍、输卵管阻塞、排卵障碍、前列腺炎等妇科、男科病，尤其擅长男女不孕不育的诊治与中医辅助生殖；对不孕不育中医外治法有独到而丰富的临床经验；以六经辨证，经方治疗疑难杂症经验丰富；对健康长寿之道研究颇深。

　　健康热线：13606357986

庞保珍优生优育健康长寿智慧讲坛

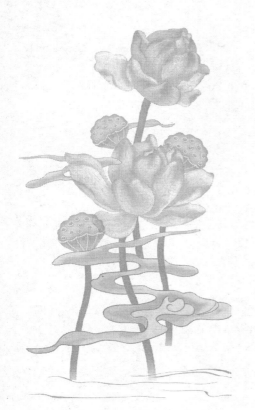

庞清洋　庞保珍◎编著

中医生殖医学研究

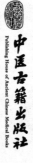

中医古籍出版社

Publishing House of Ancient Chinese Medical Books

图书在版编目（CIP）数据

中医生殖医学研究 / 庞清洋, 庞保珍编著. —— 北京:
中医古籍出版社, 2022.10
ISBN 978-7-5152-2420-6

Ⅰ.①中… Ⅱ.①庞… ②庞… Ⅲ.①中医学—生殖
医学—研究 Ⅳ.①R211②R339.2

中国版本图书馆CIP数据核字（2022）第016859号

中医生殖医学研究

庞清洋　庞保珍　编著

策划编辑	姚　强
责任编辑	李　炎
封面设计	蔡　慧
出版发行	中医古籍出版社
社　　址	北京市东城区东直门内南小街16号（100700）
电　　话	010-64089446（总编室）010-64002949（发行部）
网　　址	www.zhongyiguji.com.cn
印　　刷	北京市泰锐印刷有限责任公司
开　　本	710mm×1000mm　1/16
印　　张	14.75
彩　　插	8面
字　　数	282千字
版　　次	2022年10月第1版　2022年10月第1次印刷
书　　号	ISBN 978-7-5152-2420-6
定　　价	78.00元

序一

庞保珍主任医师将中医传统理论运用于临床实践，多年来在治疗不孕不育等生殖疾病方面，进行了不懈的研究和探索，完成了多项研究课题，并编著成书。今又结合其家族传承，再度将《中医生殖医学研究》一书奉献给读者，这是值得赞许的。

习近平总书记强调："中医药学包含着中华民族几千年的健康养生理念及其实践经验，是中华文明的一个瑰宝，凝聚着中国人民和中华民族的博大智慧。"作为一名中医工作者，继承和弘扬中医药学，是我们义不容辞的责任和无上的光荣。

我希望能有更多的后来者，不畏艰辛，上下求索，努力践行"传承精华，守正创新"，让中医药学能够永远保持在世界上的领先地位，为人类的健康事业做出贡献。

特此祝贺新书出版。

柴嵩岩

2021 年 7 月

　　生殖医学疾病关系到人类繁衍、家庭幸福与社会安定诸多问题，是世界医学领域研究的重要课题之一。中医中药在治疗生殖医学疾病方面历史悠久，具有一定的理论基础和丰富的临床实践经验，取得了较好的疗效。深入开展中医生殖医学研究，对提高生殖相关疾病的诊断和治疗水平，改善民众生殖健康和提高生活质量以及优生优育等具有重要意义。关于中医生殖的古籍文献与近三十多年来中医生殖医学的研究概况，均散在于多种书籍与杂志的综述或述评中，且只是对中医生殖医学领域中某一个专题进行的研究概况。鉴于社会与医学界比较关注生殖医学，尤其是放开三胎之后，十分需要中医生殖医学研究方面的专著。

　　庞清洋主治医师，出身中医世家，尽得其父山东名中医药专家庞保珍薪传，勤奋好学，德医双馨，以中医生殖医学为其专业特长，为中医后起之秀。

　　我认识山东名中医药专家庞保珍主任医师多年，他天赋睿智，勤奋好学，读书为乐，如痴如醉，中医理论扎实，临床经验富邃，才华横溢，著作等身，学验俱丰。四十余年来一直专心从事中医生殖医学、妇科、男科与养生专业研究，坚持用中医的思维诊疗疾病，尤其运用六经辨证，经方治疗生殖相关疾病经验丰富，可谓妇科与男科双馨，生殖养生造诣精深，是中医生殖医学领域中知识较为全面的专家和不可多得的人才。庞保珍主任医师临床之余，笔耕不辍，最近又与其子庞清洋共同编著了《中医生殖医学研究》一书。

　　本书分六章，第一章论述了中医生殖医学古籍文献研究，第二章论述了中医生殖系统疾病常用药物，第三章论述了男性不育研究，第四章介绍了女性不孕研究，第五章介绍了辅助生殖医学研究，第六章介绍了优生优育研究。总之，

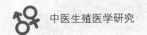

本书系统论述了中医生殖医学古籍文献研究及近三十多年来，尤其是近几年来中医生殖医学中主要疾病的研究概况与展望或述评，可谓中医生殖医学研究成果的荟萃，可供中医生殖医学、妇科、男科工作者，以及有关专业的学生与从业人员参考，故欣然为之序。

中华中医药学会外科分会名誉主任委员

中国性学会中医性学专业委员会名誉主任委员

北京中医药学会男科分会名誉主任委员

博士生导师 首都国医名师

李曰庆

2021 年 6 月 26 日

前言

　　中医生殖医学古籍文献与近三十多年来中医生殖医学的研究概况，均散在于多种书籍与杂志的综述或述评中，且只是对中医生殖医学领域中某一个专题进行的研究概况，专门对中医生殖医学之学科进行系统研究的专著仍是空白。当前社会与医学界比较关注生殖医学，十分需要中医生殖医学研究方面的专著。有鉴于此，笔者广为翻阅古今相关资料，编著成《中医生殖医学研究》。

　　本书分六章，第一章系统论述了中医生殖医学古籍文献研究，第二章论述了中医生殖系统疾病常用药物，第三章论述了男性不育研究，第四章介绍了女性不孕研究，第五章介绍了辅助生殖医学研究，第六章介绍了优生优育研究。总之，本书系统论述了中医生殖医学古籍文献研究与近三十多年以来，尤其是近几年以来中医生殖医学中各种主要疾病的研究概况与展望或述评，即系统阐述了各种生殖医学疾病的研究成果、技术成就或发展变化的前沿状况、存在的不足以及展望等，可以说是中医生殖医学古籍与中医生殖医学现代研究成果的荟萃。因此，本书具有如下作用：一、指导作用。本书对于帮助中医生殖医学工作者系统了解本学科的情况，指导科研人员正确选择研究方向，确定研究课题和制定科研设计方案，指导中医生殖系统疾病医务人员正确开展临床诊疗工作，都是十分重要的。二、报道作用。本书就中医生殖医学之学科专题研究，集中进行了文献报道，使中医生殖系统疾病医务人员能够掌握该领域的现状、成就和发展趋势。三、检索作用。本书综述浓缩了大量中医生殖医学方面的原始文献，使之集中化、系统化，同时又综合了各种有争论议题的不同见解，有效地传播了新知识、新观点，可以从中吸收并应用，减少查找资料的时间。此外，还可以直接利用综述所列的文献，做追溯检索文献的工作，或从中得到自已感兴趣的某一文献的线索。四、参考作用。通过本书可以了解中医生殖医学某一学科、某一研究课题的过去、现状及发展趋势；已经研究与解决了哪些问题，哪些问题还没有解决，有哪些经验教训，亦可供有关领导与管理干部参考，以便制定正确的战略决策与方针政策，提高科学管理水平。本书可供从事生殖医学、不孕不育、妇科与男科的临床医师、科研人员以及医学院校的学生参考使用。

　　本书在编写之际，有幸得到国医大师邓铁涛、夏桂成、柴嵩岩与全国首届名中医徐福松题词、指导，国医大师柴嵩岩、首都国医名师李曰庆教授为本书做序。在编写过程中，我们查阅了大量古今医籍、专著和医学期刊，采纳或引用了不少学者的研究成果，在此一并向他们致以谢忱！尤其感到高兴的是，在编写本书之际，有幸拜见了国医大师邓铁涛、夏桂成、柴嵩岩等教授，全国名中医徐福松教授，首都国医名师李曰庆教授。邓老、夏老、柴老、徐老、李老对本书给予勉励和指导，对此表示衷心的感谢！笔者虽欲求尽善尽美，但书中难免存有疏漏，祈望同道和读者斧正。

作者

2021 年 7 月 6 日

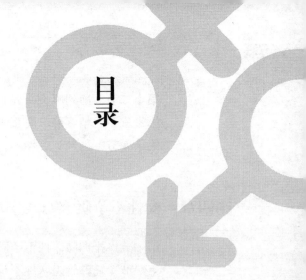

目录

第一章

中医生殖医学古籍文献研究

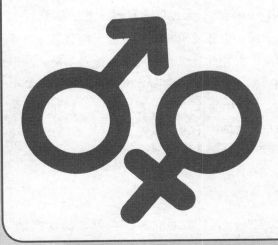

第一节

《黄帝内经》对不育症的论述探析

《黄帝内经》(简称《内经》)是我国现存最早的一部较为系统和完整的医学典籍，也是中医求嗣医学的源头。深入研究一门学科，应该从源到流，以了解其发展的全过程。

不孕、不育之词，始见于《周易》。《内经》则首次正式提出了"不孕"的病名。

一、病因病机

1. 肾虚

"女子七岁，肾气盛，齿更发长；二七而天癸至，任脉通，太冲脉盛，月事以时下，故有子""年已老而有子者……肾气有余也"(《素问·上古天真论》)。《内经》在强调肾气是有子之本的同时，也非常重视其他脏腑、经脉与经、孕的密切关系，故指出："七七任脉虚，太冲脉衰少，天癸竭，地道不通，故形坏而无子也"(《素问·上古天真论》)。《内经》一方面强调肾气盛是胎孕的根本，另一方面又指出肾之所以能起到这样的作用，主要是依赖"受五脏六腑之精而藏之""故五脏盛，乃能泻"(《素问·上古天真论》)，保持五脏开合疏泄，才能促进人体的正常生长发育。"五脏皆衰，筋骨懈堕，天癸尽矣……而无子耳"(《素问·上古天真论》)。

2. 肝气郁结

"余知百病生于气也，怒则气上……惊则气乱，劳则气耗，思则气结"

（《素问·举痛论》），"喜怒不节则伤脏，脏伤则病起于阴也"（《灵枢·百病始生》），"人忧愁思虑即伤心"（《素问·本病论》），"愁忧者，气闭塞而不行"（《灵枢·本神》）。肝气郁结，肝的疏泄功能失常，就可导致经闭不行。"二阳之病发心脾，有不得隐曲，女子不月"（《素问·阴阳别论》）。对于"隐曲"二字，历来注家有不同的解释，班秀文认为张山雷等作为情欲不遂解，较为合理。"人或恚怒，气逆上而不下，即伤肝也"（《素问·本病论》）。肝失疏泄，脾不健运，心气不得下通胞宫，子病及母，肾的开合失常，故导致"女子不月"而不孕。

3. 瘀滞胞宫

《内经》中虽无瘀血一词，但有恶血、衃血、留血、血着等近似瘀血的名称多达30余种，实为中医瘀血学说之肇始。外邪（六淫）致瘀："寒邪客于经络之中，则血泣，血泣则不通"（《灵枢·痈疽》）。外伤致瘀："有所堕坠，恶血留内"（《灵枢·邪气脏腑病形》）。情志失调致瘀："卒然喜怒不节……则血气凝结"（《灵枢·贼风》）。久病致瘀："病久入深，营卫之行涩，经络时疏，故不通"（《素问·痹论》）。气血虚衰致瘀："老者之气血衰，其肌肉枯，气道涩……"（《灵枢·营卫生会》）饮食不节致瘀："因而饱食，筋脉横解，肠澼为痔"（《素问·生气通天论》）。气、血、津、液失常致瘀："宗气不下，脉中之血，凝而留止"（《灵枢·刺节真邪》）。"津液内溢，乃下留于睾，水道不通"（《灵枢·刺节真邪》）。"营卫稽留于经脉之中，则血泣而不行"（《灵枢·痈疽》）。津亏则可血燥成瘀，《灵枢·营卫生会》所言"夺汗者无血"即寓有此意。瘀滞胞宫则不孕，"石瘕生于胞中，寒气客于子门，子门闭塞，气不得通，恶血当泻不泻，衃以留止，日以益大，状如怀子，月事不以时下"（《灵枢·水胀》）。总之，寒、热、虚、实、外伤等均可导致瘀滞冲任、胞宫、胞脉而致不孕。

4. 痰湿内阻

痰湿理论源于《内经》，但《内经》中并无"痰"字出现，只有"水饮""积饮"的记载。从《内经》所载半夏秫米汤等方来看，皆为豁痰开窍之药，由此推知，《内经》之"积饮""水饮"亦有痰证之意。《内经》认为脾肾功能失常是生痰之主因："饮入于胃，游溢精气，上输于脾，脾气散精，上归于肺，通调水道，下输膀胱，水精四布，五经并行"（《素问·经脉别论》）。"诸湿肿满，皆属于脾"（《素问·至真要大论》），"肾者主水"（《素问·上古天真论》）。痰湿内阻，躯脂满溢，遮隔子宫，不能摄精成孕。

总之，直接或间接损伤冲任督带、胞宫、胞脉、胞络均导致不孕。《内经》

首先提出了"任脉为病……女子带下瘕聚……督脉生病……女子不孕"(《素问·骨空论》)。

二、诊断

"肾脉……微涩为不月"(《灵枢·邪气脏腑病形》);"面王以下者,膀胱子处也……女子在于面王,为膀胱子处之病,散为痛,抟为聚,方员左右,各如其色形。其随而下,至胝为淫,有润如膏状,为暴食不洁"(《灵枢·五色》)。张玉珍在临证中对不孕、滑胎、闭经患者留意观察鼻唇沟的形态与子宫发育和生殖功能的关系,有一定的价值。

三、鉴别诊断

肠覃和石瘕同为寒邪所犯而引起的瘀血停滞病变,两者均有"状如怀子"(《灵枢·水胀》)的症状,但前者"寒气客于肠外"(《灵枢·水胀》),子宫受到的影响不大,故"月事以时下"(《灵枢·水胀》);而后者是"寒气客于子门"(《灵枢·水胀》),直接危害到子宫,故"月事不以时下"(《灵枢·水胀》)。一语道破二者的区别,诚是妙论。

四、治疗

1. 一般治疗

《内经》强调要"法于阴阳,和于术数,食饮有节,起居有常,不妄作劳""虚邪贼风,避之有时,恬淡虚无,真气从之,精神内守,病安从来""积精全神""春夏养阳,秋冬养阴"(《素问·上古天真论》)等。《内经》同时强调宜交合有时,"阴阳和,故能有子"(《素问·上古天真论》),反对"以酒为浆,以妄为常,醉以入房"(《素问·上古天真论》)。

2. 辨证论治

（1）肾虚证

肾虚兼血瘀可导致闭经:"肾脉……微涩为不月"(《灵枢·邪气脏腑病

形》），《内经》开创补肾调经种子之先河。治宜滋肾养血为主，佐以活血通经。常选张景岳之毓麟珠加减先调补 3 周左右，待有经兆时再因势利导以王清任血府逐瘀汤行气活血通经 1 周左右，以观后效。如不来月经或不孕，再重新调补。

"督脉者……此生病……女子不孕。"（《素问·骨空论》）督脉主一身之阳脉，为诸阳经之本，所以治疗不孕以温督脉为主，采用暖宫散寒法可取得较好的疗效。方选傅青主温胞饮。

血枯经闭的病因、症状及治法方药："有病胸胁支满者，妨于食，病至则先闻腥臊臭，出清液，先唾血，四肢清，目眩，时时前后血……病名血枯。此得之年少时，有所大脱血，若醉入房中，气竭肝伤，故月事衰少不来也……以四乌鲗骨一藘茹，二物并合之，丸以雀卵，大如小豆，以五丸为后饭，饮以鲍鱼汁，利肠中及伤肝也。"（《素问·腹中论》）四乌鲗骨一藘茹丸是历史上记载的第一首妇科方剂。《内经》开创了妇产科补肾活血和饮食调补的先河。治疗血枯经闭性不孕症，原方合五子衍宗丸并四物汤，可加强补肾益精、养血活血通经之功。

（2）肝气郁结证

情志不畅可影响孕育，治宜"木郁达之"（《素问·六元正纪大论》）。方选傅青主开郁种玉汤。

"妇人之生，有余于气，不足于血，以其数脱血也。"（《灵枢·五音五味》）揭示了女性以血为本的生理特点和容易发生"气血失调"的病因病机。启迪人们种子、调经必须照顾精血，同时亦启迪人们对于肝郁不孕的治疗，要注意滋养肝之体阴。

"肝传脾"理论源于《内经》。传者，"乘之名也"（《素问·玉机真脏论》）。张仲景依据《内经》理论提出了"见肝之病，知肝传脾，当先实脾"的治未病之法。故对肝郁气滞之不孕要注意补脾药的运用。

（3）瘀滞胞宫证

肠覃、石瘕，"皆生于女子，可导而下"（《灵枢·水胀》），"恶血当泻不泻，衃以留止"的瘀血经闭，"可导而下之"（《灵枢·水胀》）。此可酌情选用张仲景创制的桃核承气汤、抵当汤等攻下逐瘀之剂，或用坐药以导下之。对精血枯竭所致之"月事衰少不来"者，"四乌鲗骨一藘茹丸"治之（《素问·腹中论》）；寒凝血瘀而形成癥瘕者，则用"血实宜决之"之法（《素问·阴阳应象大论》）。

决，冲决开破，包括针刺放血在内的破瘀法，可用血府逐瘀汤随症加减；瘀滞日久，虚实夹杂，"脉泣则血虚"（《素问·举痛论》）；"血气虚，脉不通"（《灵枢·天年》）；"凝血蕴里而不散，津液渗"（《灵枢·百病始生》），所以瘀滞日久之不孕可用补阳还五汤加减。

（4）痰湿内阻证

"诸湿肿满，皆属于脾"（《素问·至真要大论》），"肾者主水"（《素问·上古天真论》）。痰湿乃本病之标，"知标本者，万举万当，不知标本，是谓妄行"（《素问·标本病传论》），"治病必求于本"（《素问·阴阳应象大论》），脾肾之虚乃病之本，故对痰湿不孕的治疗，不仅要祛痰湿，更要注意补脾肾以治其本。"必伏其所主，而先其所因"（《素问·至真要大论》），"实则泻之，虚则补之"（《素问·三部九候论》），"谨察阴阳所在而调之，以平为期"（《素问·至真要大论》）。此证庞保珍常以傅青主加味补中益气汤酌加补肾之药治之，疗效较好。可酌配化瘀药。《金匮要略》指出"血不利，则为水"，正是基于上述《内经》瘀生湿浊与痰湿并存这一病理特点，张仲景创制的治瘀名方桂枝茯苓丸等，均以活血化瘀药和祛湿利水药配伍而成，故可酌情应用桂枝茯苓丸加减治疗不孕症。

3. 辨病与辨证结合

（1）排卵障碍性不孕

1）无排卵功能性子宫出血

阴虚阳盛导致崩漏："阴虚阳搏，谓之崩。"（《素问·阴阳别论》）无排卵功能性子宫出血属于中医崩漏的范畴。对于中医辨证属于肾阴虚者，庞保珍常以傅青主养精种玉汤合二至丸随症加减。

血热可导致血崩："少阳司天之政……风胜乃摇……候乃大温……其病……血崩胁满"（《素问·六元正纪大论》）"夫圣人之起度数，必应于天地。故天有宿度，地有经水，人有经脉。天地温和，则经水安静；天寒地冻，则经水凝泣；天暑地热，则经水沸溢，卒风暴起，则经水波涌而陇起。夫邪之入于脉也，寒则血凝泣，暑则气淖泽，虚邪因而入客，亦如经水之得风也"（《素问·离合真邪论》）。对中医辨证属于实热者庞保珍常以傅青主清经散随症加减，属于虚热者庞保珍常以傅青主两地汤随症加减。

《素问·痿论》曰："悲哀太甚，则胞络绝。胞络绝，则阳气内动，发则心下崩，数溲血也。"对于肝郁所致者可用开郁种玉汤。

瘀血出血。"血脉凝泣，络满色变，或为血泄"（《素问·至真要大论》），"孙络外溢，则经有留血"（《素问·调经论》），"面黑如漆柴，咳唾则有血……其面黑如漆柴者，血先死"（《灵枢·经脉》）。瘀血阻络，迫血外溢，以致血不循经而出血者，可用四乌鲗骨一蘆茹丸合大黄䗪虫丸加减。

2）多囊卵巢综合征

"肾热病者，颐先赤"（《素问·刺热》）。肾热较少，亦可见如经前风疹块、经前痤疮，或属于雄激素过多的多囊卵巢综合征患者，有颐赤、较多痤疮、红疹。对中医辨证属于实热者，庞保珍常以傅青主清经散随症加减。

（2）免疫性不孕

"邪之所凑，其气必虚"（《素问·评热病论》）。庞保珍认为免疫性不孕多属正气不足，兼有余邪，乃正虚邪实所致，常以毓麟珠随症加减。

（3）输卵管阻塞性不孕

"任脉为病……女子带下瘕聚""脾传至肾，病名曰疝瘕，少腹冤热而痛，出白"（《素问·玉机真脏论》）。关于少腹冤热而痛、出白，除理解为中医的湿热淋证或狭义带下病之外，在妇科多见于盆腔炎所表现的少腹灼热（热极）而痛，流白带。可参急性、亚急性盆腔炎的湿热与瘀阻等型辨病论治。张玉珍认为从此条文中是否可推论"疝瘕"与现代医学中的"盆腔炎"相似？可用四乌鲗骨一蘆茹丸加味治之。

"魄门亦为五脏使，水谷不得久藏"（《素问·五脏别论》），揭示了魄门的功能受五脏支配。魄门的启闭要依赖于心神的主宰，肝气的条达，脾气的升提，肺气的宣降，肾气的固摄，方能不失其常度。而魄门功能正常又能协调内脏的升降之机。临床上，输卵管阻塞性不孕症若见大便秘结或泄泻，除辨邪气外，还要分别从五脏辨证论治，而且五脏的病变有时也可通过控制肛门启闭而收到疗效。对输卵管阻塞性不孕症见有肠热便秘者，庞保珍常以吴瑭宣白承气汤随症加减治之。

《岳美中医学文集·岳美中医话集》载：岳美中用四乌鲗骨一蘆茹丸，曾在印尼治一妇人，结婚 20 年久不怀孕，西医诊为左侧输卵管狭窄阻塞，经投本方，服 2 个月后，经 X 光片检查，左侧输卵管闭塞已通。岳美中认为此方可以治输卵管狭窄。

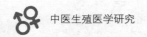

五、转归与预后

《素问·上古天真论》认为"二七""天癸至""任脉通，太冲脉盛"者预后较好；而"七七""任脉虚，太冲脉衰少""天癸竭，地道不通"者疗效较差或"无子"。

六、预防与调护

1. 治未病

"是故圣人不治已病治未病"（《素问·四气调神大论》），《内经》对"未病先防"尤为重视。《内经》启迪未孕之前要注意优生优育四项检查，要择优婚配，择期受孕，注意孕期保健、产前诊断，疗母疾、祛劣胎。

2. 遵循求嗣之道

"夫精者，生之本也"（《素问·金匮真言论》），启迪人们要遵循求嗣之道，重视聚精养血，以达到优生之目的。

3. 调治劳伤痼疾

遵循《内经》"谨察阴阳所在而调之"（《素问·至真要大论》）为治疗原则，目的在于"以平为期"（《素问·至真要大论》），"平"乃利于孕育、优生。

4. 舒畅情志

妇女怀孕之后，宜保持身心的健康。"人生而有病癫疾者，病名曰何？安所得之？岐伯曰：病名为胎病。此得之在母腹中时，其母有所大惊，气上而不下，精气并居，故令子发为癫疾也"（《素问·奇病论》）。妊娠期母体受到过度精神刺激，特别是大惊卒恐等，会影响到胎儿的身心健康，这已为中外科学家所证实。

七、结语

本文对《内经》有关不孕症经文，基本按《中医妇科学·不孕症》教材的编写思路，进行了整理分类。《内经》中关于不孕症的临床病症不多，但分类较全，精选病种作为规范。由此观之，在距今 2000 多年的《内经》中，已蕴藏着《中医妇科学·不孕症》的框架，尤其重要的是奠定了深厚的基础理论。《内经》不仅是中医不孕症专科之源头，而且对今天治疗不孕症仍有极大的指导意义。根据庞保珍体会，许多不孕难题，通过反复研读经典，从中受到启迪，可得到较理想的解决。读经典，做临床，提疗效，是其目的。中医学史上每一次理论上的飞跃和治疗技术的重大提高，都起源于《内经》理论的启示，闪烁着《内经》思想的光辉。著名科学家钱学森指出："中医的理论和实践，我们真正理解了、总结了以后，要影响整个现代科学技术，要引起科学革命。"足见"《内经》者，三坟之一……发明至理，以遗教后世，其文义高古渊微，上极天文，下穷地纪，中悉人事，大而阴阳变化，小而草木昆虫，音律象数之肇端，脏腑经络之曲折，縻不缕指而胪列焉。大哉！圣哉！垂不朽之人慈，开生民之寿域，其为德也，与天地同，与日月并，岂止规规治疾方术已哉"（张景岳《类经》序）。

第二节

《傅青主女科》种子说探析

　　《傅青主女科》的作者傅山，系明末清初著名文人兼医家，山西太原府阳曲县（今太原市）人。生于明万历三十三年（1605 年），卒于清康熙二十三年（1684 年），享年 79 岁。有研究认为其生于 1607 年，初名鼎臣，字青竹，后改字青主，曾别署名公它，亦称石道人。傅山世出官宦书香之家，家学渊源，博通经史子集，于诗、文、书、画诸方面造诣精深，医儒皆精，尤精医学，其在内、妇、儿诸科，均多卓识，然尤精于妇科。不仅医道至精，且以儒学义理用于医学研究。《傅青主女科》成于清康熙十二年（1673 年），又名《女科》《傅氏女科》《女科摘要》《女科仙方》，是我国妇科中独树一帜的且有较高学术造诣的医学典籍，该书自问世以来备受推崇。据何高民考证确系傅氏的医学著作之一，其书后所附《产后编》不是傅氏医著。世传陈士铎撰述的《辨证录》《石室秘录》《洞天奥旨》等书，实为傅山所著。今据 2006 年 10 月人民卫生出版社出版，由欧阳兵整理的《傅青主女科》（书中仍有《产后编》，亦未说《产后编》非傅氏所著）就种子问题探析如下。

一、种子学术思想与特色

　　傅氏的学术思想，上承《灵枢》《素问》，旁涉诸家，尤受金元四家及景岳学术思想影响较深。

（一）独树一帜之种子经典，笔耕多用孟子之笔法

《傅青主女科·种子》内容体例及所用方药，与其他种子书籍截然不同。治病种子不拘学派，应手而效。其立论与用方，可以说基本无一抄袭前人者。全书极少使用前人成方，即使选用，也必须根据辨证增损化裁，遵古而不泥于古，紧密结合临床，不落前人窠臼，且立方遣药，平允而无偏颇，疗效卓著而备受妇科医家尊崇。不但内容广泛，而且许多观点机杼自出，特色鲜明。傅山"谈症不落古人窠臼"，畅辨今人所不敢言与古人所未及言者，"辨证详明，一目了然"。言简意赅，执简驭繁，别出新裁，风格与众不同，多用孟子笔法。

（二）突出不孕之主症，论病审证求因种子

主症往往是反映病证的主要病机，病机则为病证本质之所在，而病证本质则是论治的主要依据。书中每论一病一症，必探其病因，别其虚实，述主症而不言脉，言简意赅，扼要得当，便于临床掌握，在《傅青主女科·种子》所论及的 10 余条中，往往只列举主症一二，主要着眼于主症的特点，审症求因别其异同，而审因论治。如妇人瘦怯身躯，久不孕育者，傅氏认为此乃血虚之故，况瘦人多火，而又泄其精，则水益少而火益炽，此阴虚火旺不能受孕。治法必须大补肾水而平肝木，水旺则血旺，血旺则火消。方用养精种玉汤。不孕证型如此复杂，傅氏却抓住主症聊聊数语，便将不孕症分成 10 种证型，剖析清晰，形成了傅氏辨证的一个重要特点。其治疗均据"法随证出"之准则，由于其明主症，审证求因而论治，故其临床效果显著，向为后世所推崇。

（三）辨治着重肾、肝、脾三脏，并结合奇经立论，补肾为种子之要

傅氏重视脏腑、气血辨证，对每个病证均有精辟之见，证候剖析详尽。辨证着重肾、肝、脾三脏并结合奇经立论，治疗重精气血同补。

1. 经水出诸肾，种子调经补肾为要

（1）肾为经之本源，调经必先补肾

《素问·上古天真论》对女子生长发育过程的生理特征描述"女子七岁，肾气盛，齿更发长；二七而天癸至，任脉通，太冲脉盛，月事以时下，故有子""肾者主蛰，封藏之本，精之处也，五脏盛乃能泻"。故傅氏在《傅青主女

科·调经》云："经水出诸肾，而其流五脏六腑之血皆归之。""经水出诸肾"，是对妇女月经调节机制的高度概括。傅山主张调经首在培本补肾，而补肾须平调肾之水火。确定了补肾调肾是调经种子的第一要法，用药遣方亦多补益而少疏利。在《傅青主女科·调经》14 法 15 方中，用补肾强精药者达 14 处之多。如熟地黄、菟丝子、怀山药、山茱萸、杜仲、巴戟天这些补肾药几乎方方必有，尤其注重熟地黄，用量也较大，多者用一两，少者也用至五钱。有许多方中是二三种补肾药同时用，以达到补肾强精、肾强则血足经旺的作用。补肾培本以滋水为要，培补肾阳则重在温润，用药上，滋水多用生地黄、元参、白芍、麦冬等，补阳多用巴戟天、菟丝子、肉苁蓉、续断、杜仲等，特别重用巴戟天、菟丝子。

虚证重用补肾。"经水出诸肾"，故重补水而调经。如经后少腹疼痛是肾涸而水不生木，木克脾土而致，方用调肝汤。用归芍养血柔肝为主，而益之以补肾之味，亦是在一派养血补肾药的基础上，取水足而肝气自安，肝气安则逆气自顺之意，起到平肝调气而止郁痛的作用。故可治一切经后之症。

有实邪亦以补肾为主兼调他脏，平衡五脏阴阳而收功。如论治经前腹痛吐血为肝气之逆，是少阴之阴火得肝火而直冲而上所致，故治疗虽应平肝以顺气，但须大补肝肾阴血，在补肾之中用少许引血归经之品。方用顺经汤，在补肾之中平肝逆，使肾气顺而肝气自顺。

（2）肾藏精主生殖，求嗣须先补肾

自《素问·上古天真论》提出"肾气盛，天癸至，任脉通，太冲脉盛，月事以时下，故有子"的论点以来，历代医著虽对此有所阐发，但都没有形成从肾求嗣的独到见解和治疗方法，直至《傅青主女科》才把肾阴阳提到重要地位，在论治不孕症中形成了以补肾为主的精辟见解。胞络者系于肾，胞宫通过胞络与肾相连，胎之成与安否亦依赖肾精之充足和肾气之旺盛。故补肾助孕是傅氏治疗不孕的基本着眼点。他认为"妇人受妊，本于肾气之旺也，肾旺是以摄精""精涵于肾""精满则子宫易于摄精，血足则子宫易于容物，皆有子之道也""胎之成，成于肾脏之精""摄胎受孕，在于肾脏先天之真气"。傅氏在"种子门" 10 条中，从肾论治者就有 6 条，亦有认为种子篇列不孕 10 条，除嫉妒不孕外，余 9 条都与肾的阴阳失调有关。熟地黄、山茱萸、巴戟天、菟丝子亦为其常用重用药，足见其对肾为生殖之本的深刻认识。

（3）《傅青主女科·种子》中的心肾交合理论

傅青主十分重视心肾交合的理论，在前人的基础上有所发挥，在《傅青主女科·种子》中主张以肾为主，不忘心肾相交，两脏共调。

1）离坎相济心肾相交

《傅青主女科·种子》"身瘦不孕"中提出"水旺则血旺，血旺则火消，便成水在火上之卦"之论。"坎"，俗名水，"离"，俗名火。傅青主的"水在火上之卦"，虽未正式提到后天八卦的名称，实乃坎上离下之意，也即《周易》之既济卦。心肾与坎离密切相关，坎居北方，属水，为坎水，肾居下焦，亦属水，肾水坎水相一致；离居南方，属火，为离火，心居上焦，亦属火，常称为心火，与离火相一致。心火必须下降于肾，以资肾阳，共同温煦肾阴，使肾水不寒；肾水必须上济于心，以助心阴，共同滋养心阳，使心阳不亢。如此阴阳相交，坎离相合，水火既济；反之，坎离错位，水火颠倒，心肾失交。

2）心肾胞胎密切相关

傅青主认为，心肾互为交合的场所是胞宫，胞宫与心肾的活动密不可分，其在"骨蒸夜热不孕""下部阴冷不孕"均述之。

（4）补肾方药的应用特点剖析

1）补阴方药的应用

血中补阴。妇女以血为主，经后期阴血不足，故补阴必须结合补血，以适应妇女生理病理之特点。书中养精种玉汤等均属血中补阴的方剂。血中补阴常以白芍、熟地黄、当归为基础。

巧配补阳。以补阴为主，适当加入一两味补阳药，如巴戟天、菟丝子、杜仲等。

巧配清热。在许多补阴方药中，多加地骨皮、牡丹皮二药，此二药清虚热，泻浮火，对护阴有着重要意义，巧妙配合，颇多哲理。

巧配固藏。肾为封藏之本，古有"治肾宜补涩"之说，书中一些补肾滋阴方药中，均有固涩之品，如山药、芡实、菟丝子、五味子等，可防止阴精的进一步损耗，以加强肾的封藏和摄纳，利于阴精的滋长。

2）补阳方药的应用

气中补阳。即在补肾的基础上补阳，书中不少补阳方剂中均有人参、白术，有类于脾肾双补，但目的在于补阳。《伤寒论》真武汤是气中补阳的祖方，但真武汤在于温阳化气燥湿，方药温燥刚烈，而治月经病必须顾护精血，故应取温润之方。傅氏巧创温土毓麟汤、化水种子汤等，恰乃温润之剂，有益气助阳、顾及精血之功。

血中补阳。与水中补火相似而不同。血中补阳者，适应妇女以血为主的生理特点。宽带汤、并提汤等，均以四物为基础，加入温润助阳、健脾益气之药，不仅适合患者常服，且疗效卓著。

水中补火。即是阴中求阳之法。傅氏所制水中补火的方剂，虽源于金匮肾气丸，景岳右归饮，但又有所不同。不同的是间有气中补阳药物，或是在气中补阳的基础上加入山药、枸杞子、五味子、山茱萸等数味而成。

总之，傅氏运用补阴补阳方药，以临床为前提，又以五行为指导，补阴时，注意滋水涵木；补阳时，注意以火暖土，有着高度的实践性和灵活性，又不失其原则性。由于阴虚是在气虚的基础上形成，而阳虚亦必伴有气虚，阳气不足又致精易滑泄，故在补肾阴肾阳的同时常选用人参、白术、芡实、覆盆子、五味子等补气涩精之品。《傅青主女科》中多种疾病均着眼于补肾，而补肾又可通过养血、健脾、温阳来实现。

2. 女子以肝为先天，以平种子，强调肝肾同治

肝藏血主疏泄，体阴用阳，以平为期。傅氏擅用柔肝降逆之法以开肝郁。傅氏从肝而论治不孕，则主要着眼于调理人体五脏的生克制化关系，从整体的动态平衡入手，灵活运用养肝舒肝法来协调肝脾心肾诸脏间及与冲任带各奇经间的生理病理关系，使气血旺而经脉畅，胞胎之门自开而子宫易于摄精容物。如治嫉妒不孕的开郁种玉汤，重用白芍、当归，配香附以开肝郁而通心肾之脉，舒肝气而宣脾气之困，四经之郁解，腰脐利则任带通达，胞胎自启而受孕。而治身瘦不孕的养精种玉汤，更是一则补水平肝、壮水制火的基础方。

女子以血为主，以气为用，月经、带下直接或间接地损耗血液，故前有"女子不足于血有余于气，以其数脱血也"之谓。由于不同于男子的"血少气多"的生理病理特点，故"气郁"发病甚为多见。在治疗上，自《金匮要略》创制半夏厚朴汤治疗气郁病证以来，开辟了芳香解郁的法门，之后历代妇科学者各有发挥，以致形成滥用芳香解郁的风气，忽略了气（肝）郁形成在于阴血不足以及脾肾气虚的主要内因，造成郁证久治不愈的后果。《傅青主女科》有鉴于此，在其所制的方剂中，着重扶正，佐以轻清解郁，标本同治，意在治本，此乃最大的解郁特点。从该书中常用的开郁种玉汤等解郁名方分析可以看出，解郁是治标，扶正才是治本。解郁尽可能避免使用损耗阴血较多的药物，故该

书中舍芳香温燥之品而取轻清，所以柴胡、荆芥为常用，扶正为解郁之本，扶正药中尤以白芍为常用，配合当归、熟地黄亦不在少数。可见，气（肝）郁者，与肝有关，肝体阴用阳，用阳不及，气机不得舒达升散，故致气郁。用阳不及，还在于肝之体阴不足，白芍与当归，正是滋养肝之体阴要药，配以熟地黄、山药滋养肾阴，滋水涵木（肝），有其深意。调理脾胃，亦予重视，人参、茯苓、白术、甘草用之较多，此乃《金匮要略》"见肝之病，知肝传脾，当先实脾"之意。菟丝子、杜仲亦有所用，而且给人启迪，即一般肝郁，滋养肾水已属治本之道，但补肾助阳，阳旺则气旺，元气旺盛，将有助于肝气之舒发，《景岳全书·命门余义》中说："五脏之阳，非此（指肾命之阳）不能发。"所以助阳有助于肝气之舒发，何忧肝气之郁滞焉。解郁以柴胡为常用，而荆芥、薄荷，轻清疏解，具有升发之性，能遂肝气条达之用，在《傅青主女科》中亦作为解郁药物用之，扩大了舒解肝郁药物的品种。

在扶正和解郁的药物剂量应用上，不仅说明了扶正治本、解郁治标的问题，而且启示我们对剂量运用的重视。

总之，解郁在于扶正，扶正才能解郁。但必须说明，少数全由情志因素强烈刺激导致的肝郁，同时兼夹痰湿的，属于实证肝郁，就不适用傅氏扶正解郁的方法。

3. 脾为后天之本，土旺精生，种子有源

傅氏认为："脾胃之气虽充于脾胃之中，实生于两肾之内。"肾水盛则胃气能升，肾火旺则脾气得化，若肾中水火不足，必然导致脾胃之气不能升腾，临床可见"饮食少思，胸膈满闷，终日倦怠思睡，婚久不能成孕"。治法以脾气肾精并补，方用升提汤。若"身体肥胖，痰涎甚多，不能受孕者"，傅氏认为"湿盛者多肥胖，肥胖者多气虚，气虚者多痰涎"，此乃形有余而气不足，外似健壮，内实虚损。因此，治疗本病必须泄水化痰，然不绝痰源，终是化痰无功，故当急补脾胃，则阳气旺，痰湿去，孕可成矣。方用加味补中益气汤治疗，即补中益气汤与二陈汤的合用。前者绝生痰之源，后者化已成之痰，两方相合，健脾化痰。

4. 善调奇经

治少妇急迫不孕用宽带汤，药后则"带脉可宽，自不难于孕育矣"；治腰酸腹胀不孕的升带汤，"连服三十剂，而任督之气旺"；治嫉妒不孕的开郁种玉汤，"解肝气之郁，宣脾气之困，而心肾之气亦因之俱舒，所以腰脐利而任带通

达，不必启胞胎之门，而胞胎自启"等。

（四）灵活运用五行理论，协调脏腑气化种子

傅氏在理论上，注重对经典学说的继承和发扬，常以脏腑、气血、经络理论指导辨证治疗。如其重视五行学说在脏腑之间的应用，认为五脏除了有自己的五行属性外，彼此之间功能的协调与五行之间的生克制化息息相关，强调脏腑之间的相互协调，是以五行的模式，通过生克制化而完成的。认为可以通过这种制化关系，调理某脏的有余或不足，从证候辨别、病机阐述、辨证施治均可体现之，如治少腹急迫不孕与治嫉妒不孕均用白芍，"用芍药以平肝，则肝气得舒，肝气舒自不克脾土，脾不受克则脾土自旺，是平肝正所以扶脾耳"。

（五）处处以照顾精血为其思想核心，着重扶正毓麟

根据妇女生理以血用事的特点，傅山临床处处以照顾精血为其思想核心。选药方面，多采用甘温、甘凉、咸平、温润等味，如人参、黄芪、白术、山药、生地黄、熟地黄、当归、枸杞子、菟丝子、巴戟天、龟板、阿胶等益气养精滋血药为其常用之品。对大苦大寒、大辛大热、伤精损血之药，则比较慎用。足见其对种子着重以养血保精为主矣。

在邪正交争的情况下，虽有病邪，总以扶正祛邪为主，多采取攻补兼施之法。

种子十方以及《傅青主女科》中诸方，补益药与疏泄药用量甚殊，扶正补益之品用量极重，解郁疏泄之品用量甚轻，充分体现了傅氏重补益轻攻伐的学术思想。

傅氏治疗不孕症的扶正用药特色。血中养精四物为本，补肾填精巴戟天为佳，益气健脾重用白术，扶正助阳人参为妙。

气血者，脏腑所衍生，是维持人体生命活动的重要物质，凡脏腑经络、四肢百骸，莫不赖气血以养，有气血则生，无气血则死，故培补气血是扶正祛邪的一大要法。傅氏首重气血之衰，治疗以大补气血为先，在医林中另辟蹊径，同时补气药明显多于补血药，在种子篇中尤为体现。种子篇10条中，用人参伍白术健脾益气者竟达7条之多，而当归、白芍、熟地黄等补血药仅出现在3~4条中，傅氏云"血为有形之物，难以速生，气乃无形之物，易于速发，补气以生血，尤易于补血以生气也"，故其认为补血应以益气为先，且着重扶正，虽有

病邪，总以扶正祛邪为主。

善用温润填精之品。傅氏认为"火衰虽小剂而可助，热药多用，必有火燥之虞，不必温甘之品也"，善用温润填精之品，如巴戟天、菟丝子、肉苁蓉、枸杞子、续断、杜仲等，取"少火生气"之意，而慎用性温刚燥、气味剽悍易于动津伤阴的附子、肉桂、干姜等大辛大热之品，以防"壮火食气"，如温胞汤即用甘温补阳益肾法，仿"少火食气"之目的，仍是为了扶正毓麟。

（六）培补元气，调中健脾除痰湿之源种子

痰饮学说是中医学独特的理论精华之一，在浩瀚的中医文献中关于痰饮的论述非常丰富。隋唐以前，对痰与饮尚未作区别，《内经》《伤寒论》《金匮要略》等均侧重于饮的论述。到宋代，杨仁斋著《直指方》始将痰与饮明确区分，认为"痰之于饮，其由自别，其状亦殊，痰质稠黏，饮为清水"。金元时，王隐君创"顽痰怪症"说，史载之有"痰生百病"论，刘、张、李、朱四大家亦各有见地。明·张景岳论痰证治疗，强调"善治痰者，惟能使之不生，方是补天之手"的治本之策。傅氏对痰湿证的论述，不但继承了前人的经验，且颇有新见，有所发挥。二陈汤为世医治痰证通用方，傅氏认为这是"治痰之标，而不能治其本也"。傅氏重视刚柔相济，消补兼施，强调培补元气、调中健脾为治痰的根本。如治肥胖不孕的加味补中益气汤。

（七）倡方证对应，独创效方，注重炮制，用药纯和而精当

《傅青主女科》重视古方，然又不拘泥于古方，观其病证，灵活选用或独创新方，制方严谨，用药纯和，极切临床实用。如治身瘦不孕的养精种玉汤，乃明方四物汤去川芎加山茱萸而成。

傅氏极重制方法度，药量配合精巧，药物炮制得当，种子十方以及《傅青主女科》全书所有方剂几乎均列有药物炮制要求。傅氏对种子十方中的每一味药几乎都有或炒、或蒸、或浸、或洗等炮制要求，如白芍、菟丝子、香附均酒炒，当归、牡丹皮均以酒洗，巴戟天、覆盆子用酒浸，因酒制能行药势，使药物通达表里而直达病所，并增强香附、当归、白芍等药调和气血的作用。再如白术土炒，杜仲炒黑，麸炒山药，九蒸熟地黄、山茱萸、盐水浸巴戟天、覆盆子等。经过这些特定的炮制，能使白术的健脾益气、山药的健脾益肾、熟地黄的滋阴养血作用更为增强，使杜仲之温性缓和，巴戟天、覆盆子随咸下行直入

于肾。从种子十方的立意可见，上述药物经炮制后性能的变化，能使这些药所在方剂的治疗作用更具针对性，疗效更为显著。

在药物剂量上，主次药物的轻重比例非常显明。

细究《傅青主女科·种子》，由于立论准确，虽方药平淡，但讲究配伍，注重通过补肾、调肝脾、补气血扶正，并注意药物炮制，故疗效显著，其理宗东垣，法偏温补，同时亦启迪我们，治病不一定非用贵重药、峻药、多味药治病，贵在辨证准确，用药精当。

二、不足之处

傅氏对其所制各方，过于肯定其效果。如一剂轻，几剂痊愈，不无夸张之嫌。亦姑听之。但应观其脉证，酌情确定服用剂数。书中均无舌、脉的记述等，这些需读者辨识之。

三、《傅青主女科·种子》方药特色评析

1. 身瘦不孕

（1）病因病机　贪欲等致肝肾精血不足，制火无权，不能摄精成孕。

（2）证候　婚久不孕，瘦怯身躯，性交之后，即倦怠而卧，月经后期，经量少，色淡或暗褐，头晕目眩，口燥咽干，心中烦热，舌质淡红，少苔或苔薄，脉虚细或细数。

（3）治则　滋肾水而平肝木，"水旺则血旺，血旺则火消"。

（4）方药　【养精种玉汤】

大熟地30g，九蒸　当归15g，酒洗　白芍15g，酒炒　山茱萸15g，蒸熟

水煎，服三月，并节欲三月。

（5）评　本方乃四物汤去川芎易山茱萸而成。重用熟地黄以滋肾水，当归、白芍以养肝血，此乃血中补阴。妇女以血为主，经后期阴血不足，故补阴必须结合补血，以适应妇女生理病理之特点。书中养精种玉汤等均属于血中补阴的方剂。血中补阴常以白芍、熟地黄、当归为基础。方中妙在去川芎之辛窜耗精，而易以山茱萸，滋养肝肾而填精血。如此则精血充沛，肝肾得养，冲任得调，

而摄精成孕，期日可待。

2. 胸满不思食不孕

（1）病因病机　证因肾中水火不足所致。肾水不足则胃气失于蒸腾，肾火不足则脾气失于转输，因真水上济，则胃体得润；真火上煦，则脾阳得温。且冲脉丽于阳明，任脉属肾，冲为血海，任主胞胎。肾中水火两衰，则中州运化无权，则食欲不振，精微无所化生，冲任亦即失养。故真气愈虚，肾精愈乏，不但性生活不美满，而且不易受孕。

（2）证候　婚久不孕，饮食少思，胸膈满闷，终日倦怠思睡；腰膝酸软，小腹冷坠，一经房事，呻吟不已，月经量少，经来一二日即无，经色淡红，舌质淡，苔薄白，脉虚细。

（3）治则　以补肾气为主，兼以补脾胃之品。

（4）方药　【并提汤】

大熟地 30g，九蒸　巴戟天 30g，盐水浸　白术 30g，土炒　人参 15g　黄芪 15g，生用　山茱萸 9g，蒸　枸杞子 6g　柴胡 1.5g

水煎，服三至四月。

（5）评　方中重用熟地黄、巴戟天，以补肾中水火，并佐山茱萸、枸杞子，酸甘化阴，以填精液。黄芪、人参、白术以补脾胃而益中气，并稍佐柴胡，以举其陷，并疏肝和胃。如此脾肾双补，则肾中水火自足而胃气升腾，胸满得舒，食纳增进，精微运化，胞宫得暖，则可毓麟。

3. 下部冰冷不孕

（1）病因病机　心肾阳虚，真火不足，子宫寒积，自难摄精成孕。

（2）证候　婚久不孕，下身冰冷，非火不暖，交感之际，阴中绝无温热之气，畏寒，头晕耳鸣，腰酸腿软，夜尿频多，大便时溏，月经后期，量少色淡，带下清稀，舌质淡，苔薄白，脉细沉弱。

（3）治则　温补心肾之火。

（4）方药　【温胞饮】

白术 30g，土炒　巴戟天 30g，盐水浸　人参 9g　杜仲 9g，炒黑　菟丝子 9g，酒浸炒　山药 9g，炒　芡实 9g，炒　肉桂 6g，去粗皮　附子 0.9g，制　补骨脂 6g，盐水炒

水煎服，一月而胞胎热。

（5）评　方中白术健脾利腰脐而养化源，巴戟天温肾暖宫，人参益气，杜

仲、菟丝子补肾益精，山药养任，肉桂补命门真火而益心阳，附子温肾壮阳，佐芡实入肾益精，兼固任带，明·缪希雍谓其"得水土之阴者能抑火"，以防桂附辛热而伤精气，补骨脂温肾。全方重在温补心肾之火，佐以养精益气，使火旺而精不伤，阳回而血亦沛，用之则火生胞暖，孕育有期。

4.胸满少食不孕

（1）病因病机　心肾火衰，不能温脾和胃。

（2）鉴别诊断　前论"胸满不思食不孕"，此论"胸满少食不孕"，两处均言"胸满"，一为"不思食"，则属食欲不振；一为"少食"，则属虽能进食，但纳谷不多。不思食与少食，仅毫厘之差，细推之而病机却大有区分。虽同责之于脾胃虚弱，但一为肾中水火之气不足，使脾胃气失蒸腾；一为心肾火衰，不能温脾和胃。故立法用药不同。

（3）证候　婚久不孕，素性恬淡，饮食少则平和，多则难受，或作呕泄，胸膈胀满，腰膝酸软，畏寒喜暖，月经后期，量少色淡，质稀，舌质淡，苔薄白，脉沉细。

（4）治则　补心肾之火而温脾胃。

（5）方药　【温土毓麟汤】

巴戟天 30g，去心，酒浸　覆盆子 30g，酒浸蒸　白术 15g，土炒　人参 9g　怀山药 15g，炒　神曲 3g，炒

水煎，服一月。

（6）评　温土毓麟汤重用酒浸巴戟天之温润，以补肾阳而益精气。前述诸方巴戟天皆用盐水浸，本方独用酒浸，须知其妙。盖前用盐水浸者，取其直达肾脏，温阳益精，守而固藏；此处用酒者，取酒性升散助阳，欲其温肾而上煦脾阳。覆盆子甘温益肾，唐·甄权《药性论》曰"子食之有子"，亦用酒浸者，义与此制巴戟天同。人参补心阳而益胃气，白术健脾而利腰脐，此乃气中补阳：即在补肾的基础上补阳。书中不少补阳方剂中均有人参、白术，有类于脾肾双补，但目的在于补阳。《伤寒论》真武汤是气中补阳的祖方，但方药温燥刚烈，而治不孕症、月经病必须顾护精血，故应取温润之方。傅氏巧创温土毓麟汤、化水种子汤等，恰乃温润之剂，有益气助阳、顾及精血之功。山药补任带，稍佐神曲以助化滞。药味不多，而四经同治，心肾火旺，脾胃冲和，饮食调匀，精微敷化，则如蓝天春暖，乃祈嗣佳期。

5. 少腹急迫不孕

（1）病因病机　证因中土气虚，带脉拘急所致。带脉病则冲任受累，冲任失常，势必影响胞宫，则不能负载孕育。

（2）证候　婚久不孕，且少腹之间，自觉有紧迫之状，急而不舒，月经后期，量少色淡而质稀，倦怠乏力，面色微黄，食少便溏，舌质淡，苔薄白，脉虚弱。

（3）治则　大补脾胃气血而利腰脐。

（4）方药　【宽带汤】

白术 30g，土炒　巴戟肉 15g，酒浸　补骨脂 3g，盐水炒　人参 9g　麦冬9g，去心　杜仲 9g，炒黑　大熟地 15g，九蒸　肉苁蓉 9g，洗净　白芍 9g，酒炒　当归 6g，酒洗　五味子 0.9g，炒　建莲子二十粒，不去心

水煎服，服一月。

（5）评　带脉绕腰脐而系于脾，冲任督均受带脉所约，因此冲任督带四脉与胞宫关系至为密切。若脾胃气血冲和，则带脉举而舒弛；脾胃虚弱，则带脉陷而拘急。带脉病则冲任受累；冲任失常，势必影响胞宫，自不能负载孕育。所以方中用人参峻补中气，配麦冬、五味子，又能养心，心气足才可生土，使母实子安，且五味子又能养肾精，用五味子之酸以生肾水，一药二用，丝丝入扣。当归、白芍以养肝血，实肝体，肝木柔和则不致侮土；巴戟肉、肉苁蓉、补骨脂、杜仲温润肾阳，能上煦脾土，下暖胞宫，并可固冲任而胜负载；白术直补脾土而利腰脐，佐熟地黄滋肾阳，莲子补带。用之则脾胃气血冲和，带脉举而舒弛，自可正常孕育负载。

6. 嫉妒不孕

（1）病因病机　此乃肝气郁结所致。肝郁日久，则火易动而血无所藏，冲任失其通盛，带脉失其宽舒。且郁郁寡欢肝失条达，则胸胁胀满；脾受其侮，则被困而饮食少思，精微无所生化，自难摄精成孕。

（2）证候　婚久不孕，怀抱素恶，常有嫉妒之心，烦躁多怒，常叹息，胸胁或乳房胀痛，月经多后期，经量时多时少，行经腹痛，舌质淡，苔薄白，脉弦。

（3）治则　调肝开郁，抑火舒脾。

（4）方药　【开郁种玉汤】

白芍 30g，酒炒　香附 9g，酒炒　当归 15g，酒洗　白术 15g，土炒　牡

丹皮 9g，酒洗　茯苓 9g，去皮　天花粉 6g

　　水煎，服一月。

　　（5）评　方中重用白芍养血敛阴柔肝，滋养肝之体阴，配当归以养血，且用酒洗以开郁散结，白术健脾而利腰脐之气，茯苓宁心，香附乃解郁散结之圣药，佐牡丹皮以泻郁火，更妙于再配天花粉以润燥生津而利月水。其滋而不滞，利而不伤。此方之妙，解肝气之郁，宣脾气之困，而心肾之气亦因之俱舒。所以腰脐利而任带通达，不必启胞胎之门而胞胎自启，不但是特治嫉妒不孕之妙方，而且肝气郁结者皆可服之。服之郁结之气开，郁开则无非喜气之盈腹，而嫉妒之心亦可以一易，自然两相合好，自可毓麟于顷刻之间。

7. 肥胖不孕

　　（1）病因病机　中气不足，脾气不举，运化失常，痰湿留滞，积于下焦，阻塞胞宫而成。

　　（2）证候　婚久不孕，身体肥胖，痰涎甚多，口黏少食，大便溏泻，神疲乏力，月经不调，带下量多，色白如涕，舌质淡，苔白腻，脉滑。

　　（3）治则　益气升提。

　　（4）方药　【加味补中益气汤】

　　人参 9g　黄芪 9g，生用　柴胡 3g　甘草 3g　当归 9g，酒洗　白术 60g，土炒　升麻 1.2g　陈皮 1.5g　茯苓 15g　半夏 9g，制

　　水煎服。

　　（5）评　本方乃补中益气汤与二陈汤合成。方中人参、黄芪益气，佐柴胡、升麻举陷而生清阳，白术健脾以化湿，当归养血以配气，二陈汤利湿化痰。妙在不必用消化之品以损其肥，而肥自无碍，不用峻决之味以开其窍，而窍自能通。阳气充足，湿邪散除，自可摄精受孕。

8. 骨蒸夜热不孕

　　（1）病因病机　肾水亏乏，不能制火。任主胞胎属肾，肾水不足，则不能濡养胞宫，自难摄精成孕。

　　（2）证候　婚久不孕，骨蒸夜热，遍体火焦，口干舌燥，咳嗽吐沫，月经先后不定期，色暗而量少，甚则闭经，舌红，少苔，脉细数。

　　（3）治则　壮水之主，以制阳光。

　　（4）方药　【清骨滋肾汤】

　　地骨皮 30g，酒洗　牡丹皮 15g　沙参 15g　麦冬 15g，去心　玄参 15g，

酒洗　五味子 1.5g，炒研　白术 9g，土炒　石斛 6g

水煎，连服九十剂。

（5）评　此方重用地骨皮直退骨蒸，沙参、麦冬润肺以滋水之上源而疗燥咳，玄参壮肾水，五味子敛阴而养肾精，牡丹皮泻火，白术健脾下养冲任而上益肺金。佐石斛养胃阴而润肺，又可制白术之温。所以稍补其肾，以杀其火之有余，而益其水之不足，便易种子怀麟。

9. 腰酸腹胀不孕

（1）病因病机　任督俱虚，连累带脉，失于升举，发为疝瘕，病在下焦，影响摄精受孕。

（2）证候　婚久不孕，腰酸背楚，胸满腹胀，两胁或乳房胀痛，倦怠欲卧，下腹部有包块，月经后期，经行腹痛，经色暗黑或有血块，块出痛减，舌暗或舌边有瘀点，脉多沉涩。

（3）治则　温阳益气，升带消坚。

（4）方药　【升带汤】

白术 30g，土炒　人参 9g　沙参 15g　肉桂 3g，去粗皮　荸荠粉 9g　鳖甲 9g，炒　茯苓 9g　半夏 3g，制　神曲 3g，炒

水煎，连服六十剂。

（5）评　升带汤中重用白术以利腰脐，协同人参益气升带，肉桂散寒，荸荠粉磨积，鳖甲消坚，茯苓利湿。配半夏、神曲，祛湿痰而消积滞，尤妙佐沙参一味，治血结而消疝。《本经》曰：其治"血结惊气"，唐·甄权《药性论》言其能疗"疝气下坠"。病乃虚实夹杂，组方攻补兼施，有升有散，故能升带而补任督，攻坚而消疝瘕，安有不孕之理？

10. 便涩腹胀足浮肿不孕

（1）病因病机　证由肾阳虚衰致水湿之气渗入胞胎之中，而成汪洋之势，汪洋之田，又何能生物？故不能摄精成孕。

（2）证候　婚久不孕，小水艰涩，腹胀脚肿，四肢不温，腰腿酸软，月经失调，量偏少而色淡，重则闭经，舌质淡，苔薄白，脉沉迟弱。

（3）治则　温肾阳为主，兼扶脾气。

（4）方药　【化水种子汤】

巴戟天 30g，盐水浸　白术 30g，土炒　茯苓 15g　人参 9g　菟丝子 15g，酒炒　芡实 15g，炒　车前子 6g，酒炒　肉桂 3g，去粗皮

水煎服，七十六剂。

（5）评　方中肉桂大补肾中命门真火，助膀胱气化而上煦脾阳，巴戟天、菟丝子温肾行水，且温而不燥，柔而不滋；人参、白术、茯苓健脾扶中，崇土制水，稍佐车前子直利水道。又妙在配芡实之甘涩，兼养脾肾，使温不耗液，利不伤精。用之壮肾气以分消胞胎之湿，益肾火以运化膀胱之水，使先天之本壮，则膀胱之气化，胞胎之湿除，恰如汪洋之田化成雨露之壤，何愁布种不能生物？水化则膀胱利，火旺则胞胎暖，安有种子而不怀麟之理？

四、傅氏种子的临证特色

《傅青主女科》种子十方组方严谨，疗效卓著。粗看似平平无奇，细究则奥妙无穷，被历代医家所重视。他所指出的"凡种子治法不出带脉、胞宫二经"，确属经验之谈。

种子十方中共用药38味，其中有9方用白术，7方用人参，5方用巴戟天，4方用当归、茯苓，3方用熟地黄、白芍、肉桂，2方用山茱萸、黄芪、柴胡、五味子、牡丹皮、半夏、沙参、杜仲、菟丝子、山药、芡实、补骨脂、神曲、麦冬；1方用枸杞子、莲子、香附、天花粉、甘草、升麻、陈皮、地骨皮、附子、覆盆子、肉苁蓉、元参、石斛、荸荠粉、鳖甲、车前子。可见用药平和，多用巴戟天、菟丝子、肉苁蓉、枸杞子温润养精；熟地黄、山茱萸、麦冬养阴；健脾重用白术；常以熟地黄、白术、巴戟天为主要调冲任入奇经之药；重视肾、肝、脾在妇女生理、病理方面的作用，重视调补精血。

《傅青主女科·种子》乃独树一帜之种子经典，其笔耕多用孟子之笔法；突出不孕之主症，论病审证求因种子；辨治着重肾、肝、脾三脏，并结合奇经立论，补肾为种子之要；灵活运用五行理论，协调脏腑气化种子；处处以照顾精血为其思想核心，着重扶正毓麟；培补元气，调中健脾除痰湿之源种子；倡方证对应，独创效方，注重炮制，用药纯和而精当。总之，《傅青主女科·种子》是我国妇科中独树一帜的且有较高学术造诣的种子典籍，乃不孕症之佳作，对今天治疗不孕症仍有十分重要的指导意义。

《宁坤秘笈》种子说探析

　　《竹林寺女科二种》包括《宁坤秘笈》和《竹林女科证治》两书。《宁坤秘笈》初刊于乾隆五十一年丙午（1786 年），以后又多次翻印。今据（清）竹林寺僧人《竹林寺女科二种》（中医古籍出版社，1993：1 ～ 71），就种子问题探析如下。

一、重视经准而不孕

　　《宁坤秘笈》曰："经以对月为准，然已有准而不孕者。"古人早有"种子先调经，经调胎自孕"之说，这话不无道理，确实月经不调可造成不孕，但有些人受此话影响，认为"月经调必然受孕"，则欠妥矣。临证中有不少月经按期来潮而不孕者，如虽月经按期来潮，但输卵管不通而不孕者颇多，故虽月经按期来潮亦要进一步详查不孕的原因。

二、倡温补，反对过用热药

　　对月经按期来潮而不孕者，《宁坤秘笈》曰："……准而不孕者，其气亦只照常运行耳，是必令其服温补之剂，使其先期一二日，是月合之既孕……调鼎之法，惟令血气自合耳……服艾附等热药者，不知热药能令火炽血燥，犹如盛夏向炉，非徒无益也。"

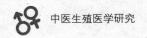

三、察经色种子

1. 经来如绿水

《宁坤秘笈》曰："此症全无血色，乃大虚大寒。不可用凉药，要用乌鸡丸半月。非但病愈，又能怀孕。"

【乌鸡丸】

天雄附子9g，鹿茸、山药、肉苁蓉、肉桂、蒲黄（炒黑）、当归、山茱萸、川芎各15g，白芍30g，熟地黄45g，乌鸡肉（皮油不用，酒蒸）9g，米糊为丸，空心酒送下百丸。

2. 经来全白色

《宁坤秘笈》曰："此症无血色，五心烦热，小便作痛，面色青黄，乃血气虚也。服此半月必孕，宜用乌鸡丸。"

四、种子专方

1. 凡人难得受孕

未期之时先服此方：

当归身6g，川芎4.5g，覆盆子3g（炒研），熟地黄9g，白芍（酒炒）6g，川断（去芦）6g，砂仁肉4.5g，香附末6g，杜仲6g（炒），广陈皮3g，丹参6g，姜一片，黑枣二枚，空心热服。

临期去黑枣、熟地黄，加红花4.5g，苏木9g（打碎），陈老酒一杯，服二剂。口忌净为要。

2. 女金丹方

女金丹，一名胜金丹，又名保坤丸，又名济阴丹。

金华香附500g（拣净、童便浸十日足，清水淘净晒干，砂锅炒黄），桂心15g，当归身、白芍、白薇、白茯苓、白芷、牡丹皮、人参、甘草、延胡索、川芎、藁本、白术、没药、赤石脂（火煅醋淬七次，后二味不酒浸）。以上各30g，用老酒拌，闷一刻，晒干。同前香附为细末，炼蜜为丸，每丸重6g，朱砂为衣，照引服。

不受孕者，滚汤调服一丸至一月，必然有孕。

3. 调经种玉方

当归（酒洗）、吴茱萸（炒）、川芎各 12g，香附（炒）、熟地黄各 18g，白芍（酒炒）、白茯苓、牡丹皮、延胡索、陈皮各 9g。

若过期而经水色淡者，乃血虚有寒，加官桂（炒）、干姜、熟艾各 6g；若先期三五日而色紫者，加条芩 9g。

上锉作四剂，每剂用生姜三片，水一碗半，煎至一碗，空心温服。渣再煎，临卧服。待经至之日服起，一日一服，经尽药止，则当交媾既成孕矣。终未成孕，经当对期，经来再服四剂，必孕无疑矣。

4. 种子仙枣二方

【男子服用方】

杜仲 30g（姜汁炒），菟丝子 180g（水洗），当归 60g（酒洗），大附子 9g，黄柏 30g（蜜炙），知母 30g，远志肉 30g，肉苁蓉 30g（酒洗），茯苓 30g，熟地黄 60g（酒洗），枸杞子 30g，小茴香 15g，淫羊藿 60g（去枝叶边刺羊油炒，酒亦可）。

以上各药如法炮制，入瓦罐内，拣净黑枣三斤，加水满过枣，微火煮干去药，收枣煎汁晒干，藏于瓷瓶，勿令泄气，每早空心服五七枚，开水送下（可匀服月余）。

【妇人服用方】

当归 60g，生地黄 60g，红花 15g，苏子 15g，艾叶 60g，韭子 60g，香附 60g（醋炒）。

用黑枣二斤照前煮法，于半熟时加白芍 30g，香附（醋炒四次）60g，于枣上煮好，去底面之药，亦照前法晒藏，每早空心服三五枚，亦匀服月余。

以上二样仙枣，男女同服同止，不但保养月余，种子神验，且能百病消除，万验万应，真仙方也。

五、注重药材的地道与炮制

川续断（去芦）、白芍（酒炒）、黄柏（蜜炙）等。

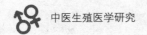

六、个别词语不够确切

如"必孕无疑矣""必然有孕""种子神验，且能百病消除，万验万应"等，不必确信。

第四节

《竹林女科证治》求嗣说初探

《竹林寺女科二种》包括《宁坤秘笈》和《竹林女科证治》两书。今据（清）竹林寺僧人《竹林寺女科二种》（中医古籍出版社，1993：293–317），就《竹林女科证治》求嗣问题探析如下。

一、求嗣理论要点

1. 重视子嗣，专列"求嗣"卷

全书共分四卷，其中专列"求嗣"一卷。称男性不育为男子艰嗣，女性不孕为妇人不孕。

2. 提出求嗣两大关键

《竹林女科证治》曰："生人之道，始于求嗣，而求嗣之法，不越乎，男养精，女养血两大关键。"精充血盛胎孕乃成。

3. 详论男子养精法

（1）养精须寡欲

寡欲则不忘交合，聚精会神，待时而动。寡欲先清心，心主血而藏神，心有所动，神即外驰，外虽未泄，精已离宫。

（2）养精须节劳

夫精成于血，不独房老损吾之精……如目老于视，则血以视耗。

（3）养精须息怒

怒则伤肝而相火动……虽不交合，亦暗流而潜耗矣。

（4）养精须戒酒

酒性淫热，非惟乱性，亦且乱精。

（5）养精须慎味

《竹林女科证治》曰："盖食物甚多，惟五谷为得五味之正，故煮粥饭熟后，上面有厚汁融成一团者，皆米之精液所聚也，食之骤能生精。"

（6）炼精之法

须于夜半子时披衣起坐，两手搓极热，一手将外肾兜住，一手掩脐心而凝神于内肾，久久行之而精旺矣。

4. 阐明求嗣脉诀

求嗣之脉，专责于尺。右尺偏旺，火动好色；左尺偏旺，阴虚非福。惟沉滑匀，易为生息。微涩精清，兼迟冷极。若见微濡，入房无力。女不好生，亦尺脉涩。

5. 指出相术求嗣法

《竹林女科证治》曰："唇短嘴小者不堪，此子嗣之部位也；耳小轮薄者不堪，此肾气之外候也；声细而不振者不堪，此丹田之本气也；形体薄弱者不堪，此藏蓄之宫城也……发焦齿豁者不堪，肝亏血而肾亏精也……他如未笄之女，阴气未完，欲盛之妇，所生多女……肉肥盛者，脂满子宫，骨瘦如柴者，子宫无血……泼悍奸险、阴恶、刻薄者，均不利于子嗣。"

6. 孕育子嗣，男女有责

《竹林女科证治》曰："子嗣有无之责，全归男子，而世俗专主妇人，此不通之论也。"子嗣专主妇人不妥，全归男子亦欠全面，子嗣男女皆有责是也。

7. 强调"交合"宜忌，注重优生优育

《竹林女科证治》曰："男女和悦，彼此情动，而后行之，则阳施阴受而胚胎成，是以有子。"此说从现代医学研究看亦是很有道理的，性交前注重调情，性生活和谐，利于受孕与优生。

《竹林女科证治》将排卵期称为"氤氲期"，主张在"氤氲期"交合，至关重要。

作者认为：在大风大雨大雷大雾，严寒酷暑以及天地晦冥，日月薄蚀，虹霓地震之际，以及在神庙侍寺之中，井灶圊厕之侧，冢墓尸柩之旁，沉阴危险之地，皆不可交合，犯则不利于优生。

8. 告知暗产须防

告知人们："凡受胎之时，极宜节欲，以防泛溢。"不知节欲则"昨日孕今日堕矣，朔日孕而望日堕矣，随孕随堕本无形迹"。

9. 主张辨证论治

倡辨证论治。指出："种子之方本无定轨，因人而药，各有所宜。寒者宜温，热者宜凉，滑者宜涩，虚者宜补，去其所偏则阴阳和，而生化著是，既种子之奇方也。"反对不加辨证地乱用方药。

二、治疗用方

（一）男子艰嗣治法

1. 男子阴虚艰嗣

【左归丸】

熟地黄240g（捣膏），山药（姜汁炒）、枸杞子、山茱萸（去核）、鹿胶（炒珠）、龟胶（炒珠）、菟丝子（制）各120g，川牛膝（酒蒸）90g。

上为末，蜜丸桐子大。食前淡盐汤送下百丸。

2. 男子精少艰嗣

【固本丸】

菟丝子（酒制）、熟地黄（酒蒸，捣）、干地黄（酒浸，捣）、天门冬（去心，酒浸）、麦门冬（去心，酒浸）、五味子、茯苓各120g，怀山药90g（微炒），莲肉（去皮心）、人参（去芦）、枸杞子各60g。

上为末，蜜丸梧子大，每服八九十丸，淡盐汤下。

3. 男子瘦弱艰嗣

【无比山药丸】

山药60g，菟丝子90g（酒浸），五味子180g（拣净），肉苁蓉120g（酒浸），杜仲90g（酒炒），牛膝（酒浸，蒸）、熟地黄、泽泻、山茱萸、茯苓、巴戟肉、赤石脂各30g。

上为末，蜜丸。每服五十丸，食前米饮下。

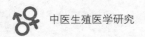

4. 男子精薄艰嗣

【梦熊丸】

黄芪 120g（蜜炙），黄鱼鳔胶 500g（蛤粉炒珠），沙苑蒺藜 240g（马乳浸蒸熟，焙）。

上为末，蜜丸。每服八十丸，空心酒服下。

5. 男子精滑艰嗣

【种子丹】

莲须 120g（拣金色者），山茱萸 90g（去核），覆盆子 60g（去蒂），龙骨 15g（煅，水飞），芡实米 120g，沙苑蒺藜（去净末 120g，再筛极细末 60g，入药仍有粗末，用水熬膏）。

上为末，熟蜜 120g，和蒺藜膏为丸。空心淡盐汤下。

6. 男子精清艰嗣

【固本健阳丹】

熟地黄、山茱萸各 90g，巴戟肉 60g，菟丝子（拣净），川续断（酒浸）、远志肉（制）、蛇床子（炒）各 45g，茯神、山药（酒蒸）、牛膝（酒洗）、杜仲（酒炒断丝）、当归身（酒洗）、肉苁蓉（酒浸）、五味子、益智仁（盐水炒）、鹿茸（酥炙）各 30g，枸杞子 90g，人参 60g。

上为末，蜜丸梧子大。空心淡盐汤下，临卧服。

7. 男子精冷艰嗣

若阳痿精冷，宜菟丝子丸；若肾气不能通利，宜五子衍宗丸。

【菟丝子丸】

菟丝子（酒浸，蒸）研末，雀卵清为丸，梧子大，每服七十丸，空心温酒下。若年至五十而阳痿者，菟丝子 500g，加天雄 120g（面裹煨熟，去皮脐，童便制）为末，同丸服之尤效。

【五子衍宗丸】

枸杞子 240g，菟丝子 240g（酒煮），五味子 30g，覆盆子 120g（去蒂），车前子 60g（炒）。

为末，米丸。空心白汤下九十丸。

8. 男子精寒艰嗣

【毓麟珠】

熟地黄、当归、菟丝子（制）各 120g，怀山药（姜汁制）、枸杞子、胡桃肉、巴戟肉、鹿角胶、鹿角霜、杜仲（酒炒）、山茱萸（去核）、川椒（去目）、人参、白术（蜜炙）、茯苓、白芍（酒炒）各60g，川芎、炙甘草各30g。

上为末，蜜丸，梧子大。空心白汤下，每服七八十丸。

9. 男子虚寒艰嗣

【还少丹】

熟地黄120g，山药、山茱萸、杜仲（姜汁制）、枸杞子各60g，牛膝（酒浸）、远志（姜汁浸，炒）、肉苁蓉（酒浸）、北五味子、川续断，褚实子、八角茴香、菟丝子（制）、巴戟肉各30g。

上为末，蜜丸。每服五十丸，空心淡盐汤下。

10. 男子阳痿艰嗣

【赞育丹】

熟地黄240g（蒸捣），白术240g（蜜炙），当归、枸杞子各180g，杜仲（酒炒）、仙茅（酒蒸一日）、巴戟肉（甘草汤炒）、山茱萸（去核）、淫羊藿（羊脂拌炒）、肉苁蓉（酒洗去甲）、韭菜子（炒黄）各120g，蛇床子（微炒）、附子（制熟）、肉桂各60g。

上为末，蜜丸服，或加人参、鹿茸更妙。

11. 男子阳虚艰嗣

【右归丸】

熟地黄240g（捣膏），山药（姜汁炒）、枸杞子（微炒）、鹿角胶（炒珠）、菟丝子（制）、杜仲（姜汁炒）各120g，当归、山茱萸各90g，肉桂、附子（制熟）各60g。

上为末，蜜丸，弹子大。每早嚼服二丸，白汤送下。

12. 男子火盛艰嗣

【补阴丸】

黄柏（盐酒炒）、知母（盐酒炒）各120g，熟地黄（酒蒸捣）、龟板（酥炙）各180g。

上为末，用猪脊髓蒸熟，和蜜丸如梧子大。每服五六十丸，空心盐汤下。

13. 男子阳极艰嗣

【延年益寿丹】

人参90g，天门冬90g（酒浸去心），麦门冬90g（酒浸去心），熟地黄（酒蒸捣）、生地黄各60g，茯苓150g（酒浸，晒干），地骨皮150g（酒浸）。

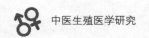

上加何首乌（半斤米泔浸透，竹刀刮去皮，切片置砂锅内，入黑羊肉500g，黑豆三合，量著水上，用甑箪，箪上铺放何首乌，密盖勿令泄气，蒸一二时，以肉烂为度，取出晒干）。

为末，蜜丸梧子大。空心温酒下七八十丸。

14. 男子鸡精艰嗣

【壮阳汤】

蛇床子、地骨皮各等分，煎汤熏洗，并用手擦，但洗时必令其举方妙。若手重擦破，不必惊骇，过一二日即可复旧，一日熏洗数次（盖取其皮老耐久耳）。

（二）妇人不孕治法

1. 妇人虚弱不孕

【毓麟珠】

人参、白术（蜜炙）、茯苓、白芍（酒炒）各60g，川芎、炙甘草各30g，当归、熟地黄各120g，菟丝子120g（制），杜仲（酒炒）、鹿角霜、川椒各60g（去目）。

上为末，蜜丸弹子大。空心嚼服一二丸，白汤下，或作小丸吞服。

2. 妇人脏寒不孕

【续嗣降生丹】

当归（酒洗）、杜仲（酒炒）、茯神、益智仁、龙骨（煅）、桂心、吴茱萸（汤泡）、干姜（半生半熟）、川椒（去目）、乌药（炒）各30g，白芍（酒炒）、川牛膝（酒浸）、半夏（制）、防风、秦艽、石菖蒲（去毛）、北细辛、桔梗各15g，朱砂3g（用大附子一枚，脐下作窍，入朱砂于内，面裹煨熟，取出朱砂为末，去附子不用，研细水飞），牡蛎（大片者，童便浸四十九日，每五日一换，取出用硫黄一两，为末，酒和涂遍。用皮纸糊实，米醋浸湿，外以盐泥固之，候干，用炭2500g煅过为末，每料只用60g，余可收储，留下再用）。

上为末，酒煮糯米糊丸，梧子大，朱砂为衣。每服三十丸，渐加至八九十丸，空心白汤下。

3. 妇人形肥不孕

【涤痰汤】

当归（酒洗）、白术（蜜炙）、白芍、半夏（制）、香附米、陈皮、甘草各

30g，茯苓 120g，川芎 22.5g。分作十剂，每剂姜三片，水煎各服涤痰丸。

【涤痰丸】

白术 60g（蜜炙），半夏曲、川芎、香附米各 30g，神曲（炒）、茯苓各 15g，橘红 12g，甘草 6g。

上为丸，粥丸。每服八十丸，热加黄连、枳实（麸炒）各 30g。

4. 妇人瘦弱不孕

【大补丸】

天门冬（去心）、麦门冬（去心）、石菖蒲、茯苓、人参、益智仁、枸杞子、地骨皮、远志肉各等分。

为末，蜜丸，桐子大。空心酒下三十丸。

5. 妇人素弱不孕

【八珍益母丸】

人参、白术（蜜炙）、茯苓、川芎各 30g，当归、熟地黄各 60g，甘草 15g（蜜炙），白芍 30g（醋炒），益母草 120g（五六月采取，只用上半截带叶者，不见铁器，晒杵为末）。

上为末，蜜丸，弹子大。空心白汤下一丸。

6. 妇人相火盛

【一阴煎】

干地黄、熟地黄各 9g，白芍、麦冬（去心）、丹参各 6g，牛膝 4.5g，甘草 3g。水二钟，煎七分服。

7. 妇人脾胃寒

【补中丸】

川芎、当归、黄芪（蜜炙）、白术（蜜炙）、人参、杜仲（盐水炒）、川续断、阿胶（炒珠）、五味子（炒）各 30g，甘草 15g（蜜炙）。

上为末，蜜丸，白汤下。

8. 妇人气郁不孕

【合欢丸】

当归、熟地黄各 90g，茯神、白芍各 45g，酸枣仁（炒）、远志肉（制）各 30g，香附（酒炒）、炙甘草各 2.5g。

上为末，蜜丸，白汤下。

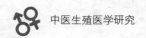

9. 妇人血滞不孕

【五物煎】

当归、熟地黄各 9g，白芍 6g（酒炒），川芎、肉桂各 3g。

水煎服。

10. 妇人经乱不孕

【种玉酒】

全当归 150g（切片，此能行血养血），远志肉 150g（甘草汤洗，此能散血中之滞，行气消痰）。

上二味用稀夏布袋盛之，甜酒十斤，安药浸之，密封口，浸过七日后，临卧温服，随量饮之。切弗间断，服完再制。

又经净后，每日用青壳鸡蛋一个，针刺七孔，蕲艾 1.5g，水一碗，将蛋安艾水碗内，饭上蒸熟，食之。每日多则吃五六个，少则吃二三个亦可。

第二章

中医生殖系统疾病常用药物

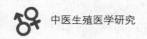

一、五子衍宗丸研究

（一）"五子衍宗丸"组方的历史源流

五子衍宗丸滥觞于唐代《悬解录》的"五子守仙丸"，未载于《丹溪心法》，而首载于明代《摄生众妙方》，转载于《证治准绳》《医学入门》等医书，并逐渐流传开来。明·张时彻辑著的《摄生众妙方》成书于嘉靖二十九年（1550），序言曾述及。该书"卷之十一·子嗣门"，载有"五子衍宗丸"，药物组成与现在完全相同。方后记载如下："男服此药，添精补髓，疏利肾气，不问下焦虚实寒热，服之自能平秘。旧称古今第一种子方。有人世世服此药，子孙蕃衍，遂成村落之说。嘉靖丁亥于广信郑中丞宅得之张神仙四世孙，予及数人用之殊验。"由此可知，此方是嘉靖六年丁亥年（1527）从居住在"广信"的一位"郑中丞"家里得到的，和"张神仙四世孙"有关，应用后非常有效。可见，五子衍宗丸并非张时彻所创，在张时彻之前即已应用，并被称为"古今第一种子方"。正因为疗效卓著，所以张时彻把它收录在《摄生众妙方》中。总之，五子衍宗丸的组方，脱胎于唐代的"五子守仙丸"，首载于明代张时彻的《摄生众妙方》。《中华人民共和国药典》于1977年版首次收录"五子补肾丸"，自1985年版起正式将其更名为"五子衍宗丸"，2010版药典收载"五子衍宗丸"与"五子衍宗片"。五子衍宗丸主治肾虚精亏所致的阳痿不育、遗精早泄、腰痛、尿后余沥等症。

（二）五子衍宗丸的组成与功效

五子衍宗丸（《摄生众妙方》）

【组成】菟丝子、枸杞子、覆盆子、五味子、车前子。

【功效】补肾益精。

【主治】用于肾虚精亏所致的阳痿不育、遗精早泄、腰痛、尿后余沥等症。

（三）方解

五子衍宗丸中，菟丝子，药性辛、甘、平，归肾、肝、脾经，能补肾益精；

枸杞子，药性甘，平，归肝、肾经，能滋补肝肾，益精明目，共为君药而滋补肝肾、益精；覆盆子，药性甘、酸，微温，入肝、肾经，能固精缩尿，益肝肾明目；五味子，药性酸、甘，温，归肺、心、肾经，能收敛固涩，益气生津，补肾宁心，共为臣药。由于覆盆子能益肝肾，五味子可生肾水，两药配伍不热不燥，可益肝肾，固精关，止遗泄。车前子，药性甘，微寒，归肝、肾、肺、小肠经，能利尿通淋，渗湿止泻，明目，祛痰，是方中唯一一味味甘、性微寒的药物，为佐药，在利尿固精的同时泻肾中之虚火，与余药搭配起到补中寓泻、补而不腻的效果。诸药合用，共奏补肾益精之功。中医理论有肾阳虚则易水泛、肾阴虚则易火动的观点，而五子衍宗丸的用药配伍不峻不燥，药性平和，其阴阳并补、益精填髓的功效适合人群广泛，并且适宜作为长期进补之选。故五子衍宗丸是中医补肾益精的经典名方，广泛用于治疗肾虚腰痛、阳痿、不育等疾病，被誉为"古今种子第一方"。

（四）广泛治疗男性生殖疾病

1. 对生精功能的影响

李育浩等实验研究认为，五子衍宗丸灌胃能升高未成年雄性大鼠的血清睾丸酮含量、精子数及精子活力；能增加棉子油（棉酚）负荷大鼠的精子数及精子活力。张树成等研究表明，五子衍宗丸的主要作用是直接促进生精上皮细胞的分裂增殖，进而促进曲细精管中精原细胞和初级精母细胞数目增加，表现出直接促进生精干细胞和各级生精细胞的作用。王秋萍等研究也发现，五子衍宗丸可以明显提高模型动物精子活力，改善精子密度，并且对睾丸组织的损伤有一定的保护作用。

韩亮等研究五子衍宗丸治疗肾精亏型男性不育有较好的临床疗效，可以提高精液量、精子密度、精子活动率，对提高血清睾酮（T）、促黄体生成素（LH）水平也有一定的作用。

2. 对精子质量的影响

周伟强研究指出，五子衍宗丸还可产生睾丸前性物质以提高精子数量和精子活力。精浆中果糖是精囊的特征产物，直接参与精子的获能，为精子纤丝收缩提供能量的 ATP（三磷酸腺苷）主要依靠果糖补充。李轩等研究表明，五子衍宗丸可以促进精囊腺分泌果糖，为精子活动提供能量，提高精子活力及精子活率；而且可以通过调整附睾功能，促进 α-糖苷酶分泌，提高精子活力及精

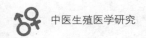

子活率，能有效治疗不育症。

刘红娟等研究五子衍宗丸可能通过抑制 VDAC1、CypD、Bax 蛋白表达，降低 mPTP 的通透性，阻止 Caspase 凋亡蛋白家族的级联激活反应，发挥抗生殖细胞凋亡作用。

王秋萍等用雷公藤多苷灌胃大鼠来制备少弱精症模型，再用五子衍宗丸溶液灌胃治疗，结果显示五子衍宗丸能明显增加模型动物精子密度，显著改善精子活力，对睾丸组织的病理损伤有一定的保护作用。

3. 对支持细胞的影响

精子发生是一个独特复杂的细胞分化过程。支持细胞在生精过程中起着非常重要的作用，被称为生精细胞的"保姆细胞"。张圣强等研究表明，Cox7a2 的过表达可干扰支持细胞分泌功能，而五子衍宗丸含药血清对支持细胞分泌产物的改善作用与抑制 Cox7a2 的表达有关。

4. 对下丘脑单胺类递质释放的影响

王学美等研究五子衍宗液可升高老龄大鼠下丘脑去甲肾上腺素（NE）含量，降低 5- 羟色胺（5-HT）含量和 5-HT/ 多巴胺（DA）比值；升高老龄大鼠血浆 T，降低雌二醇（E2）/T 比值；提高雄性大鼠精子活动度、精子计数和生育能力。

5. 治疗阳痿

葛争艳等实验研究认为五子衍宗丸对去势大鼠性功能有明显改善作用，具有较强的补肾壮阳功效，其作用机制可能是通过药物对机体功能以及下丘脑 - 垂体 - 性腺轴的调控而实现。结论，五子衍宗丸具有补肾壮阳及改善阴茎勃起功能障碍的作用。

（五）广泛治疗女性生殖疾病

1. 类性激素作用

研究报道，五子衍宗丸具有类性激素类作用，因而可以调节女性更年期症状，治疗女性不孕不育等女性生殖系统方面疾病。

2. 促进卵泡发育

孙青凤研究五子衍宗丸有促进卵泡发育的功能，且疗效显著，同时可提高患者雌激素水平。

3. 促进子宫发育

庞玉琴用五子衍宗丸治疗子宫发育不良所致不孕症 100 例，治愈率 68%，总有效率 89%。

4. 提高子宫内膜容受性

陈阳等报道，五子衍宗丸可提高子宫内膜容受性，配合控制性超促排卵技术使用，能显著提高模型小鼠的妊娠率、胚胎着床数及着床率，临床上可作为控制性超促排卵技术的搭配用药。

（六）对胎儿发育的研究

1. 防止神经管畸形的作用

神经管畸形，又称神经管缺陷，是胎儿中枢神经系统发生先天性病变导致的一种严重的畸形疾病，主要表现为无脑儿、脑膨出、脊柱裂、唇裂及腭裂等。樊慧杰等利用反式维甲酸诱导建立神经管畸形胎鼠模型，研究五子衍宗丸对神经管畸形的防治作用及最佳给药方式。结果显示五子衍宗丸可以防治反式维甲酸诱导的神经管畸形，其最佳给药方式是预先给药。樊慧杰等研究表明，五子衍宗丸能降低神经管畸形胎鼠模型的细胞凋亡指数，抑制神经管细胞的凋亡，从而起到防止神经管畸形的作用。

2. 保护胚胎正常发育的作用

中医认为"肾主先天，主生殖发育"。"补母益子"，肾为先天之本。先天之本充盈则"正气存内，邪不可干"，即抗病能力强。胎儿宫内发育迟缓（IUGR）是由于胎儿在母亲子宫内受到多种不良环境影响而导致发育迟缓的一种病症，其中酒精是导致胎儿宫内发育迟缓的原因之一。许凯霞等用 40% 乙醇造 IUGR 妊娠小鼠模型，观察五子衍宗丸对胎儿宫内发育迟缓小鼠胎盘单胺氧化酶（MAO）活性的影响。结果表明五子衍宗丸可以使酒精抑制的孕鼠胎盘组织 MAO 活性显著回升，对抗酒精引起的胎儿宫内发育迟缓，保证胚胎正常发育。许凯霞等研究表明，宫内发育迟缓模型胎鼠的肝细胞 RNA 含量显著低于正常胎鼠，而五子衍宗丸能明显恢复模型胎鼠的肝细胞 RNA 含量，从而保护胎儿。

（七）其他疾病

1. 对神经系统的作用

近年来，遗传性神经系统疾病致病基因成为研究热点，李成武等观察中药五子衍宗汤对 Leber 遗传性视神经病变的作用，结果表明治疗前后治疗组视力、视野、视觉诱发电位有一定程度改善。

2. 对免疫系统的作用

五子衍宗丸能从多方面调节机体免疫功能。金龙等报道，五子衍宗丸可提高非特异性免疫功能，但对细胞免疫功能无明显作用。

3. 对糖代谢的作用

近年研究发现，五子衍宗丸有降血糖的作用。朱向东在研究五子衍宗丸对糖尿病性白内障小鼠晶状体氧化损伤和多元醇通路的影响的实验中，测定各组小鼠血糖、糖化血清蛋白指数和血清胰岛素对比等指标，发现与空白组对比，模型组小鼠的血糖和糖化血清蛋白指数升高，胰岛素水平降低（$P<0.01$）；与模型组对比，五子衍宗丸组、预防组和维生素 C 组小鼠的血糖与糖化血清蛋白指数均降低（$P<0.01$）；与维生素 C 组对比，五子衍宗丸的两项指标降低更为明显（$P<0.05$）。

4. 治疗复发性口腔溃疡

刘洪义等研究五子衍宗丸治疗复发性口腔溃疡 50 例，结果：治愈 38 例，占 76%；有效 8 例，占 16%；无效 4 例，占 8%。总有效率 92%。

5. 治疗飞蚊症

史素兰等研究五味药均有补益肝肾、退翳明目之功能，所以治疗飞蚊症疗效显著。

6. 治疗慢性肾炎

金伟民等研究五子合用，补肾而不滋腻，固涩而不瘀滞，补涩并举、标本兼顾，与慢性肾炎肾虚失固之病机非常吻合。验之临床，疗效明显。

（八）长期毒性

徐继建等实验研究认为本品口服是安全无毒的。

（九）心悟与展望

1. 五子衍宗丸的功能、主治范围

五子衍宗丸具有补肾益精的功效，被誉为"种子第一方"，广泛用于肾虚精亏所致生殖系统疾病的治疗，同时在中医整体观和"同病异治，异病同治"治疗原则的指导下，其临床应用涉及神经系统、泌尿系统、呼吸系统疾病及肿瘤的治疗。

（1）妇科病：五子衍宗丸适用于肾虚精亏所致的不孕症、月经不调、性功

能障碍、优生等多种病症。

（2）男科病：五子衍宗丸适用于肾虚精亏所致的早泄、阳痿、不育症、前列腺疾病等多种男科病证。

（3）中医辅助生殖：五子衍宗丸可依据中医思维辨证应用于肾虚精亏所致的体外受精－胚胎移植中的卵巢反应功能低下（用于调节自身卵巢功能等）、子宫内膜容受性差等。特别是辨证应用于身体整体调节，尤其是在调节自身卵巢功能，诱导排卵与提高优质卵泡数，改善子宫内膜容受性，提高妊娠成功率与试管婴儿出生率，并有效降低西药的不良反应等方面有一定独特优势。

（4）优生：备孕的男女双方，最好在孕前3个月，按照中医思维辨证应用五子衍宗丸，科学调理，利于优生。

（5）其他：五子衍宗丸不仅可以广泛应用于肾精亏虚所致多种妇科疾病、男科疾病的治疗，还可以在肾精亏虚所致神经系统、泌尿系统、消化系统、呼吸系统疾病等更广阔的范围内给患者带来惊喜。

2. 不宜应用五子衍宗丸

湿热体质的阶段则不宜应用。

3. 科研设计

从目前关于五子衍宗丸的文献看，多为未设对照组的系列病例报道或专家经验，而设计良好并严格实施的随机对照试验并不多，多中心大样本的随机对照试验更是鲜见，仍需进一步开展设计合理、科学、高质量的试验来支持五子衍宗丸的有效性验证。

4. 前景广阔

依据中医辨证论治观与"异病同治，同病异治"思想，五子衍宗丸适用于肾虚精亏导致的多科疾病，且为常见病、多发病，需求面广，用中医思维辨证应用，前景广阔。

二、复方阿胶浆研究与展望

中医药学是一个伟大的宝库，而复方阿胶浆是库中璀璨的明珠之一。2020年10月21日，在中国知网以"复方阿胶浆"为主题词检索学术期刊数据库，共查到有关复方阿胶浆论文190篇，通过研究论文，参阅有关书籍与临床实践，研究如下。

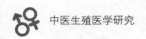

（一）复方阿胶浆历史沿革

东阿阿胶股份有限公司生产的复方阿胶浆原名"阿胶补浆"，由明代医家张景岳所创"两仪膏"化裁而成。

1. 化裁于两仪膏的最早记载

李尚玉在《齐鲁药事》中介绍，1980 年山东东阿阿胶厂、聊城药材站有关科技人员根据中医"气由血化，气血互生""补气以生血，气旺则血生"的理论，在明代张景岳《景岳全书》"两仪膏"的基础上，共同设计了阿胶补浆的处方，可见阿胶补浆（复方阿胶浆）至今已经历了 40 年的临床验证。

2. 阿胶补浆更名为复方阿胶浆

阿胶补浆于 1986 年更名为复方阿胶浆，已由山东省卫生厅批准生产。

3. 两仪膏考释

两仪膏出自《景岳全书·卷五十一》，组成：人参、熟地黄。功效："治精气大亏，诸药不应，或以克伐太过，耗损真阴……若虚在阴分而精不化气者，莫过于此。其有未至大病而素觉阴虚者，用以调元，尤称神妙。"原文描述其病机为"精不化气"，两仪膏可助精化气，补气生血。

为何称两仪膏？何谓两仪？"太极生两仪，两仪生四象，四象生八卦，八卦生万物"。广而言是阴阳，"阴中有阳，阳中有阴"；具体讲就是气血。"两仪"蕴含阴阳双补，气血同调。陈嘉谟《本草蒙诠》曰："膏，力大滋补胶固。故曰：膏者，胶也。此盖兼尽药力也。"《说文解字》："浆，酢浆也"。

《中华人民共和国药典》（1963 年版）收载的"两仪膏"由党参、熟地黄组成，主治气血两亏。与《景岳全书》两仪膏的区别是将人参换成了党参，功效从"治精气大亏"变成了"主治气血两亏"。

（二）组方分析

按照目前东阿阿胶股份有限公司生产的复方阿胶浆说明书载，复方阿胶浆的成分：阿胶、红参、熟地黄、党参、山楂。功能主治：补气养血。用于气血两虚，头晕目眩，心悸失眠，食欲不振及贫血。用法用量：口服，一次 20 毫升（1 支），一日 3 次。

复方阿胶浆按照《素问·至真要大论》"君一臣二"的组方原则组方遣药。阿胶为君，其味甘，性平，入肺、肝、肾三经，具有补血、养血、滋阴润燥的功效；红参、党参为臣，补元气，益脾肺，疗气虚；熟地黄为佐，滋肾阴、养肝血，填精生髓，化精充血；山楂为使，和胃调中，消食导滞，除滋腻，尚有活血化瘀之功。君臣配伍，共奏补气养血之功，是气血并重、气血同补、补肾生精、助精化气的良药。

复方阿胶浆化裁于两仪膏，张景岳对两仪膏的功效讲述甚明："治精气大亏，诸药不应，或以克伐太过，耗损真阴……若虚在阴分而精不化气者，莫过于此。其有未至大病而素觉阴虚者，用以调元，尤称神妙。"复方阿胶浆的化裁更是提高疗效之举：①阿胶与熟地黄配伍："精虚者，宜补其下，熟地、枸杞之属是也。"补其下就是补肾填精。肾居下焦，主藏精。"精血同源"，精血可以互生，填精可以补血，补血可以生精。"补血圣药"阿胶与"生精妙品"熟地黄同用，且东阿阿胶又是道地药材，堪称补血高配。②党参与红参配伍："凡气虚者，宜补其上，人参、黄芪之属是也。"补其上就是补心肺。心肺同居上焦，肺主气，司呼吸；心主血，主藏神。精气神全赖脾胃化生气血以濡养。红参、党参，虽统称"参"，但来源不同，效果有异。人参为五加科植物，归肺、脾、心经，主补心脾肺之气，有以补心肺之气为主之说；党参为桔梗科植物，归脾、肺经，主补脾肺之气，有以补脾胃之气为主之说。红参、党参两者同用，心肺脾胃之气同补。人体元气得充，真气运行，堪称补气高配。③组方动静结合，阴阳互补：《素问·阴阳应象大论》曰"味厚者为阴，气厚者为阳"。阿胶、熟地黄味厚为阴，主静，守而不走；党参、红参气厚为阳，主动，走而不守。阴阳相配，动静结合，升降开阖并重有序。正如张景岳所云："此固阴阳之治辨也，其此又阴阳相济之妙用也。"也是妙配。④如虎添翼用山楂：山楂之用，其一是和胃调中，消食导滞，以消除熟地黄、阿胶滋腻之性，防止碍胃，滋补而不滞腻，久服无碍脾运；其二山楂有活血化瘀之功，使活血寓于补气补血之中，通补合用，非通不能入，通药能增加补药的疗效，如此配伍通补之药的疗效相互提高。再说气血虚到一定程度，均有不同程度的血瘀，就更加显得配伍山楂的妙用。

复方阿胶浆是坚持继承祖国医药学遗产，在传统古方、民间经验方中选择研究课题，坚持在祖国医药理论的指导下研制中成药新产品的典型代表，是有生命力的产品，是坚持中医特色、理论与实践、传统与现代相结合的产品。

（三）治疗肿瘤

研究认为复方阿胶浆对肿瘤放、化疗的骨髓有保护及增效减毒作用，且可预防和治疗白细胞减少等，也可用于治疗化疗相关性贫血、化疗后白细胞降低、化疗后血小板降低等。

张宇航等研究复方阿胶浆能提高恶性肿瘤临床疗效，减少化疗药物的毒副作用，是一种发展前景较好的化疗辅助药物。宋腾等研究复方阿胶浆可在一定程度上改善放化疗相关贫血，并可提高患者生活质量。黎明春等研究针对广泛期小细胞肺癌，EP 方案化疗基础上加用复方阿胶浆可改善临床症状，减轻骨髓抑制，促进健康恢复。张明妍等研究当前证据提示复方阿胶浆联合化疗能够改善癌症化疗后外周血象和生活质量，且安全性较好。但由于纳入文献质量不高，尚需严格设计的高质量临床研究进一步验证。戚金凤等研究复方阿胶浆在肿瘤患者化疗过程中，可以改善临床疗效，并减少患者症状恶化的可能性，改善患者的生活质量和预后恢复。周勇等研究复方阿胶浆可降低白细胞（WBC）和中性粒细胞（NEUT）骨髓抑制发生率，并改善化疗所致小细胞肺癌患者的 WBC及 NEUT 减少情况。魏宇森等研究复方阿胶浆联合化疗治疗晚期结直肠癌可以提高疾病控制率，减轻化疗毒副反应，提高机体免疫力和患者生活质量。张公正等研究复方阿胶浆改善化疗相关性贫血相对于人重组促红细胞生成素初期见效较慢，但中长期疗效相同，且无不良反应出现，同时可在一定程度上增强患者免疫功能。李华碧等研究复方阿胶浆联合个性化综合护理干预能明显减轻宫颈癌化疗所致骨髓抑制和癌性疲乏症状，显著改善患者免疫功能，提高其健康状况。芦殿荣等研究复方阿胶浆能显著提高气血两虚型中晚期肿瘤患者的血红蛋白及白细胞，并改善临床症状，提高 KPS 评分，从而提高患者的生活质量。许海玉等研究复方阿胶浆既能直接调节癌症细胞分化、生长、增殖和凋亡，具有直接的抗肿瘤作用，同时通过补血提高免疫力，对肿瘤具有辅助治疗作用。刘培民等实验研究复方阿胶浆对 Lewis 肺癌荷瘤小鼠具有一定的抑瘤作用，三剂量组平均抑瘤率在 20% 左右，可使荷瘤小鼠的体重维持在大致正常的范围，有效延长荷瘤小鼠的生存期，较之化疗药组有明显的优势。联合放疗可见到瘤重明显缩小，出现协同增效作用。

（四）治疗妇科病

1. 治疗月经失调与痛经

顾建军等研究复方阿胶浆用于女大学生月经失调及痛经，对于改善经期常见不适症状等有较好效果。同时，复方阿胶浆总体安全性良好，无严重不良反应。倪晓容研究使用复方阿胶浆治疗各种类型的原发性痛经均有效，而且还可明显改善痛经患者的诸多相关伴证，如月经不调、身倦乏力、经行腰酸不适、恶心欲呕、腹泻不适等。采用复方阿胶浆治疗原发性痛经简便、易行，值得在临床推广使用。

2. 治疗卵巢早衰

刘红姣等研究复方阿胶浆联合人工周期疗法治疗卵巢早衰效果显著。

3. 治疗排卵障碍性不孕症

陈丹研究克罗米芬联合复方阿胶浆治疗排卵障碍性不孕症效果更佳，排卵率和妊娠率显著提高，值得推广。况华进等研究复方阿胶浆联合克罗米芬可增加子宫内膜厚度、改善子宫内膜形态、提高排卵率、妊娠率，较单纯应用克罗米芬的疗效更为显著，可广泛应用于临床。姚丽雯等研究复方阿胶浆联合克罗米芬可更有效调节体内性激素水平，促进卵泡发育，健全黄体，促进排卵，改善子宫卵巢血供，增强子宫内膜容受性、显著提高妊娠率。李晶晶等研究复方阿胶浆联合 CC/HMG/HCG 可以减少 HMG 周期用量，降低发生 LUFS 周期率，增加子宫内膜厚度，提高周期排卵率、单卵泡排卵周期率、妊娠率及总妊娠率。

（五）用于辅助生殖

丁桂清等试验研究复方阿胶浆可通过调节超促排卵小鼠子宫内膜中 integRinαvβ3、VEGF-A 的表达，减少促排卵药物对子宫的不利影响，改善其子宫内膜容受性。丁桂清等试验研究复方阿胶浆可促进假手术组小鼠子宫内膜的生长，并可改善子宫内膜容受性，其作用机制可能是通过调节卵巢功能而间接作用于子宫。

（六）治疗骨科疾病

李少灿等研究复方阿胶浆可促进桡骨远端骨折愈合。

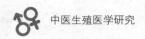

（七）用于内科疾病

1. 治疗糖尿病视网膜病变
刘素英等研究复方阿胶浆治疗糖尿病视网膜病变的疗效确切。

2. 治疗冠心病
柯斌等研究复方阿胶浆联合美托洛尔可显著改善冠心病室性期前收缩患者心率变异性，提高患者生活质量。

（八）用于精神病

杨俊伟等对使用氯氮平患者加服复方阿胶浆，氯氮平不良反应的发生率低于精神病学参考数据，值得继续研究和推广。张成华等研究复方阿胶浆组治疗氯氮平所致白细胞减少症明显优于鲨肝醇、VitB4 组（$P<0.01$）。复方阿胶浆治疗氯氮平所致白细胞减少症，疗程短，疗效好，简便易行，值得推广应用。

（九）用于传染病之登革热出血

Fenny Yunita1 等研究复方阿胶浆辅助治疗登革热出血患者可提高临床疗效，显著升高患者的血小板、血红蛋白水平，使血细胞比容显著下降。

（十）治疗贫血

1. 治疗产后贫血
王璐等研究产后贫血患者采用蔗糖铁注射液与复方阿胶浆联合治疗，可明显提高患者的临床疗效，改善贫血症状，且无严重不良反应发生，是一种安全、可靠的治疗方法。

2. 治疗肾性贫血
刘茂玄等实验研究复方阿胶浆（FEJ）能够在整体上有效治疗肾性贫血大鼠，其发挥治疗作用的可能机制为增强体内自由基清除系统的功能，延缓肾脏病变的进程，降低红细胞脆性；上调肾皮质 EPO mRNA 和骨髓单个核细胞 EPOR mRNA 的水平，促进体内 EPO 的表达，增强骨髓红系造血功能。

3. 再生障碍性贫血实验研究
苗明三等实验研究贞芪扶正颗粒、复方阿胶浆对皮下注射苯所致小鼠再生障碍性贫血模型血细胞状况及骨髓象均有较好的改善作用。

4. 治疗腰椎术后贫血

赵学千等研究复方阿胶浆联合蔗糖铁治疗可明显改善腰椎术后贫血，利于患者早期康复。

5. 治疗溶血性贫血

张妤等研究复方阿胶浆可改善溶血性贫血，其机制可能与调节脂质、蛋白质、氨基酸代谢等途径有关。

6. 治疗产后贫血

李艳芳等研究与口服铁剂相比，复方阿胶浆能更快、更显著地改善贫血产妇的造血功能、提高 Hb 浓度，对产妇体内的 SF 水平无明显影响，且不良反应小。

（十一）养生保健

练美莲实验研究复方阿胶浆具有抗疲劳作用。刘培民等实验研究复方阿胶浆可显著提高小鼠在寒冷中的耐寒能力，有扶正驱寒作用。王琰等认为，经多年的临床和实验研究发现，复方阿胶浆不但能用来治疗贫血、白细胞减少等疾病，还对办公室人群、体力劳动者、电脑族、学生族、中老年人等易引起贫血和伤血的人群具有良好的预防作用。

（十二）心悟与展望

1. 关于复方阿胶浆的功能、主治范围

按照中医的思维，辨证应用复方阿胶浆。中医的精髓就是整体观念，辨证论治。只有用中医的思维辨证论治，才能取得较好防治疾病的疗效；只有根据中医的思维，找到病机，针对病机治疗才是最佳途径。根据中医"异病同治，同病异治"的原则，复方阿胶浆适用于气血两虚所致的多科病症。

（1）肿瘤病：用于气血两虚型的多种肿瘤疾病，肿瘤放、化疗的骨髓保护及增效减毒，预防和治疗白细胞减少等，可用于治疗气血两虚型的化疗相关性贫血、白细胞降低、血小板降低等。

（2）内科病：气血两虚导致的多种内科病症。

（3）骨科病：气血两虚导致的多种骨科病症，尤其适用于气血两虚型的骨折康复等。

（4）外科病：气血两虚导致的多种外科病症，尤其适用于气血两虚型的疮

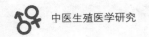

疡久不收口愈合等。

（5）妇科病：气血两虚所致的不孕症、月经不调、痛经、更年期综合征、性功能障碍等诸般病症。

（6）男科病：适用于气血两虚所致的早泄、阳痿、不育症、弱精子症、少精子症等多种男科病症。

（7）中医辅助生殖：复方阿胶浆可依据中医的思维辨证应用于气血两虚所致的体外受精－胚胎移植中的卵巢反应功能低下（用于调节自身卵巢功能等）、子宫内膜容受性差等。特别是辨证应用于身体整体调节，尤其是在调节自身卵巢功能，诱导排卵与提高优质卵泡数，改善子宫内膜容受性，提高妊娠成功率与试管婴儿出生率，并有效降低西药的不良反应等方面有一定独特优势。

（8）优生：备孕的男女双方，最好在孕前3个月按照中医的思维辨证应用，科学调理，利于优生。适用于气血两虚型人群在备孕阶段的调理。

（9）美容：用于气血两虚所致的黄褐斑、面色微黄等。

（10）养生保健：用于气血两虚所致的亚健康人群等。正气存内，邪不可干。邪气所凑，其气必虚。人在气血两虚证的基础上，容易患许多疾病。及时在气血两虚的亚健康阶段科学调理，既可减少疾病的发生，又利于治未病、健康长寿。

（11）其他：气血两虚导致的多科病症。

2. 不宜应用的阶段

湿热体质的阶段则不宜应用复方阿胶浆。

3. 服药时间

饭前服药利于吸收，只要服后没有胃部不适，提倡饭前服药。

4. 科研设计

从目前关于复方阿胶浆的文献看，多为未设对照组的系列病例报道或专家经验，而设计良好并严格实施的随机对照试验并不多，多中心大样本的随机对照试验更是鲜见，仍需进一步开展设计合理、科学、高质量的试验来支持复方阿胶浆的有效性验证。

5. 前景广阔

复方阿胶浆适用于气血两虚导致的多科疾病，且多为常见病，需求面广，用中医的思维辨证应用，前景广阔。

三、佳蓉片研究与展望

中医药学是一个伟大的宝库，佳蓉片是宝库中璀璨的明珠之一。经过二十多年的临床应用，佳蓉片荣获 1993 年全军院校科技成果金奖、1997 年中华医学会优秀产品奖，并获得国内第一批出口中药产品质量注册证书，出口到美国、马来西亚等国家。中医的精髓就是整体观念，辨证论治，且只有用中医的思维辨证论治，才能取得较好防治疾病的疗效；只有根据中医的思维，找到病机，针对病机治疗才是最佳途径。根据中医"异病同治，同病异治"的原则，佳蓉片适用于肾阳虚、肾阴阳两虚导致的妇科、男科等多科病症以及中医辅助生殖、优生、美容、养生保健等领域，前景广阔。但临证应注意，湿热体质的阶段不宜应用佳蓉片。

2019 年 12 月 11 日，在中国知网期刊中，以"佳蓉片"为主题词，共查到有关佳蓉片论文 57 篇。通过研究论文，参阅有关书籍与临床实践，研究如下。

（一）佳蓉片是第四军医大学重大科研成果

佳蓉片原名回春片，后改为甲蓉片。1996 年地方标准升国家标准后，改为佳蓉片至今。佳蓉片是第四军医大学西京医院著名专家叶雪清教授与第四军医大学药物研究所朱玲珍所长经过二十多年研发、临床研究获得的重大科研成果，由第四军医大学科研药厂生产，于 1985 年投产。第四军医大学科研药厂是经国务院、中央军委批准创办的最早、规模最大的军队制药厂。1995 年第四军医大学科研药厂更名为西安博爱制药有限责任公司。

（二）组方分析

1. 佳蓉片组成

倒卵叶五加、熟地黄、菟丝子（制）、枸杞子、肉苁蓉（制）、女贞子（制）、附子（制）、山药、茯苓、泽泻、牡丹皮、肉桂。

2. 佳蓉片集多方精华

佳蓉片集桂附地黄丸、五子衍宗丸、左归丸、左归饮、右归丸、右归饮等方剂之要药而成，聚多方之精华于一体。

3. 组方依据

中医认为肾主生殖。《素问·上古天真论》云："女子七岁，肾气盛，齿更发长；二七而天癸至，任脉通，太冲脉盛，月事以时下，故有子……七七，任脉虚，太冲脉衰少，天癸竭，地道不通，故形坏而无子也。丈夫八岁，肾气实，发长齿更；二八，肾气盛，天癸至，精气溢泻，阴阳和，故能有子……七八，肝气衰，筋不能动；八八天癸竭，精少，肾脏衰，形体皆极，则齿发去"。这不仅说明了肾主生殖，而且说明了只有"肾气盛"才能生殖。中医认为导致不孕不育的原因虽多，但必须影响到肾或肾的功能的发挥，才能导致不孕不育，肾的功能异常才是其主要原因。因此，佳蓉片以调肾为主，滋阴扶阳，补肾益精。

张景岳认为"两肾皆属命门"。他在《类经附翼·求证录·三焦包络命门辨》中云"肾两者，坎外之偶也；命门一者，坎中之奇也。以一统两，两二包一。是命门总乎两肾，而两肾皆属命门"，又在《景岳全书·传中录》里强调说"命门为元气之根，为水火之宅。五脏之阴气，非此不能滋；五脏之阳气，非此不能发"。可见，佳蓉片虽以补肾为主，但也有利于其他脏器功能的恢复与发挥。当然，方中也包含调补他脏的药物，如山药、茯苓等。山药，肺脾肾三脏同补，不温不燥；茯苓补脾，利湿，宁心。肾为先天之本，脾胃为后天之本，后天养先天，因此，佳蓉片中就有调理后天的药物。

赵献可在《医贯·内经十二官论》中说："五脏之真，惟肾为根。"说明肾关系到一身脏腑的功能正常与否。肾对于全身的健康，有着十分重要的意义。肾是根，其他脏腑都是树干树枝。说明佳蓉片在调肾的同时，对于促进其他脏腑功能的正常、对于全身健康，都有着十分重大的意义。

对阴阳偏衰的治疗，张景岳依据阴阳互根的原理，提出了阴中求阳、阳中求阴的治法"善补阳者，必于阴中求阳，则阳得阴助而生化无穷；善补阴者，必于阳中求阴，则阴得阳升，而源泉不竭"（《景岳全书·新方八阵·补略》）。佳蓉片就采用了阴中求阳、阳中求阴的治疗方法，以使阴阳偏胜偏衰的异常现象，复归于平衡协调的正常状态，称之为"阴平阳秘"。

4. 佳蓉片适用于肾阴阳两虚证

叶雪清研究认为佳蓉片适用于阴阳两虚型围绝经期综合征。

5. 佳蓉片适用于肾阳虚证

冷雯等实验研究提示肾阳虚患者血浆 β-内啡肽水平显著下降，佳蓉片能使阳虚患者血浆 β-内啡肽水平明显回升，过去的动物试验中佳蓉片也能使阳虚动物下丘脑（β-EP）含量回升，由此可见，佳蓉片是通过机体内源性阿片肽起到调整"肾"的功能。

陈亚琼等研究认为肾阳虚证患者血浆 5 羟色胺（5-HT）水平显著升高，提示肾阳虚证者存在 5-HT 降解障碍。用佳蓉片治疗后，使其血浆 5-HT 显著降低。结果提示，佳蓉片治疗肾阳虚证与其参与调节和改善 5-HT 的代谢过程有紧密的联系。

王剑波等认为佳蓉片能调整去势大鼠的下丘脑垂体、血浆 β－内啡肽含量的改变，使下丘脑亮氨酸脑啡肽回升到对照组水平；对肾阳虚动物模型所致免疫复合物和促性腺激素低下水平有明显提高，对成熟家兔有促进卵巢合成代谢、提高血清雌二醇水平作用，能明显改善肾阳虚动物的异常病变。

（三）佳蓉片与雌激素对生殖系统作用的异同

陈亚琼等实验研究结果显示，佳蓉片对小鼠子宫、阴道有弱雌激素样作用，但作用强度远低于已烯雌酚（DES），这种作用可能不是通过提高内源性 E2 水平而实现的。

武小文等研究佳蓉片治疗更年期综合征的总有效率达 96.60%，对更年期的多发症状，如失眠、潮热出汗、易激动、疲乏等都具有良好的治疗效果，另外，用药前后子宫内膜及血性激素水平无明显改变，特别是对患有子宫肌瘤、乳腺增生、内科合并症等不适合使用雌激素治疗的患者，是一种良好的选择。

（四）治疗妇科病

1. 治疗不孕症

李爱芳用佳蓉片联合氯米芬治疗卵巢功能障碍不孕症 30 例，取得较好效果，认为两者合用既可促进排卵，又可改善卵巢黄体功能，在提高排卵的同时能促进内膜与囊胚发育同步化，因而提高了妊娠率。

2. 更年期综合征

叶雪清研究认为对于阴阳两虚型围绝经期综合征，经近 20 年应用佳蓉片治疗，证实佳蓉片确能明显纠正患者多种临床症状，且能明显纠正患者体内多种神经、内分泌和免疫指标的不正常情况。

周暄宣等实验研究证实倒卵叶五加和佳蓉片可明显增加大鼠 UC 模型的 Bcl-2 表达、减少 Yax 表达，并阻断 Caspase-3 的级联裂解；揭示倒卵叶五加和佳蓉片对更年期综合征和衰老的作用，可能与其抑制 UC 凋亡的机制有关；阐明倒卵叶五加在佳蓉片处方中所处君药地位和作用的同时，提示倒卵叶五加中可能存在较强抗 GC 凋亡活性成分。

叶海琼研究发现佳蓉片对去卵巢大鼠的子宫内膜在雌激素缺乏的情况下作用不明显，而与雌激素合用时对子宫内膜作用较明显，故对于围绝经期妇女自身体内有弱雌激素水平，使用佳蓉片，可以在提高体内雌激素水平的同时，降低使用大剂量外源性雌激素所引起的一系列不良反应。

3. 围绝经期妇女骨质疏松

叶雪清研究认为雌激素缺乏是引起围绝经期妇女骨质疏松症的主要原因，佳蓉片有预防和治疗的作用。

杨海燕等通过实验研究认为补肾中药方剂佳蓉片可预防去卵巢引起的骨丢失，改善骨的生物力学性能。

陈亚琼等研究佳蓉片具有缓解骨质疏松症状，提高腰椎和股骨的骨密度的作用。

4. 子宫内膜异位症

刘彬彬研究显示佳蓉片联合曲普瑞林对子宫内膜异位症患者临床疗效确切，能明显降低 CA125、CA199、EMAb、VEGF 水平。

王霞等研究认为丙瑞林注射剂联合佳蓉片治疗子宫内膜异位症伴不孕的临床疗效显著，且不增加药物不良反应的发生率。

5. 更年期妇女灼口综合征

周杰等研究认为佳蓉片治疗更年期妇女灼口综合征（BMS）具有良好的临床疗效，减少舌表面组织 P 物质的含量，可能是其治疗更年期妇女 BMS 的作用机制之一。

毛凯平等研究认为佳蓉片治疗更年期妇女 BMS 具有良好的临床疗效，降低更年期妇女雄激素水平，可能是其治疗更年期妇女 BMS 的作用机制之一。

（五）治疗男科病

1. 更年期综合征

谢艳华等实验研究认为倒卵叶五加及其复方"佳蓉片"可以上调 D- 半乳糖致亚急性衰老大鼠睾丸间质细胞中的 Bcl-2 蛋白的表达和下调 Bax 蛋白的表达，从而抑制睾丸间质细胞的凋亡，对抗 D- 半乳糖引起组织细胞的衰老。

邓军等研究认为佳蓉片辅助治疗对改善 PADAM（中老年男子部分雄激素缺乏综合征）症状中精神心理症状的影响具有临床上的积极意义。

2. 男性不育

秦素等研究，实验组采用佳蓉片、VE、VB6、VC、硫酸锌口服液、HCG，对照组采用 VE、VB6、VC、硫酸锌口服液、HCG。结果：佳蓉片配合 VE、VB6、VC、硫酸锌口服液、HCG 治疗男性少弱精子症，对改善精子的数量和质量及运动功能方面显示出独特的优势，可改善全身新陈代谢，协调神经与内分泌、生殖系统功能。

3. 前列腺疾病

梁铁军等采用佳蓉片治疗非细菌性前列腺炎患者 120 例，取得较好疗效，治疗后患者的临床症状、前列腺液镜检均有显著改善。

（六）抗衰老

杨倩等研究发现倒卵叶五加和佳蓉片可升高衰老大鼠的抗氧化能力，具有明显延缓衰老的作用，机制可能与其抗氧化和降低衰老大鼠睾丸组织中 NO 和 iNOS 的含量有关。

（七）治疗其他疾病

单鸣研究认为激光和口服中成药佳蓉片治疗皮肤光老化，采用内调外治相结合，效果好、安全，特别是在降低反弹率和推迟反弹时间上有优势。

（八）心悟与展望

1. 关于佳蓉片的功能、主治范围

按照中医的思维，辨证应用佳蓉片。中医的精髓就是整体观念，辨证论治，且只有用中医的思维辨证论治，才能取得较好防治疾病的疗效；只有根据中医的思维，找到病机，针对病机治疗才是最佳途径。根据中医"异病同治，同病异治"的原则，佳蓉片适用于肾阳虚、肾阴阳两虚所致的多科病症。

（1）妇科病：佳蓉片适用于肾阳虚、肾阴阳两虚所致的不孕症、月经不调、痛经、更年期综合征、子宫内膜异位症、更年期妇女灼口综合征、性功能障碍、黄褐斑、乳癖、慢性盆腔炎、产后恶露不行、优生等诸般病证。

（2）男科病：佳蓉片适用于肾阳虚、肾阴阳两虚所致的早泄、阳痿、不育症、前列腺疾病等多种男科病证。

（3）中医辅助生殖：佳蓉片可用中医的思维辨证应用于肾阳虚、肾阴阳

两虚所致的体外受精－胚胎移植中的卵巢反应功能低下（用于调节自身卵巢功能等）、子宫内膜容受性差等。特别是辨证应用于身体整体调节，尤其是在调节自身卵巢功能，诱导排卵与提高优质卵泡数，改善子宫内膜容受性，提高妊娠成功率与试管婴儿出生率，并有效降低西药的不良反应等方面有一定独特优势。

（4）优生：备孕的男女双方，最好在孕前3个月按照中医的思维辨证应用，科学调理，利于优生。

（5）美容：用于肾阳虚、肾阴阳两虚所致的黄褐斑、面色微黄等。

（6）养生保健：用于肾阳虚、肾阴阳两虚所致的亚健康人群等。

2. 不宜应用佳蓉片

湿热体质的阶段则不宜应用。

3. 科研设计

从目前关于佳蓉片的文献看，多为未设对照组的系列病例报道或专家经验，而设计良好并严格实施的随机对照试验并不多，多中心大样本的随机对照试验更是鲜见，仍需进一步开展设计合理、科学、高质量的试验来支持佳蓉片的有效性验证。

4. 前景广阔

佳蓉片适用于肾阳虚、肾阴阳两虚导致的多科疾病，且是常见病，需求面广，用中医的思维辨证应用，前景广阔。

四、龙鹿胶囊研究与展望

中医药学是一个伟大的宝库，龙鹿胶囊是宝库中璀璨的明珠之一。中医的精髓就是整体观念，辨证论治，且只有用中医的思维辨证论治，才能取得较好防治疾病的疗效；只有根据中医的思维，找到病机，针对病机治疗才是最佳途径。根据中医"异病同治，同病异治"的原则，龙鹿胶囊适用于肾阳虚为主，兼以气虚所致的妇科、男科等多科病症以及中医辅助生殖、优生等领域，前景广阔。但临证应注意，湿热体质的阶段不宜应用龙鹿胶囊。

2021年5月26日，在中国知网期刊中，以"龙鹿胶囊"为主题词，查阅有关文献，通过研究论文，参阅有关书籍与临床实践，研究如下。

（一）龙鹿胶囊组方分析

1. 组成

根据天津和治广平药业有限公司生产的龙鹿胶囊说明书，其龙鹿胶囊是由人参、鹿茸、淫羊藿、狗鞭、驴鞭、熟地黄、山茱萸、五味子、海龙、附子、补骨脂、肉苁蓉、锁阳、巴戟天、枸杞子、麦冬、山药、当归、黄芪、白术、茯苓、菟丝子、覆盆子、牡丹皮、杜仲、续断26味中药组成。

2. 方解

淫羊藿、巴戟天、覆盆子、锁阳、肉苁蓉、鹿茸、附子、菟丝子、杜仲、续断、补骨脂、海龙、狗鞭、驴鞭补肾阳，尤其妙用在血肉有情之品增强温补肾阳之功。鹿茸、狗鞭、驴鞭、海龙为血肉有情之品。血肉有情之品是中医对具有滋补强壮、填精益血作用的动物药（以脊椎动物、有血动物为主）的统称。清代温病大家叶天士云："夫精血皆有形，以草木无情之物为补益，声气必不相应，桂附刚愎，气质雄烈……血肉有情，栽培身内之精血，多用自有益。"谭兴贵等通过实验研究认为鹿鞭、狗鞭、牛鞭均有一定的壮阳作用。熟地黄、麦冬、枸杞子、山茱萸、五味子滋补肝肾，顾护阴津，阴中求阳。正如张景岳所云："善补阳者，必于阴中求阳，则阳得阴助而生化无穷。"人参、茯苓、白术、山药、黄芪补益元气，调理脾胃。脾胃为后天之本，"四季脾旺不受邪"（《金匮要略》）。后天养先天，可增强肾功能。正如《景岳全书》云："故人之自生至老，凡先天之有不足者，但得后天培养之力，则补天之功，亦可居其强半，此脾胃之气所关于人生者不小。"可见元气的盛衰，并不完全取决于先天禀赋，亦与脾胃运化水谷精气的功能密切相关。另外，补益精血，当先健脾，脾胃为仓廪之官，后天之本，饮食之物必须通过脾胃受纳运化，始能转化为气血。故气血盛衰既决定于饮食来源，又决定于脾胃功能。血肉有情之味滋补作用虽强，但其味厚滋腻，有呆脾之弊。若脾胃虚弱，运化无力，往往不化精微反为痰浊，使之不能化精微为气血。因此，应用温补肾阳之品，尤其是血肉有情之品，当先理脾，脾健则精血生化有源。牡丹皮清热凉血，活血祛瘀，可防温阳药过热；再者肾之精血久耗，津液亏损，瘀血内生，以致新血难生，故配伍活血化瘀药，通补兼施；非通不能入，活血化瘀药与补药合用，乃通补结合，又可增强补药之功。当归补血，活血，精血同源，补血增精，共奏温肾壮阳、益气滋肾之功。

3. 功能主治

温肾壮阳、益气滋肾。适用于肾阳虚为主，兼以气虚所致的多种病证。如治疗元气亏虚，精神萎靡，食欲不振；男子阳衰，精寒无子，遗精阳痿，举而不坚；女子宫寒，久不孕育等证。

4. 龙鹿胶囊集多方精华组成

龙鹿胶囊集当归补血汤、生脉散、四君子汤、六味地黄丸、五子衍宗丸、右归丸、十补丸等方剂之要药而成，聚多方之精华于一体。

龙鹿胶囊中当归、黄芪为当归补血汤，补气生血；人参、麦冬、五味子为生脉散，有益气生津，敛阴止汗之功；人参、白术、茯苓为四君子汤之主药，较四君子汤只少一味甘草，用以益气健脾；熟地黄、山药、山茱萸、茯苓、牡丹皮为六味地黄丸之主药，较六味地黄丸少一味泽泻，可滋补肝肾；五味子、枸杞子、菟丝子、覆盆子为五子衍宗丸之主药，较五子衍宗丸只少一味车前子，用以补益肾精；熟地黄、山药、山茱萸、枸杞子、菟丝子、杜仲、当归、附子为张景岳右归丸之主药，较右归丸少鹿角胶、肉桂二味，虽少鹿角胶但有鹿茸，鹿茸温补肾阳的功能较鹿角胶更强，可温补肾阳，填精补髓；附子、五味子、山茱萸、山药、牡丹皮、鹿茸、熟地黄、茯苓为十补丸（《济生方》）之主药，较十补丸少肉桂、泽泻二味，用以补肾阳，益津血。

5. 组方依据

中医认为肾主生殖。《素问·上古天真论》云："女子七岁，肾气盛，齿更发长；二七而天癸至，任脉通，太冲脉盛，月事以时下，故有子……七七，任脉虚，太冲脉衰少，天癸竭，地道不通，故形坏而无子也。丈夫八岁，肾气实，发长齿更；二八，肾气盛，天癸至，精气溢泻，阴阳和，故能有子……七八，肝气衰，筋不能动；八八天癸竭，精少，肾脏衰，形体皆极，则齿发去"。这不仅说明了肾主生殖，而且说明了只有"肾气盛"才能生殖。中医认为导致不孕不育的原因虽多，但必须影响到肾或肾的功能的发挥，才能导致不孕不育。肾的功能异常才是其主要原因，因此，龙鹿胶囊以调肾为主，温肾壮阳、益气滋肾。

张景岳认为"两肾皆属命门"。他在《类经附翼·求证录·三焦包络命门辨》中云"肾两者，坎外之偶也；命门一者，坎中之奇也。以一统两，两二包一。是命门总乎两肾，而两肾皆属命门"，又在《景岳全书·传中录》里强调说"命门为元气之根，为水火之宅。五脏之阴气，非此不能滋；五脏之阳气，非此不能发"。可见，龙鹿胶囊虽以补肾为主，但也有利于其他脏器功能的恢复与发挥。

《易传》曰："地势坤，君子以厚德载物。"脾属土，土生万物。肾为先天之本，脾胃为后天之本。后天养先天。因此，龙鹿胶囊中就有调理后天的药物。

赵献可在《医贯·内经十二官论》中说："五脏之真，惟肾为根。"说明肾关系到一身脏腑的功能正常与否。肾对于全身的健康，有着十分重要的意义。肾是根，其他脏腑都是树干树枝。从而说明龙鹿胶囊调肾的同时，对于促进其他脏腑功能的正常、对于全身健康有着十分重大的意义。

对阴阳偏衰的治疗，张景岳依据阴阳互根的原理，提出了阴中求阳，阳中求阴的治法"善补阳者，必于阴中求阳，则阳得阴助而生化无穷；善补阴者，必于阳中求阴，则阴得阳升，而源泉不竭"（《景岳全书·新方八阵·补略》），龙鹿胶囊就采用了阴中求阳、阳中求阴的治疗方法，以使阴阳偏胜偏衰的异常现象，复归于平衡协调的正常状态，称之为"阴平阳秘"。

（二）治疗糖尿病勃起功能障碍

由糖尿病诱发的勃起功能障碍称为糖尿病勃起功能障碍（diabetes mellitus erectile dysfunction，DMED），其发病率逐年升高，成为影响男性性功能的重要因素，目前治疗效果欠佳。中医药对 DMED 有独特疗效，夏雨果等研究龙鹿胶囊对 DMED 大鼠勃起功能的影响并探讨其作用机制，为中医药治疗 DMED 提供理论基础。夏雨果等实验研究认为龙鹿胶囊能有效改善糖尿病勃起功能障碍（DMED）大鼠勃起功能，其机制可能是减轻氧化应激损伤并激活 SIRT1/eNOS 信号通路。

（三）治疗多囊卵巢综合征

韦凤等研究强肾片联合龙鹿胶囊能有效改善多囊卵巢综合征（PCOS）伴胰岛素抵抗（IR）患者胰岛素抵抗及排卵情况，且疗效与二甲双胍相当。

（四）治疗早泄

吴小军等研究龙鹿胶囊与舍曲林合用治疗原发性早泄较单用舍曲林的临床有效率更高，且可避免舍曲林副作用。

（五）治疗精液不液化症

刘西河采用育之缘与龙鹿胶囊配伍治疗精液不液化症 60 例，治疗后总有效率为 86.7%，疗效明确。

（六）经后期佐补肾阳法经验

黎烈荣据自身多年临床实践总结认为在月经过后冲任血海空虚，通过辨证论治在滋肾益阴养血的基础上，佐以补肾助阳，即加用右归丸或龙鹿胶囊使阳生阴长，有助"天癸"增溢，使卵子排、月经潮、胎孕得成。

（七）心悟与展望

1. 关于龙鹿胶囊的功能、主治范围

按照中医的思维，辨证应用龙鹿胶囊。中医的精髓就是整体观念，辨证论治，且只有用中医的思维辨证论治，才能取得较好防治疾病的疗效；只有根据中医的思维，找到病机，针对病机治疗才是最佳途径。根据中医"异病同治，同病异治"的原则，龙鹿胶囊适用于肾阳虚兼有气虚所致的多科病症。

（1）妇科病：龙鹿胶囊适用于肾阳虚兼气虚所致的不孕症、月经不调、痛经、更年期综合征、子宫内膜异位症、更年期综合征、性功能障碍、黄褐斑、乳癖、慢性盆腔炎、优生等诸般病证。

（2）男科病：龙鹿胶囊适用于肾阳虚兼气虚所致的早泄、阳痿、不育症、前列腺疾病等多种男科病证。

（3）中医辅助生殖：龙鹿胶囊可用中医的思维辨证应用于肾阳虚兼气虚所致的体外受精－胚胎移植中的卵巢反应功能低下（用于调节自身卵巢功能等）、子宫内膜容受性差等。特别是辨证应用于身体整体调节，尤其是在调节自身卵巢功能，诱导排卵与提高优质卵泡数，改善子宫内膜容受性，提高妊娠成功率与试管婴儿出生率，并有效降低西药的不良反应等方面有一定独特优势。

（4）优生：备孕的男女双方，最好在孕前 3 个月按照中医的思维辨证应用，科学调理，利于优生。

2. 不宜应用龙鹿胶囊

湿热体质的阶段则不宜应用。

3. 科研设计

从目前关于龙鹿胶囊的文献看，多为未设对照组的系列病例报道或专家经验，缺少良好并严格实施的随机对照试验与多中心大样本的随机对照试验，仍需进一步开展设计合理、科学、高质量的试验来支持龙鹿胶囊的有效性验证。

4. 前景广阔

龙鹿胶囊适用于肾阳虚兼气虚导致的多科疾病，且是常见病，需求面广。用中医的思维辨证应用，前景广阔。

第 三 章

男性不育研究

第一节

少精子症研究

少精子症是指生育期男性具备正常的性功能，在禁欲 3～7 天后，3 次以上精液化验以 WHO 人类精液及精子－宫颈黏液相互作用实验室检验手册（第 4 版）标准精子密度均低于 $20 \times 10^6/mL$，或 WHO 人类精液检查与处理实验室手册（第 5 版）标准精子浓度低于 1500 万 /mL，而多于 0 者。该症属于中医的"精少""精清""精薄"等病证。精子密度对生育力的影响较大，而精子计数并非恒定不变，在各种客观因素的影响下，同一个体在不同时间和不同环境，可以出现完全不同的结果。这些因素包括禁欲时间、身体状况、精神因素、休息好坏、检验技术等。故一般认为必须连续检查 3 次以上，方能做出定论。在判断病人生育能力时，应将精子成活率、精子活动力、精子畸形率等各项指标予以综合分析，才能得出比较正确的结论。

一、病因病机

徐福松首次提出男科四大主症——腺、性、精、育学说。其中腺是基础，性是外象，精是物质，育是结果。四者存之与共，缺一不可。王琦认为该病病机以肾虚为本，湿热瘀毒为标，倡导从"肾虚夹湿热瘀毒虫"论治；盛文等认为"阳化气，阴成形"功能失调是男性少弱精子症不育的发病机制；曹开镛提出肾精亏损、肾气不足、心肾不交、心脾两虚、脉络不通是其主要病机；庞保珍认为肾精亏损、肾阳不足、气血两虚、湿热下注、气滞血瘀是其主要病机。

二、治法探讨

吴伟漩、韦芳宁、王济研究认为王琦教授从精室论治男性不育症，强调"肾虚夹湿热瘀毒虫"，倡导主病主方专药的学术思想，用药多以补肾清利、活血解毒为主。盛文、何清湖基于中医"阳化气，阴成形"理论，探讨了男性不育症的中医病因病机，认为男性少弱精子症不育是由素体肾阴亏虚所致，"阴不成形"是其根本病机，治疗上应采用滋阴补肾法恢复"阴成形"功能，方能达到治疗少弱精子症不育的目的。鲍丙豪、王彬、王继升等研究认为目前中医药在辨证治疗少弱精子症中以填精为主，补肾的同时兼顾脾胃，以补肾健脾、疏肝活血为主要治法。

三、中医治疗

1. 辨证论治

徐福松辨证论治男性不育症的特色及优势在于，坚持整体观念，辨证以全身和局部相结合，诊断以宏观和微观相结合，治疗审证求因，审因求治，先辨病后辨证，辨病与辨证论治相结合。从脾、肺、肾、气、瘀、痰不同角度兼顾扶正祛邪，消补兼施灵活论治男性不育症。处方用药中正平和，轻清灵动。王琦等分5型论治男性不育：肾精亏虚证，方用五子衍宗丸合七宝美髯丹加减；命门火衰证，方用金匮肾气丸合保元汤加味；气血两虚证，方用河车种子丸；湿热下注证，方用龙胆泻肝汤合六味地黄汤加减；气滞血瘀证，方用血府逐瘀汤加减。刘云鹏将男性不育分4型：滋阴清火养精常用知柏地黄丸合五子丸；补肾生精常用六味地黄丸合五子丸（即六五合方）；疏肝活血通精常用血府逐瘀汤；清利湿热通精常用前列腺炎方（验方）：蒲公英30g，枸杞子12g，炮山甲9g，赤芍15g，石韦15g，败酱草30g，泽兰叶9g，红花9g，桃仁9g，丹参15g，没药20g，王不留行24g。蔡小荪对男性不育的治疗分三个步骤：①清心寡欲：房事要节制，交接要合时，在排卵前后1周内行房2～3次；②养阴填精：一般以五子衍宗汤及六味地黄汤加减，若兼湿热，精液黏稠度较高者，以知柏地黄汤为主，强调辨证求因，反对一味壮阳；③补肾助阳：主张在养阴填精的基础上，拟补肾助阳法，喜用龟鹿二仙丹。金维新等分3型论治男性不育：

肾阳不足证用打老儿丸合右归丸加减，肾精亏损证用液化生精汤加减，气血两虚证用河车种子丸。陈文伯对肾阴虚者用右归丸加减，肾阳虚者用五子衍宗丸加减，肾精虚者用生精赞育丸加减，肾液虚者用益肾增液汤，精热不育者用凉肾清精汤，精瘀不育者用活精化瘀汤，精滞不育者用理精化滞汤，精湿不育者用化精渗湿汤。曹开镛分5型论治男性不育：肾精亏损用左归丸加味，肾气不足用右归丸、五子衍宗丸，心肾不交用心肾两交汤化裁，心脾两虚用归脾汤化裁，脉络不通用血府逐瘀汤加减。李祥云分3型论治：脾虚不足用健脾增精汤（经验方）：党参、黄芪、白术、白芍、熟地黄、山药、茯苓、枸杞子、山茱萸、肉苁蓉、菟丝子、葫芦巴、红枣，肾亏精少用补肾增精汤（经验方）：龟甲、鹿角片（粉）、菟丝子、锁阳、肉苁蓉、山茱萸、肉桂、熟地黄、枸杞子、党参、淫羊藿、阳起石，湿热困扰用利湿增精汤（经验方）：萆薢、龙胆草、知母、黄柏、牛膝、牡丹皮、丹参、赤芍、栀子、柴胡、车前子、木通。庞保珍分5型论治男性不育：肾精亏损证，方用添精赞育丹（庞保珍方[①]）；肾阳不足证，方用益火衍宗丸（庞保珍方）；气血两虚证，方用八珍种子丸（庞保珍方）；湿热下注证，方用龙六继嗣丹（庞保珍方）；气滞血瘀证，方用柴穿聚精丹（庞保珍方）。

2. 辨病与辨证相结合

徐福松主张：先辨病后辨证，辨病与辨证论治相结合，证从病辨，以病统证，只有将辨病论治与辨证论治有机地结合在一起，才能提高治疗效果。只辨证不辨病，则很难把握疾病全貌，从而治疗也往往难以取得疗效。徐福松从临床方面，对于治疗精液异常类不育症，通过辨病、辨证论治相结合，总结出了三个原则：①精浆异常和精子异常，以精子异常为主；②精子异常中的精子数量与质量（形态），以精子质量（形态）为主；③精子质量（形态）与精子自身免疫，以精子自身免疫为主。运用这三个原则治疗精液异常类不育症已经取得较好疗效。

3. 专病专方

徐福松应用聚精丸（熟地黄、枸杞子、何首乌、紫河车、淫羊藿、沙苑子、茯苓、黄精、薏苡仁等）治疗精液异常所致男性不育症246例，总有效率为85.77%，其中受孕率为17.1%。治疗前后精液中精子密度、数量、活力、活

---

① 书中所注"庞保珍方"均选自庞保珍主编《不孕不育中医治疗学》。

率、顶体酶、前向运动速度等均有明显的提高和改善（$P < 0.01$），尤其是精子活力较治疗前改善显著。本结果显示出聚精丸改善生精功能和提高精液质量的良好作用。徐福松常从脾论治男性不育，用脾肾双补的验方"优精汤"（原名聚精散）治疗精液异常类不育症，以提高精子质量为主，增加精子数量、调节精液异常为辅，总有效率达 85.5%。常用药物有：生熟地黄、太子参、枸杞子、沙苑子、茯苓、黄精、薏苡仁等，方中以茯苓、黄精、薏苡仁健脾助运，益后天化生之源，以供养先天。实验室精液检查证实本方能提高精子密度与活动率、精子运动组别及前向运动速度、精子顶体酶完整率及活动，降低精子畸形率，在改善生精功能、提高精液质量等方面显示出良好的效果。徐福松治疗男性不育处方用药心得体会：①用药规律探讨：目前临床治疗男性不育症有以阴阳双补为大法药物的使用趋势，常用者不超过 55 种。按高低顺序补阳药物依次是淫羊藿、菟丝子、鹿角胶、肉苁蓉、仙茅、肉桂、巴戟天、附子、锁阳等；补阴药物依次是熟地黄、枸杞子、山茱萸、五味子、覆盆子、生地黄、女贞子等；补脾益气养血类药物依次是茯苓、怀山药、当归、党参、黄芪、白术、白芍等；活血祛瘀类药物依次是牡丹皮、红花、路路通、丹参、赤芍、桃仁等；清利下焦湿热药物依次是黄柏、知母、龙胆草、栀子等。徐福松对脾肾同治有独到见解，每于补肾之中掺以党参、茯苓、薏苡仁、黄精之属。在服药时间上倡导每天上午、晚上"两个九点半服药法"。其别出心裁处，悉从顾护脾胃、发挥药效着眼。②多用子药和动物药。③防止用量偏重：认为淫羊藿、蛇床子、熟地黄、枸杞子、肉苁蓉、人参、附子、仙茅、阳起石等补肾壮阳药，是治疗男性不育症中极为常用的，但用量过大，弊多利少。其理由为：暗耗真阴肾水，导致脏腑气血偏盛偏衰，出现或加强阴虚阳虚征象；淫羊藿、蛇床子、人参有类激素作用，长期过量服用，反会使体内雄激素浓度过高，抑制精子生长；附子、仙茅、阳起石、蛇床子等为有毒药物，长期过量服用，可出现舌麻、眩晕、恶心、呕吐等神经系统和消化系统中毒反应。在治疗男性不育症临床中徐福松谨慎使用补肾壮阳类中药，方中剂量降低，可小剂量长期服用，用药中正平和，轻清灵动，一般每味药量仅在 10 ~ 12g 之间，而石菖蒲仅用 2 ~ 3g，以引经通精窍；黄连、黄柏、龙胆草等苦寒泻火药，只用 3 ~ 6g，而且中病即止，以防苦寒败胃伤阴。李广文拟生精种子汤：黄芪 30g，淫羊藿15g，川续断 15g，首乌、当归各 12g，桑椹、枸杞子、菟丝子、五味子、覆盆子、车前子各 9g。刘明汉益精灵：淫羊藿 500g，锁阳 250g，巴戟天 250g，熟

地黄 250g，山茱萸 90g，附片 90g，肉苁蓉 200g，枸杞子 150g，黄芪 250g，当归 90g，韭菜子 60g，车前子 60g，菟丝子 150g，桑椹 150g，龟板胶 100g，鹿角胶 100g，茺蔚子 150g，甘草 100g，上药用 60 度白酒 15kg 左右（以超过药面寸许为度）浸泡，7 ~ 15 天即可饮用。每日 3 次，每次 25 ~ 50mL。水剂方：所用药物与酒剂同，唯淫羊藿量为 30g，余味用量均为酒剂之 1/10。庞保珍用自拟清邪毓麟汤 [蒲公英、白花蛇舌草、红藤、地丁草、川牛膝、王不留行、云苓、泽泻、车前子（布包）、竹茹、菟丝子、川续断、枸杞子、何首乌各 10g，丹参 15g，甘草 4g] 加减治疗隐性炎症型不育症 166 例，结果痊愈 64 例，显效 55 例，有效 38 例，无效 9 例，总有效率 94.6%。李广文认为有症状（特别是性腺炎症）的男子不育症，诊断并不困难，但部分无症状的男子不育症，除精液异常外，往往容易忽略生殖系炎症的存在，以致影响疗效。隐性炎症型不育症，属虚实夹杂之证，治疗上宜攻补兼施。扶正宜选燥性小的药物，并应根据精液化验结果调整扶正药与祛邪药的比例和剂量。润精汤是曾庆琪教授的经验方，对脾肾亏虚、湿热瘀阻型男性不育症疗效颇佳，能有效改善患者的临床症状和提高精液检查中的精子浓度、总数、活力、正常形态精子数等理化检查结果，其药物组成为紫河车、沙苑子、菟丝子、黄精、山茱萸、生黄芪、桂枝、生牡蛎、马齿苋、陈皮、丹参、红景天、淫羊藿共 13 味中药。王宏志益肾填精方组成：淫羊藿 15g，肉苁蓉 10g，韭菜子 10g，巴戟天 10g，熟地黄 15g，山茱萸 10g，茯苓 15g，枸杞子 10g，炙黄芪 20g。功效：阴中求阳，滋补肝肾。主治：男性少弱精症（肾阳虚型）。用法：每日 1 剂，水煎，分别于早晚饭后 20min 温服。

4. 针灸推拿

主要选择任脉、足三阴经、督脉以及足太阳膀胱经的肾俞穴。常用的穴位依次为关元、三阴交、足三里、命门、太溪、肾俞等。庞保珍等以平补平泻法针刺肾俞、关元、脾俞、足三里，偏肾阳虚配命门，偏肾阴虚配太溪，痰湿内蕴或肝经湿热配太冲、阴陵泉，肝郁血瘀配血海、期门。每日针刺 1 次，25 日为 1 个疗程，结果：128 例中痊愈 42 例，有效 76 例，无效 10 例，总有效率为 92.19%。彭明华采用针刺肾俞、命门、关元、气海、足三里、三阴交、太溪、太冲治疗 39 例。操作方法：气海透关元，使针感向下传导至阴部；肾俞透命门；其余穴位按常规操作。手法以补法为主，关元、气海加灸。结果治愈 21 例，好转 10 例，无效 8 例，总有效率 79.5%。余镇北取中极、足三里、三阴交、太溪等，治疗34例精液异常患者，结果痊愈25例，有效6例，无效3例，总有效率91.18%。洪文等采用两组穴位交替针刺，一组取穴肾俞、秩边、关元、命门、足三里，另一组取穴脾俞、三阴交、秩边，施以温补法，结果痊愈6例，显效17例，有效5例，无效2例，总有效率93.34%。

5. 中医外治

庞保珍采用自拟滋阴续嗣丹（龟甲30g，鳖甲30g，熟地黄40g，山药40g，山茱萸30g，牡丹皮30g，王不留行30g，青皮30g，淫羊藿10g。上药共为细末，取药末适量以温开水调和成团，涂以神阙穴，外盖纱布，胶布固定，3天换药1次，10次为1个疗程）贴脐治疗肾阴虚型男性不育128例，结果治愈51例，显效45例，有效25例，无效7例。庞保珍用自拟祛痰衍嗣丹（人参30g，淫羊藿30g，菟丝子30g，陈皮30g，半夏30g，云苓30g，枳壳30g，车前子20g，麝香1g，生姜10~20片，艾炷42壮，如黄豆大，食盐及面粉适量。先将麝香、食盐分别研细末，分放待用，次将其余诸药混合研成细末另备用。嘱患者仰卧床上，首先以温开水调面粉成面条，将面条绕脐周围一圈，内径1.2~2寸，然后把食盐填满患者脐窝，略高1~2cm，接着取艾炷放于盐上点燃灸之，连续灸7壮之后，把脐中食盐去掉，再取麝香末0.1g，纳入患者脐中，再取药末填满脐窝，上铺生姜片，姜片上放艾炷点燃，频灸14壮，将姜片去掉，外盖纱布，胶布固定，3天灸一次）。治疗痰湿内蕴型男性不育136例，结果治愈50例，显效43例，有效36例，无效7例，总有效率94.85%。庞保珍用自拟温阳广嗣丹（巴戟天30g，川椒6g，淫羊藿30g，菟丝子30g，熟地黄30g，红花30g，香附30g，人参30g，上药共研细末，装瓶备用，临用时取药末10g，以温开水调合成团，涂以神阙穴，外盖纱布，胶布固定，3天换药一次）。治疗肾阳虚型男性不育120例，结果治愈50例，显效43例，有效20例，无效7例，总有效率94.17%。庞保珍辨证分型中医外治男性不育经验：庞保珍对肾精亏损证，方用熟地黄螽斯丹（庞保珍方）：当归、白芍、熟地黄、山茱萸、龟板、鳖甲、紫河车、肉苁蓉、蓖麻仁、木鳖子、麝香。将上述药物共同研成细末，瓶装备用。治疗时，取药末10g，以温开水调成糊状，纱布包裹，敷于脐部，胶布固定，3天换药1次。肾阳不足证，方用巴戟广嗣丹（庞保珍方）：熟地黄、附子、龟板、鹿茸、巴戟天、菟丝子、肉桂、山药、人参、川椒、吴茱萸、麝香。将上述药物共同研成细末，装瓶备用。治疗时，取药末10g，以温开水调成糊状，纱布包裹，敷于脐部，胶布固定，3天换药1次。气血两虚证，方用八珍毓麟丹（庞保珍方）：人参、白术、茯苓、当归、白芍、熟地黄、川芎、紫河车、紫石英、巴戟天、木香、麝香。将上述药物共同研成细末，装瓶备用。治疗时，取药末 10g，以温开水调成糊状，纱布包裹，敷于脐部，胶布固定，3天换药1次。湿热下注证，方用萆薢广嗣丹（庞保珍方）：萆薢、茯苓、石菖蒲、乌药、甘草、薏苡仁、黄柏、滑石、车前子、菟丝子、蓖麻仁、冰片。将上述药物共同研成细末，装瓶备用。治疗时，取药末 10g，以温开水调成糊状，纱布包裹，敷于脐部，胶布固定，3天换药1次。气滞血瘀证，方用香蛭胤嗣丹（庞保珍方）：香附、水蛭、当归、川芎、枳壳、延胡索、三棱、莪术、苏合香、薄荷。将上述药物共同研成细末，装瓶备用。治疗时，取药末 10g，以温开水调成糊状，纱布包裹，敷于脐部，胶布固定，3天换药1次。

四、实验研究

何明、蒋越、王权胜等实验研究续断种子方对生精功能障碍小鼠的作用机制是通过改善附睾及睾丸"微环境"，增加间质细胞和支持细胞，恢复附睾培育精子的内环境，为精子成熟提供有利条件。"续断种子方"源于明代岳甫嘉《医学正印》"补肾健脾益气种子煎方"，岳氏认为此乃"盖精神气血，皆脾土所化生。此方得种子生息之元，生精最速，阳事易举，若能节欲，生子更易。真方之王道而神奇者"。其方由续断 15g，杜仲 15g，骨碎补 15g，菟丝子 15g，牛膝 15g，枸杞子 10g，女贞子 10g，党参 15g，白术 10g，山药 15g 组成，具有健脾益肾，活血生精之功效。李勋、陈建设、门波等实验研究认为 YTF 可能通过激活 PI3K/Akt/mTOR 通路蛋白表达，促进精原细胞增殖、分化和精子形成，改善无精/少精症大鼠生精功能。YTF 方中熟地黄补肾益精血、菟丝子补肾填精；淫羊藿、巴戟天补肾助阳，丹参活血，牛膝引血下行并化痰通络；水蛭入血并搜剔瘀血、散结通络；方中诸药配以黄芪，可益气活血通络、补肾助精，共奏健脾益肾、化瘀通络之功。管斯琪、祝雨田、王彬等实验研究认为广嗣育麟汤可以有效调控模型大鼠 Bax、Bcl-2、c-kit 蛋白及其 mRNA 的表达，具有抑制生精细胞凋亡、促进生精细胞增殖作用。广嗣育麟汤组成：菟丝子 15g，车前子 15g，覆盆子 15g，枸杞子 15g，五味子 10g，当归 12g，熟地黄 10g，黄芪 15g，怀山药 15g，生牡蛎 30g。"肾藏精，主生殖"是中医理论对男性生殖功能的核心概括，男性生殖能力的强弱归结于肾气的盛衰，肾精的盈亏。本研究 GTW 造模后，大鼠的一般状况呈精神萎靡、喜扎堆、毛色晦暗、易脱毛等一系列肾精亏虚的状态，与之相应的是生殖功能的下降，故发现大鼠精子计数、精子活动力等明显下降。历代医家治疗男性生殖障碍均以"补肾填精"为核心思想。广嗣育麟汤以补肾填精为主，兼顾气血阴阳的调节。因此，在中药干预后大鼠的一般状态、精液质量等肾精亏虚表现都有所改善，证明广嗣育麟汤补肾精、促生殖的治疗效果。李海松、李曰庆研究证实，补肾生精丸能提高精子数量及活动率、精子运动速度，降低精子畸形率，改善内分泌功能，提高 LH、T 水平，改善异常的精核蛋白及其构成，促进精核蛋白基因表达，在促进生精、提高精液质量等方面显示出良好的疗效。金维新、李广文等研究结婚两年以上不育症 274 例，对于精子数量少、成活率低、活动力差、中医辨证符合肾阳虚的不育患者，用生精汤（淫羊藿、川续断、熟地黄、何首乌、桑椹、覆盆子、五味子、党参）治疗 168 例，总有效率为 94.6%，女方妊娠率为 31.3%。经动物灌服生精汤，可使体重和血红蛋白含量明显增加，附睾组织重量增加，血浆睾丸酮含量也明显增加，表明此汤具有类性激素样作用。李育浩研究表明，五子衍宗丸灌胃能提高未成年雄性大鼠的血清睾丸酮含量、精子数及精子活力，能增加棉子油负荷大鼠的精子数及精子活力，能提高雄性小鼠的生育能力。王学美研究发现五子衍宗丸可升高老龄大鼠下丘脑去甲肾上腺素含量，降低 5- 羟色胺（5-HT）含量和 5-HT/ 多巴胺（DA）比值；升高老龄大鼠血浆睾酮含量，降低雌二醇比值；提高雄性大鼠精子活动度、精子计数和生育能力。陈文伯等通过 128 例临床病例的观察，对血浆睾酮水平（T）与男性不育关系进行了探讨，结果显示 T<10.41nmol/L 的患者占总数的 11.7%，10.41nmol/L ~ 17.35nmol/L 的患者占 35.2%，说明内分泌因素在不育症中占有相当大的比例，或者说相当一部分不育患者有内分泌方面的影响。而且发现血浆睾酮水平由低到高与中医阳虚内寒到不寒不热再到湿热壅盛之间的线性关系。郭连澍等对补肾壮阳法治疗男性不育症的机理进行了探讨，证实该法可显著提高患者精浆锌含量、精子密度、精子活动度、精子向前运动度、前列腺及精囊的重量。周智恒等观察到补肾壮阳中药对下丘脑 - 垂体 - 性腺轴的性激素和促性激素有促进分泌和调整作用，说明补肾壮阳中药对改善睾丸曲细精管及间质细胞的损害有一定作用。

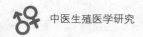

五、小结

补肾确可生精，经研究亦进一步证实了中医"肾主生殖"理论的正确性，但确有部分少精子症不育患者，单纯补肾效果并不理想，应从多角度来探讨少精子症不育的治疗，活血、祛痰、疏肝、清邪皆可生精，可酌情单独应用，或配合补肾法治之。子类药物有较好的生精功能，用量宜小。该病的诊断与疗效判断标准仍需进一步研究、统一，以利于深入研究与广泛交流。

弱精子症研究

弱精子症又名精子活力低下。对于精子活力的评价，WHO 人类精液及精子–宫颈黏液相互作用实验室检验手册（第 4 版）的标准是：a 级（快速直线运动）达到 25% 以上，或 a 级加 b 级（慢速直线运动）之和大于 50%。WHO 人类精液检查与处理实验室手册（第 5 版）的标准是：精子总活力低于 40%，或前向运动精子率低于 32%。中医无此病名及记载，但本病与中医"精寒""精冷"等证有关。

一、病因病机

徐福松等认为本症多由于先天禀赋不足，或房劳过度，导致肾精不足，肾阳亏虚，命门火衰，不能温煦肾中生殖之精，精虫动力乏源所致；或由于素嗜肥甘茶酒，复感湿热，蕴于肝经，下扰精室，生殖之精异常，精子活动下降；或久病体虚，气血不足，精失所养，精子活力低下。王琦等认为命门火衰、肾精亏虚、气血两虚、湿热下注是其主要病机。曹开镛认为肾阳虚、气血两虚是其主要病机。庞保珍认为肾阳不足、肾精亏虚、气血两虚、湿热下注是其主要病机。

二、治法探讨

吴伟漩、韦芳宁、王济分析认为王琦教授从精室论治男性不育症，强调

"肾虚夹湿热瘀毒虫"，倡导主病主方专药的学术思想，用药多以补肾清利、活血解毒为主。李曰庆在辨证上主张宏观与微观相结合，在治疗上提出"以补肾生精为则，以微调阴阳为法，同时兼以清热利湿、疏肝理气、活血化瘀"的治疗理论，在选方上主要应用"六五四二"原则加减用药，"六"是指六味地黄丸，"五"是指五子衍宗丸，"四"为四物汤、四妙丸、四君子汤，"二"为二仙汤、二至丸、二陈丸。鲍丙豪等研究认为目前中医药在辨证治疗少弱精子症中以填精为主，补肾的同时兼顾脾胃，以补肾健脾、疏肝活血为主要治法。主要中医证候分布为肾精不足、肝肾亏虚、脾胃气虚、瘀血阻滞、湿热下注；使用频次在前 6 位的药物分别是菟丝子、枸杞子、熟地黄、淫羊藿、黄芪、当归；所用药性以温性居多，药味以甘、辛、苦、酸为主，归经主入肾、脾、肝三经；菟丝子 + 枸杞子药物组合出现频次最高，置信度较高的关联规则有"车前子，枸杞子→菟丝子""枸杞子，覆盆子→菟丝子"；新候选处方多以五子衍宗丸、六味地黄丸等经典名方为基础。

三、中医治疗

1. 辨证论治

王琦等将精子活力低下分 4 型：命门火衰证，方用右归丸加味；肾精亏虚证，方用五子衍宗丸加味；气血两虚证，方用十全大补汤加味；湿热下注证，方用龙胆泻肝汤加减。刘云鹏将男性不育分 4 型：滋阴清火养精常用知柏地黄丸合五子丸；补肾生精常用六味地黄丸合五子丸（即六五合方）；疏肝活血通精常用血府逐瘀汤；清利湿热通精常用前列腺炎方（验方）：蒲公英 30g，枸杞子 12g，炮山甲 9g，赤芍 15g，石韦 15g，败酱草 30g，泽兰叶 9g，红花 9g，桃仁 9g，丹参 15g，没药 20g，王不留行 24g。刘云鹏一般以辨证（尤重舌脉）辨病（着重检查结果）相结合治之，以肾虚为多（重在肾），其六味地黄丸合五子丸（六五合方）、知柏地黄丸合五子丸，使用频率最高。张敏建分 3 型论治：肾阳不足证用巴戟丸加减，肾精亏虚证用鱼鳔丸加减，肝经湿热证用龙胆泻肝汤加减。曹开镛分 2 型论治：肾阳虚型用河车八味丸（《幼幼集成》）加味，气血两虚型用十全大补汤加味。庞保珍分 4 型论治，肾阳不足证用巴戟续嗣丹（庞保珍方：巴戟天、淫羊藿、肉苁蓉、鹿茸、菟丝子、川续断、当归、熟地黄、山茱萸、山药、人参）；肾精亏虚证用济精丹（庞保珍方：鹿茸、鱼鳔胶、紫河车、熟地黄、山茱萸、枸杞子、淫羊藿、菟丝子、川续断、车前子）；气血两虚证用八珍种子丸（庞保珍方：熟地黄、当归、白芍、川芎、人参、白术、茯苓、甘草、川续断、淫羊藿、菟丝子）；湿热下注用清化子春丹（庞保珍方：苍术、厚朴、陈皮、半夏、薏苡仁、车前草、萆薢、滑石、栀子、黄芩、茯苓、莱菔子）。

2. 中医外治

庞保珍分 4 型辨证外治：①肾阳不足证方用巴戟广嗣丹（庞保珍方）：熟地黄、附子、龟板、鹿茸、巴戟天、菟丝子、肉桂、山药、人参、川椒、吴茱萸、麝香。将上述药物共同研成细末，装瓶备用。治疗时，取药末 10g，以温开水调成糊状，纱布包裹，敷于脐部，胶布固定，3 天换药 1 次。②肾精亏虚证方用熟地黄螽斯丹（庞保珍方）：当归、白芍、熟地黄、山茱萸、龟板、鳖甲、紫河车、肉苁蓉、蓖麻仁、木鳖子、麝香。将上述药物共同研成细末，装瓶备用。治疗时，取药末 10g，以温开水调成糊状，纱布包裹，敷于脐部，胶布固定，3 天换药 1 次。③气血两虚证方用八珍毓麟丹（庞保珍方）：人参、白术、茯苓、当归、白芍、熟地黄、川芎、紫河车、紫石英、巴戟天、木香、麝香。将上述药物共同研成细末，装瓶备用。治疗时，取药末 10g，以温开水调成糊状，纱布包裹，敷于脐部，胶布固定，3 天换药 1 次。④湿热下注证方用萆薢广嗣丹（庞保珍方）：萆薢、茯苓、石菖蒲、乌药、甘草、薏苡仁、黄柏、滑石、车前子、菟丝子、蓖麻仁、冰片。将上述药物共同研成细末，装瓶备用。治疗时，取药末 10g，以温开水调成糊状，纱布包裹，敷于脐部，胶布固定，3 天换药 1 次。

3. 专病专方

曹正柳对各型男性不育症皆用血肉有情之品海狗肾。陈文伯等拟生精赞育丸：淫羊藿、肉苁蓉、山药、枸杞子。刘明汉拟益精灵：淫羊藿 500g，锁阳 250g，巴戟天 250g，熟地黄 250g，山茱萸 90g，附片 90g，肉苁蓉 200g，枸杞子 150g，黄芪 250g，当归 90g，韭菜子 60g，车前子 60g，菟丝子 150g，桑椹 150g，龟板胶 100g，鹿角胶 100g，茺蔚子 150g，甘草 100g，上药用 60 度白酒 15kg 左右（以超过药面寸许为度）浸泡，7 ~ 15 天即可饮用。每日 3 次，每次 25 ~ 50mL。水剂方：所用药物与酒剂同，唯淫羊藿为 30g，余味用量均为酒剂的 1/10。

4. 针灸推拿

关元、大赫、三阴交、肾俞，用平补平泻法，针后加灸，留针 30 分钟，隔日 1 次，15 次为 1 个疗程。

5. 饮食疗法

（1）青虾炒韭菜：青虾 250g 洗净，韭菜 100g 洗净，切段。先以素油炒青虾，加入调料，再加入韭菜煸炒，嫩熟即可食用。可常食，对肾阳亏虚、命门火衰而致精弱者有辅助治疗作用。

（2）羊脊粥：羊脊骨 1 具，洗净，剁碎，肉苁蓉、菟丝子各 30g，以纱布包扎，加水适量，共炖煮 4 小时，取汤加大米适量煮粥，粥熟后加入调料即可食用。适用于肾精不足伴弱精者。

（3）薏苡仁粥：每次取薏苡仁 20 ~ 60g，同大米 100g 煮熟，早、晚各食 1 次，具有清利湿热之功。适用于因湿热所致的精子活力低下症。

四、实验研究

管斯琪、祝雨田、王彬等实验研究认为广嗣育麟汤可以有效调控模型大鼠 Bax、Bcl-2、c-kit 蛋白及其 mRNA 的表达，具有抑制生精细胞凋亡、促进生精细胞增殖作用。广嗣育麟汤组成：菟丝子 15g，车前子 15g，覆盆子 15g，枸杞子 15g，五味子 10g，当归 12g，熟地黄 10g，黄芪 15g，怀山药 15g，生牡蛎 30g。"肾藏精，主生殖"是中医理论对男性生殖功能的核心概括，男性生殖能力的强弱可归结于肾气的盛衰，肾精的盈亏。本研究对雷公藤多苷（tripterygium wilfordii, GTW）造模后，大鼠的一般状况呈精神萎靡、喜扎堆、毛色晦暗、易脱毛等一系列肾精亏虚的状态，与之相应的是生殖功能的下降，故发现大鼠精子计数、精子活动力等明显下降。历代医家治疗男性生殖障碍均以"补肾填精"为核心思想。广嗣育麟汤以补肾填精为主，兼顾气血阴阳的调节。因此，中药干预后大鼠的一般状态、精液质量等肾精亏虚表现都有所改善，证明了广嗣育麟汤补肾精、促生殖的治疗效果。日本学者玉舍辉彦等研究发现中药补中益气汤也具有提高精子活力的作用。

五、小结

　　弱精子症不育的治疗首要分清虚实。肾阳亏虚、肾精不足、气血亏虚均属虚证，治疗当以扶正为本，以恢复精子活力；而湿热下注属实证，治宜清热利湿以祛邪，邪祛则精自安。尚有部分虚实夹杂者，治当攻补兼施，以重振精子的活力。该病的诊断与疗效判断标准仍需进一步研究、统一，以利于深入研究与广泛交流。

第三节

无精子症研究

无精子症是指禁欲 3 ~ 7 天后，通过体外排精的方法获得精液，连续 3 次（离心沉淀涂片）精液常规检查，均未发现精子。中医学中没有"无精子症"的病名，本症相当于中医学"无子""绝孕""不育"等病。

一、病因病机

无精子症的病因分为两大类：一是睾丸的生精功能障碍，二是输精管道梗阻。中医认为本症的病因可概括为虚、瘀、毒。所谓虚是指肾阴阳俱虚，肾精亏虚，或脾胃虚弱，气血化生不足；瘀是指痰湿、寒积等结于精道，瘀血内阻；毒是指疫毒、热毒侵淫肾子而精不生。病机为肾精亏损，生殖之精难生；或精道阻塞，精阻难出。王琦等认为肾虚、瘀热、血瘀是其主要病机；李祥云主张脾虚不足、肾亏精少、湿热困扰、血瘀阻滞是其主要病机；曹开镛强调肾虚、脉络瘀滞是其主要病机。庞保珍认为其病机一是肾精亏损：先天禀赋不足，肾精亏损，肾气不充，导致肾子体小或缺如；或由于后天恣情纵欲，房事太过，而致肾精亏损，生殖之精不生；或大病久病，脾失运化，精血乏源；二是精道阻塞：饮食不节，过食辛辣醇酒厚味，湿热内生，湿热壅盛，瘀阻睾丸，闭塞精道；或因痰湿、寒积等结于精道，瘀血内阻；或其人肝气不舒，疏泄失常，气机失和，奇经血瘀，精道不通，精虫难出；三是余毒留恋：其人先患乍腮，少阳之疫毒下流厥阴，而成"子痈"（腮腺炎性睾丸炎），子痈虽愈，余毒留恋，精室被扰，精虫难生。

二、诊断标准

江鱼认为内分泌检查在评估梗阻性无精子症患者中的作用是有限的，促卵泡素（follicle stimulating hormone, FSH）与精子生成和有无之间并没有必然的联系，血清 FSH 水平与睾丸中精原细胞的总数之间的相关性最大，而与成熟的精子细胞和精子计数之间的相关性不大，FSH 水平正常而临床表现没有精子，最常见的是精子的成熟停止而不是梗阻，FSH 水平升高的无精子症患者常常意味着与唯支持细胞综合征或克氏综合征有关。徐福松主张诊断主要靠精液的常规分析，凡连续 3 次精液离心沉淀后仍查不到精子者，便可以诊断为本症。特别是睾丸活检能为本症的诊断以及病因鉴别提供有力的依据。

三、治法探讨

李勋等研究显微镜下输精管附睾吻合术联合益肾通络方能够提高附睾梗阻性无精子症患者复通率及配偶受孕率。益肾通络方组成：桃仁 15g，红花 10g，丹参 20g，路路通 20g，刘寄奴 15g，王不留行 20g，穿山甲 6g，皂角刺 15g，川牛膝 15g，水蛭 6g，川芎 12g，当归 15g，土鳖虫 20g，赤芍 15g，甘草 6g。

四、中医治疗

1. 辨证论治

李祥云分 4 型论治：脾虚不足用健脾增精汤：党参、黄芪、白术、白芍、熟地黄、山药、茯苓、枸杞子、山茱萸、肉苁蓉、菟丝子、葫芦巴、红枣；肾亏精少用补肾增精汤：龟甲、鹿角片（粉）、菟丝子、锁阳、肉苁蓉、山茱萸、肉桂、熟地黄、枸杞子、党参、淫羊藿、阳起石；湿热困扰用利湿增精汤：萆薢、龙胆草、知母、黄柏、牛膝、牡丹皮、丹参、赤芍、栀子、柴胡、车前子、木通；血瘀阻滞用血府逐瘀汤加减。曹开镛分 2 型论治：肾虚型用九子一仁丸加味：韭菜子、蛇床子、沙苑子、益智仁、枸杞子、菟丝子、金樱子、覆盆子、五味子、楮实子，脉络瘀滞型用少腹逐瘀汤加味。庞保珍分 3 型论治，肾虚证方用聚精毓麟汤（庞保珍方），肝郁血瘀证方用柴穿聚精丹（庞保珍方），湿热

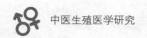

瘀阻证方用猪丹赞精汤（庞保珍方）。

2. 专病专方

罗任波基本方：熟地黄、菟丝子、山茱萸、枸杞子、何首乌、淫羊藿、仙茅、牡丹皮、知母、当归、鱼鳔胶、巴戟天。刘银健自拟益肾疏肝汤：枸杞子、菟丝子各 20g，桑椹、怀山药、白芍、覆盆子各 15g，淫羊藿、熟地黄各 12g，山茱萸、紫河车粉（分吞）各 10g，全当归、软柴胡各 9g。邓铁涛治睾丸炎方：生大黄 10g，熟附子 10g，黄皮核 10g，荔枝核 10g，柑核 10g，芒果核 10g，橘核 10g，王不留行 15g。

3. 针灸推拿

李彪等取穴会阴、关元、气海、三阴交、肾俞、脾俞等。每次选用 3 ～ 4 穴，针刺或隔姜灸治。每日或隔日一次，15 次 1 个疗程。

五、小结

无精子症治愈的报道不少，但多为个案或小病例数的报道。缺乏大样本的、设有对照组的双盲前瞻性实验研究，仍属难治重症。中医治疗必须辨证论治，确可取得一定疗效。对精索静脉曲张、隐睾及输精管阻塞所引起的无精子症，可配合或采用手术疗法，如精索静脉高位结扎、精索静脉与腹壁下静脉吻合、双侧输精管吻合、双侧隐睾固定等。本病的诊断与疗效判定标准仍需进一步研究、统一，以利于深入研究与广泛交流。

死精子症研究

　　精液化验死精子在 50%以上者，称为死精子症。精子的活动能力与精浆质量密切相关。精浆由附睾、精囊、前列腺、尿道球腺和尿道旁腺的联合分泌物组成，它不仅是输送精子所必需的介质，而且含有维持精子生存和激发精子活动的必需物质。精浆中果糖的含量与精子的活动关系更为密切。中医文献中没有诸如"死精症"的病名，但中医所言"肾虚""精寒艰嗣""精热""精浊"等证与本症相关。

一、病因病机

　　一般来说，属生殖道炎症者，以阴虚火旺、湿热下注、肝郁气滞者居多；健康状况欠佳，生精功能缺陷者，以肾气不足、肾阳虚衰或阴阳两虚者居多。本症病位主要在肾，可涉及脾、肝等脏。王琦等认为肾气亏虚、肾阳亏虚、阴虚火旺、肝郁血瘀、脾胃虚弱是主要病机。李祥云主张肾阳不足、阴虚内热、湿热内蕴、气滞血瘀为主要病机。金维新强调肾气不固、阴虚火旺、湿热内蕴是主要病因病机。庞保珍认为肾气不足、肾阳亏虚、阴虚火旺、肝郁血瘀、脾胃虚弱、湿热内蕴为主要病机。

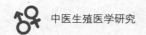

二、中医治疗

1. 辨证论治

徐福松、莫惠等分为 4 型论治：阴虚火旺证，方用知柏地黄汤加减；肾气不足证，方用五子补肾丸（《证治准绳》）加减；湿热内蕴证，方用芩连平胃散（《医宗金鉴》）加减；肝郁气滞证，方用逍遥散加减。王琦等分 5 型论治：肾气亏虚证，方用生精种玉汤；肾阳亏虚证，方用赞育丹加减；阴虚火旺证，方用死精 I 号方；肝郁血瘀证，方用逍遥散合乌药散加减；脾胃虚弱证，方用四君子汤加味。许润三将精液异常性不孕分 4 型论治：肾阳虚型用右归饮加减，肾阴虚型用左归饮加减，气滞血瘀型用四逆散加减，湿热蕴结型用龙胆泻肝汤加减。李广文分 3 型论治：肾气虚证用生精种子汤，肾阳虚证用加减羊睾丸汤，肾阴虚证用死精 I 号方。陈文伯分 5 型论治：肾阳不足以温肾活精汤，精室湿热以清肾活精汤，精脉瘀阻以通肾活精汤，肾阴虚以滋肾活精汤，精气不足以补肾强精汤。李祥云分 4 型论治：肾阳不足用右归丸加减，阴虚内热用滋阴降火汤加减，湿热内蕴用龙胆泻肝汤加减，气滞血瘀用血府逐瘀汤加减。金维新分 3 型论治：肾气不固用五子衍宗丸加味；阴虚火旺用知柏地黄汤加减；湿热内蕴用自拟清热化湿汤：土茯苓 15g，重楼 9g，黄芩 9g，黄连 3g，黄柏 6g，车前子 15g，生地黄 12g，牡丹皮 9g，淫羊藿 12g，巴戟天 9g，菟丝子 9g，陈皮 9g，生甘草 6g。庞保珍分 6 型论治：肾气不足证方用子衍丹（庞保珍方），肾阳亏虚证方用淫羊赞育丹（庞保珍方），阴虚火旺证方用壮水起子丹（庞保珍方），肝郁血瘀证方用开郁活精丹（庞保珍方），脾胃虚弱证方用济脾子春丹（庞保珍方），湿热内蕴证方用清化子春丹（庞保珍方）。

2. 专病专方

李广文死精 I 号方：金银花、丹参各 30g，蒲公英、生地黄、川续断各 15g，当归 12g，知母、黄柏、赤白芍、生甘草各 9g。班秀文活精汤：熟地黄 15g，山茱萸 10g，山药 15g，牡丹皮 10g，茯苓 10g，泽泻 6g，麦冬 10g，当归 10g，白芍 6g，女贞子 10g，素馨花 6g，红花 2g，枸杞子 10g，桑椹 15g。

3. 中医外治

庞保珍分 6 型辨证外治，肾气不足证方用石英续嗣丹（庞保珍方），肾阳亏虚证方用巴戟广嗣丹（庞保珍方），阴虚火旺证方用春雨鸳娱散（庞保珍方），肝郁血瘀证方用香蛭胤嗣丹（庞保珍方），脾胃虚弱证方用济脾祈嗣丹（庞保珍方），湿热内蕴证方用萆薢广嗣丹（庞保珍方治法》)。

4. 针灸推拿

取穴气海、关元、足三里、三阴交艾灸，每次 20 分钟，每日 1 次或隔日 1 次，3 个月为 1 个疗程。阴虚火旺、精室伏热者忌用。王祖龙等研究督脉灸是一种治疗肾阳亏虚型死精子症不育的既安全又有效的疗法。

5. 单方验方

枸杞子 15g，每晚睡前嚼碎咽下，连服 1 个月为 1 个疗程。适用于一切证型的死精子症。张琦等研究补肾助育方可明显提高肾阳亏虚型死精子症患者的临床疗效，降低死精子率，增加精浆中 α-葡糖苷酶和 SOD 的含量。补肾助育方主要药物组成：淫羊藿 15g，仙茅 15g，补骨脂 15g，人参 6g，鸡血藤 30g，菟丝子 30g，熟地黄 12g，枸杞子 15g，红景天 30g，当归 15g，砂仁（后下）6g，川牛膝 12g。

三、小结

死精子症目前尚缺乏标准的诊断与疗效判断标准，要确定是死精子还是活而不动的精子，基本方法是采用伊红染色，其治疗必须辨证论治。该病的诊断与疗效判断标准仍需进一步研究、统一，以利于深入研究与广泛交流。

第五节

精液不液化研究

离体精液在 25 ～ 37℃室温条件下超过 60 分钟仍不液化者，称为精液不液化。由于精液凝固不化，使精子发生凝集或制动，减缓或抑制了精子的正常运动，使其不能通过宫颈而致不育。本病属中医"淋浊""精寒""精热"等范畴。

一、病因病机

李曰庆认为肾虚、湿热、血瘀等是男性不育症的主要原因。孙自学教授认为精液不液化属于本虚标实，主要与肾虚、湿热、痰浊、血瘀等有关。李海松认为，精液不液化多为虚实夹杂之证，主要涉及肝、脾、肾三脏，其中脾肾亏虚为发病之本，中焦湿阻、肝郁血瘀为发病之标，本虚标实为其病变特点。庞保珍认为肾阴亏损、肾阳不足、湿热下注、痰瘀阻滞是其主要病机。

二、中医治疗

1. 辨证论治

徐福松以精液为切入点，通过"辨精"对男性不育症进行辨证施治，将精液不液化归结为精寒、精热、精瘀、精湿 4 个主要证型进行分型论治。①精寒证：运用温肾助阳配合温香行气类中药治疗，常用方剂为右归丸、济生肾气丸、二仙汤等。②精热证：运用滋阴配合清虚热类中药治疗，常用方剂为知柏地黄丸、乌梅甘草汤、二至地黄丸等。③精瘀证：运用活血化瘀配合化痰散结类中药治疗，常用方剂为血府逐瘀汤、桃红四物汤、失笑散等。④精湿证：运用祛湿或清热利湿类中药治疗，常用方剂为萆薢分清饮、五苓散、二妙丸等。辛茜庭等分 2 型论治：湿热下注型：方用《医学心悟》之萆薢分清饮加减：川萆薢10g，黄柏 10g，石菖蒲 10g，茯苓 12g，白术 20g，莲子心 3g，丹参 10g，车前子 10g（包），泽泻 10g，生薏苡仁 15g，滑石 30g（包）；阳虚寒湿型：方用《丹溪心法》之萆薢分清饮加味：川萆薢 10g，益智仁 10g，石菖蒲 10g，乌药 10g，鹿角霜 10g，菟丝子 20g，仙茅 10g，淫羊藿 10g，当归 10g，三七粉 3g（分冲）。王琦等分 5 型论治：肾阳不足证，方用金匮肾气丸合保元汤加减；阳虚水湿内停证，方用萆薢分清饮加味；肾阴亏损证，方用液化汤；湿热下注证，方用龙胆泻肝汤合知柏地黄汤加减；气血瘀阻证，方用少腹逐瘀汤加减。罗兰总结王渭川经验：认为肝疏泄失职，气化失常，阴阳失调，则引起精液不液化，治宜疏肝理气加柔肝养肝，补水生木，以一贯煎、滋水清肝饮加减治疗本病取得了良效。金维新等分 3 型论治：肾阴亏损证用液化汤，肾阳不足证用生精汤加味，湿热下注证用龙胆泻肝汤合知柏地黄汤。李祥云分 3 型论治：湿热蕴蒸用萆薢分清饮加减；阴虚火旺用知柏地黄汤加减；脾肾阳虚用双补丸（经验方）：党参、黄芪、白术、炒扁豆、熟地黄、菟丝子、山茱萸、鹿角片、乌贼骨、茯苓、山药、葫芦巴。曹开镛分 4 型论治：阴虚火旺用知柏地黄汤加味，精气清冷用右归丸化裁，肝经湿热用龙胆泻肝汤加味，痰瘀互结用二陈汤、血府逐瘀汤化裁。庞保珍分 4 型论治：肾阴亏损证方用壮水化育丹（庞保珍方），肾阳不足证方用阳和化精丹（庞保珍方），湿热下注证方用清滋赞育丹（庞保珍方），痰瘀阻滞证方用导痰逐瘀丹（庞保珍方）。

2. 辨病与辨证相结合

李曰庆认为应多层次准确诊断，不能笼统诊断为男性不育症。在具体诊断时，应既辨病又辨证，做到病证结合的多层次诊断，如将慢性前列腺炎引起的不育诊为男性不育 – 精液不液化 – 前列腺炎，湿热蕴阻等。徐福松主张：先辨病后辨证，辨病与辨证论治相结合，证从病辨，以病统证，只有将辨病论治与辨证论治有机地结合在一起，才能提高治疗效果。只辨证不辨病，则很难把握疾病的全貌，从而治疗也往往难以取效。徐福松从临床方面，对于治疗精液异常类不育症，通过辨病与辨证论治相结合，总结出了三个原则：①精浆异常和精子异常，以精子异常为主；②精子异常中的精子数量与精子质量（形态），以精子质量（形态）为主；③精子质量（形态）与精子自身免疫，以精子自身免

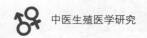

疫为主。运用这三个原则治疗精液异常类不育症已经取得较好疗效。

3. 中医外治

庞保珍分 4 型辨证外治，肾阴亏损证方用壮水化育丹（庞保珍方），肾阳不足证方用阳和化精丹（庞保珍方），湿热下注证方用清滋赞育丹（庞保珍方），痰瘀阻滞证方用导痰逐瘀丹（庞保珍方）。

4. 专病专方

对精液黏稠不液化，徐福松认为多以阴虚火旺、湿热内蕴者为多，而肾阳不足、痰瘀阻络者偏少，治疗原则多以酸甘化阴为法，方用自拟乌梅甘草汤加减（乌梅、生地黄、天花粉、五味子、白芍、黄精、何首乌、甘草等）。同时指出滋阴药物大多偏寒性，对精液质量有一定影响，故需同时加服温肾药物以权衡，如五子补肾丸等。徐福松从痰论治男性不育，常用黄连温胆汤加减。善用明矾一物，常于治痰火之中加入本品少许，量少而效宏，专为消利顽痰郁火而设；对于一些痰火郁结久而成癥瘕者，喜用蜈蚣、土鳖虫等虫类之品。除用上药泄痰火外，亦十分重视五脏的调护，如善用茯苓、山药、芡实、薏苡仁等健脾固肾化痰，以绝痰火之源。许润三用萆薢分清饮加当归 10g，赤芍 10g，或龙胆泻肝汤加萆薢 10g。李广文拟液化汤：知母、黄柏、生熟地黄、赤白芍、牡丹皮、天冬、天花粉、茯苓、车前子各 9g，连翘 12g，丹参 30g，淫羊藿 15g，生甘草 6g。庞保珍用自拟液化赞育汤（炒穿山甲 10g，丹参 20g，王不留行 12g，青皮 10g，车前子 10g，土茯苓 10g，萆薢 10g，生地黄 10g，淫羊藿 12g，桂枝 3g）加减治疗精液不液化症 82 例，取得较好疗效。吴一凡等用水蛭治疗精液不液化症 56 例，能明显缩短疗程，基本无副作用。陈志强等报道，麦芽、山楂等助脾胃化生之品，可以调节全身酶的活性，有利于精液液化物质补充及功能的恢复。

5. 针灸推拿

刘春等用针药结合治疗精液不液化症 62 例，选穴：气海、水道、左行间、左三阴交、肾俞、阳陵泉、太溪。内服中药方：生地黄、麦冬、玄参、知母、黄柏，总有效率 96.8%。

三、中西医结合

李曰庆认为，对男性不育症的诊治，要以中西医结合为重点，多角度全面认识病因病机，多层次诊断，全方位开展综合治疗。张挺自拟液化汤（生地黄、麦冬、知母、玄参、赤芍、白芍、女贞子等）及西药（吲哚美辛）联合用药治疗精液不液化症，总有效率 92.86%。李言富采用中西医结合治疗精液不液化症 100 例，认为本症病机主要在于气化不利，以中药巴戟天、淫羊藿、菟丝子、枸杞子等治疗，并运用西药头孢唑啉、地塞米松、1% 普鲁卡因前列腺注射，同时口服诺氟沙星（氟哌酸）及维生素 E，效果佳。

四、实验研究

金维新、李广文等对于精液不液化而中医辨证符合肾阴虚的患者，用液化汤（知母、黄柏、生地黄、丹参、赤芍、麦冬、天花粉、白芍等）治疗 106 例，总有效率为 90.6%，女方妊娠率为 34%。对动物连续灌服液化汤，小鼠体重及睾丸组织重量明显增加，阴虚动物血浆 cAMP/cGMP 比值降低，有关体征迅速消失，证实本方滋阴作用较好，作用部位似在性腺。

五、小结

精液不液化的辨治，必须分清寒热虚实，辨清病变部位，当以扶正祛邪、恢复气化功能为治则。病久则虚实夹杂，治当攻补兼施。本病的诊断与疗效判定标准仍需经一步研究、统一，以利于今后深入研究与广泛交流。

精液量过少研究

根据世界卫生组织（WHO）人类精液及精子—宫颈黏液相互作用实验室检验手册（第4版）男性不育的诊断标准，若1次排出精液量小于2mL，或WHO人类精液检查与处理实验室手册（第5版）标准低于1.5mL者，即为精液量过少。正常男子每次射精的精液排出量并非恒定不变，常与性交频度、体位、性兴奋强弱、精神因素、体质状况等密切相关。本病是以精浆不足为主，中医统称为"精少"，早在《素问·上古天真论》中即有记载。中医所说的精少，既包括精液量的减少，也包括精子数目的减少。

一、病因病机

徐福松、莫惠等认为精液量过少多由先天不足，禀赋薄弱，或房事不节，色欲过度，耗损肾精所致。或由久病不愈，气血俱伤，或先天不足，后天失养，素体虚弱，或思虑过度，劳伤心脾所致。亦有素体内热，或饮食不节，过食辛辣厚味，或外感湿热之邪，湿热内生，热盛伤阴所致者。或湿热下注，熏蒸精室，精液成浊，瘀阻精脉，或房事忍精不泄，火伏精室，败精瘀阻而成。上述致病因素所致精液量少的病机包括两大类：一则化源匮乏，生殖之精生成不足；二则精窍精道阻塞，精泄不畅，均因精液量少而难以受孕。金维新认为肾精亏虚、气血两虚、精道瘀阻是其主要病机。庞保珍认为肾精亏虚、热伤精室、气血两虚、瘀血阻滞、湿热蕴阻是其主要病机。

二、中医治疗

1. 辨证论治

王琦等分 5 型论治：肾精亏虚证，方用生髓毓麟丹；热伤精室证，方用大补阴丸；气血两虚证，方用八珍汤合五子衍宗丸加减；湿热蕴阻证，方用三妙丸合萆薢分清饮加减；瘀血阻滞证，方用血府逐瘀汤合五子衍宗丸加减。黄海波分 4 型论治：肾精亏虚用生髓育麟丹，气血两虚用八珍汤加味，热伤精室用大补阴丸加味，精道阻塞用精脉疏通汤。曹开镛分 5 型论治：肾精亏损用左归丸加味，肾气不足用右归丸、五子衍宗丸，心肾不交用心肾两交汤化裁，心脾两虚用归脾汤化裁，脉络不通用血府逐瘀汤加减。庞保珍分 5 型论治：肾精亏虚证方用精泉丹（庞保珍方），热伤精室证方用滋清赞精丹（庞保珍方），气血两虚证方用八珍精泉丹（庞保珍方），瘀血阻滞证方用逐瘀精涌丹（庞保珍方），湿热蕴阻证方用萆薢赞精丹（庞保珍方）。

2. 专病专方

庞保珍自拟生精毓麟汤（熟地黄 12g，山药 15g，山茱萸 10g，茯苓 6g，牡丹皮 6g，淫羊藿 15g，川续断 10g，枸杞子 15g，五味子 10g，菟丝子 20g，覆盆子 10g，王不留行 10g，丹参 20g，党参 15g，黄芪 20g）加减治疗精稀不育症 61 例，结果治愈 27 例，显效 15 例，有效 11 例，无效 8 例，总有效率 86.9%。该方既可增加精浆的数量，又可增加精子的数量。

3. 针灸推拿

王琦等对肾精亏损证：主穴取肾俞、志室、关元、精宫，配足三里、三阴交、委中，主穴中度刺激，配穴用补法，隔日针刺 1 次，每次选 3 ~ 5 穴；气血两虚证：主穴选血海、肾俞、肝俞、胃俞、气海，配上巨虚、梁丘、伏兔，主穴中度刺激，配穴用补法，每日 1 次，每次选 3 ~ 5 穴；热伤精室证：主穴选脾俞、肝俞、三焦俞、精宫，配三阴交、委中、足三里，主穴中、重度刺激，留针 10 ~ 15 分钟，配穴采用平补平泻法，每日 1 次。

4. 中医食疗

王琦等治疗肾精亏损之精液量少症，取白鸽 1 只，去毛及内脏，枸杞子 24g，黄精 50g，共炖或蒸熟食。

5. 中医外治

庞保珍分 5 型辨证外治，肾精亏虚证方用石英续嗣丹（庞保珍方），热伤精室证方用春雨鸳娱散（庞保珍方），气血两虚证方用八珍毓麟丹（庞保珍方），瘀血阻滞证方用桃红衍嗣丹（庞保珍方），湿热蕴阻证方用萆桃螽嗣丹（庞保珍方）。

三、小结

凡精液量少于 2.0mL，多于 0mL 者均可诊断为本病。该病应与由性交过频、遗精、滑精过频、射精不全和久病刚愈而出现的假性精液量减少相鉴别。辨证要分清虚实，实证多伴少腹不适或射精时疼痛等症；虚证则伴全身虚弱症状。该病病位主要包括全身、肾及前阴。全身性多见于久病不愈或思虑过度，心脾两伤，气血不足；肾性多见于先天不足或后天房劳致肾精亏损；前阴性则多见于精道阻塞。治疗当以补虚、疏通精道为原则。该病的诊断与疗效判断标准，应进一步研究、统一，以利于今后深入研究与广泛交流。

阳痿研究

阳痿是指男子在有性欲和性兴奋状态下，阴茎不能勃起，或勃起不坚，或坚而不久，以致不能插入阴道完成正常性交的一种病症。西医称为阴茎勃起功能障碍（erectile dysfunction，ED）。阳痿是男性最常见的性功能障碍之一，是一种影响身心健康的慢性疾病，不仅影响患者及其伴侣的生活质量，也是心血管疾病的早期症状和危险信号之一。

"阳痿"，早在《素问·阴阳应象大论》中称之为"阴痿"。宋代窦材在《扁鹊心书·神方》中记载："五福丹……又能壮阳治阳痿。"明代周之干《慎斋遗书·阳痿》中有了明确的"阳痿"病名记载。从此沿用至今。

一、病因病机

李海松、李曰庆认为阳痿中青年时期以痰热、血瘀、肝郁为主，肾虚次之；老年时期以肾虚、血瘀为主，而肝郁、痰热次之。阳痿之中医基本病理变化乃肝郁、肾虚、湿热、血瘀。李兰群认为肾虚、血瘀是男科疾病的常见病机，肾虚、血瘀并存为患：血液的运行有赖于肾气的推动、肾阳的温煦及肾阴的濡润。若肾气亏虚，无力推动血液运行，则脉道涩滞而成血瘀。王清任在《医林改错》中指出："元气既虚，必不能达于血管，血管无气必停留而为瘀。"若肾阳不足，阳虚生内寒，寒凝经脉，气血运行不畅，则瘀血内生。若肾阴亏损，津液不足，可致血液黏滞，血行迟缓，瘀阻经脉。又精血同源，二者相互资生。若肾精不足，则血液生成障碍，精亏血少，脉络空虚，血行不利，久而成瘀。反之，脉络瘀阻，血行不畅，水谷精微失于输布，不能充养肾中精气，又可导致肾虚。由此可见，肾虚多致血瘀，血瘀加重肾虚，肾虚与血瘀并存。肾虚、血瘀是男科疾病常见的病理改变，肾虚为本，血瘀为标。因此，益肾勿忘活血祛瘀，活血有助于肾中精气的化生。徐福松、莫惠等强调阴虚火旺、命门火衰、心脾两虚、恐惧伤肾、肝郁不疏、湿热下注、血脉瘀滞是其主要病机。庞保珍认为肝气郁结、命门火衰、心脾两虚、湿热下注、瘀血阻络、阴虚火旺、惊恐伤肾、寒滞肝脉、肝血亏虚、痰湿阻络是其主要病机。

二、治法探讨

李曰庆治疗阳痿经验丰富，多以活血兴阳、疏肝补肾为主，并根据兼症加减用药。秦国政治疗阳痿以气血为纲，以肝郁肾虚兼夹湿热瘀阻伤阴为要，临床上多选用补益肝肾、活血化瘀、解毒清热之法。

三、中医治疗

1. 辨证论治

徐福松、莫惠等分为 7 型论治：阴虚火旺证，方用二地鳖甲煎（《男科纲目》）；命门火衰证，方用还少丹（《杨氏家藏方》）加减；心脾两虚证，方用归脾汤加减；恐惧伤肾证，方用桂枝龙骨牡蛎汤（《伤寒论》）加减；肝郁不疏证，方用沈氏达郁汤（《沈氏尊生书》）加减；湿热下注证，方用柴胡胜湿汤（《男性病治疗》）加减；血脉瘀滞证，方用活血散瘀汤（《男科纲目》）加减。王琦等分11 型论治：肝气郁结证，方用逍遥散合四逆散加味；肝气横逆证，方用逍遥散加味；肝经湿热证，方用龙胆泻肝汤加味；瘀血阻络证，方用蜈蚣达络汤；命门火衰证，方用寒谷春生丹；肾阴亏虚证，方用左归丸；寒滞肝脉证，方用暖肝煎加味；胆虚惊恐伤肾证，方用启阳娱心丹；肝血虚证，方用归脾汤；痰湿阻络证，方用僵蚕达络饮；脾胃气虚证，方用九香长春饮。樊中州等分 10 型论治：肾气虚证用鹿茸益精丸加减，命门火衰证用右归丸（饮），胃气虚证用参苓白术散加味，心脾亏损证用归脾汤加味，肝经湿热下注证用东垣正元汤，脾胃湿热证用三仁汤，肝气郁结证用达郁汤加味或疏肝通肾饮，寒滞肝脉证用温经汤加味，胆虚惊恐伤肾证用启阳娱心丹加味，痰瘀证用还少饮子。李祥云分7型论治：命门火衰用赞育丹加减，肾阴亏损用滋阴益肾汤（经验方）：知母、黄柏、生地黄、熟地黄、枸杞子、龟甲、麦冬、地骨皮、何首乌、潼蒺藜、巴戟天，心肾不交用清心丸，心脾两虚用归脾丸加减，肝气郁结用柴胡疏肝散加减，湿热下注用三妙胜湿汤（经验方）：苍术、黄柏、牛膝、栀子、薏苡仁、茯苓、郁金、萆薢、车前子、木香、滑石；血瘀外伤用少腹逐瘀汤加减。金维新分5型论治：肝气郁结用四逆散加味，命门火衰用右归丸，肝胆湿热用龙胆泻肝汤，心脾两虚用归脾汤，惊恐伤肾用宣志汤加味。曹开镛分6型论治：元阳不足用桂附地黄汤，肾精亏损用知柏地黄汤化裁，肾虚血瘀用熟地黄、当归、川芎、桃仁、红花、蜈蚣、路路通、菟丝子、枸杞子、黄芪、淫羊藿、炙附子，心脾两虚用人参归脾汤加减，下焦湿热用龙胆泻肝汤加味，恐惧伤肾用大补阴煎、定志汤加减。李曰庆分6型论治：肝气郁结用四逆散加味，肝胆湿热用萆薢渗湿汤加减，命门火衰用赞育丹加减，气血瘀阻用四物汤加减，心脾两虚用归脾汤加减，惊恐伤肾用宣志汤加减。庞保珍分10型论治，肝气郁结证方用逍遥阳春丹（庞保珍方），命门火衰证方用右归媛欣丹（庞保珍方），心脾两虚证方用君土启春丹（庞保珍方），湿热下注证方用清利鸯春丹（庞保珍方），瘀血阻络证方用逐瘀秃鸡丹（庞保珍方），阴虚火旺证方用春雨鸳欣丹（庞保珍方），惊恐伤肾证方用宣志祥春丹（庞保珍方），寒滞肝脉证方用暖肝金枪长胜丹（庞保珍方），肝血亏虚证方用鱼水双美丹（庞保珍方），痰湿阻络证方用涤痰忘忧丹（庞保珍方）。

2. 专病专方

施今墨方用海马、海狗脊、鹿鞭、鹿茸、海参、九香虫诸动物药，状元阳，补命火；又加仙茅、仙灵脾、补骨脂、肉苁蓉、楮实子诸植物药，增药力，补肝肾；而方中尚用阳起石一味。萧正大等以龙凤宝胶囊（淫羊藿、菟丝子、蛇床子、露蜂房、紫梢花、枸杞子、鹿茸、蛤蚧、熟地黄、马钱子、何首乌、西洋参等）治疗147例性功能障碍患者，每粒胶囊相当于生药0.5g，3粒/次，3次/天，15天为1个疗程。治疗1～2个疗程后，显效120例，好转27例，总有效率100%。治疗前后血清T、FSH、LH水平无明显变化。梁伟以科研组方金叶丹（蜜丸，主要成分及每10丸生药含量为熟地黄、枸杞子、天冬、麦冬各20g，红参12g，龟甲20g，珍珠粉3g，制首乌20g，五味子10g）治疗中老年性功能障碍280例，1丸/次，3次/天，30天为1个疗程。治疗1～2疗程后，显效 176 例，有效 81 例，无效 23 例，总有效率 92.0%。李广文拟补肾医痿汤：阳起石 30g，巴戟天、葫芦巴各 9g，淫羊藿 15g，仙茅 6g，肉苁蓉 12g，川续断、菟丝子、枸杞子、五味子、山茱萸各 9g，何首乌 12g，山羊睾丸 1 对为引。曹正柳对各型阳痿皆用血肉有情之品海狗肾为君。颜德馨拟化瘀赞育汤：柴胡 9g，熟地黄 30g，紫石英 30g，红花 9g，桃仁 9g，赤芍 9g，川芎 9g，当归 9g，枳壳 5g，桔梗 5g，牛膝 5g。

3. 针灸推拿

（1）针灸疗法：徐福松等取关元、三阴交或会阴穴，两组交替使用，每日 1 次，强刺激，留针半小时。除命门火衰、心脾两虚针而加灸外，余均针而不灸。吴宏东针灸治疗阳痿 69 例，治疗组及对照组均选用大敦（双）、关元、大赫（双）、次髎（双）、肾俞（双）等穴位。治疗组加用芒针针刺代秩边穴，两组治疗均隔日 1 次，15 次为 1 个疗程。治疗组 35 例总有效率 91.34%，对照组 34 例总有效率 76.47%，两组治疗后 IIEF-5 评分均有显著改善（$P<0.01$），而治疗组在总疗效及部分项目评分（Q1、Q3、Q5）上优于对照组，显示针灸尤其是芒针针刺代秩边穴治疗功能性阳痿可明显改善患者的勃起功能，提高性交满意度，具有较好的疗效。庞保珍以自拟玉茎回春散（淫羊藿 12g，巴戟天、川椒、蜂房、韭菜子各 10g，蜈蚣 1 条，麝香 0.1g，生姜 5~10 片，艾炷 21 壮如黄豆大，食盐 30g，面粉适量。先将麝香、食盐分别研细末，待用，次将其余诸药混合研成细末另备用。嘱患者仰卧床上，首先以温开水调面粉成面条，将面条绕脐周围一圈，内径 4~6cm，然后填满食盐略高出面条 1~2cm，接着取艾炷放于盐上点燃，灸之，连续灸 7 壮之后，把脐中食盐去掉，再取麝香末 0.1g，纳入患者脐中，再取上药末填满脐孔，上铺生姜片，姜片上放艾炷点燃，频灸 14 壮，每隔 3 天灸 1 次，连灸 7 次为 1 个疗程）治疗肾阳虚型阳痿 111 例，结果治愈 50 例，显效 36 例，有效 13 例，无效 12 例，总有效率 89.2%。

（2）推拿按摩法：夏玉春采用手法按摩足部穴位。分为两组：①太溪、复溜、然谷、失眠；②涌泉、昆仑、失眠。两组交替按摩（双侧），10 天为 1 个疗程，总疗程 3 个月。患者取俯卧位或半坐靠背位将足放在术者膝上，令患者情绪放松，术者分别按摩本组每个穴位。首先行向心方向推揉 3~5 分钟，按揉由轻而重，以患者能忍受为度。治疗 48 例，痊愈 37 例，好转 9 例，总有效率 95.83%。

4. 中医外治

庞保珍分 10 型辨证外治。肝气郁结证方用逍遥玉春散（庞保珍方），命门火衰证方用济阳鸳鸯散（庞保珍方），心脾两虚证方用火土启春散（庞保珍方），湿热下注证方用清利鸳鸯散（庞保珍方），瘀血阻络证方用水蛭秃鸡散（庞保珍方），阴虚火旺证方用春雨鸳娱散（庞保珍方），惊恐伤肾证方用宣志吉春散（庞保珍方），寒滞肝脉证方用橘荔金枪长胜丹（庞保珍方），肝血亏虚证方用济肝秃鸡丹（庞保珍方），痰湿阻络证方用涤痰吉春丹（庞保珍方）。陈洁生中药外敷治疗阳痿 38 例，采用急性子 1g，蟾蜍 3g，蛇床子 1g，麝香 0.5g，葱白适量，前 3 味共研末，加入麝香后再研极细末，将药制成水丸，如绿豆大小备用，睡前取药丸 3 粒，白酒化开，涂敷神阙、曲骨、阴茎头，每晚 1 次，迅速见效，阴茎勃起，温开水洗去药，即可交媾。结果痊愈 30 例，好转 5 例，无效 3 例，总有效率 92.11%。庞保珍将 128 例功能性阳痿（命门火衰证）患者随机分为 A、B 两组。A 组 66 例，给予自拟春欣膏（由鹿茸、海狗肾、淫羊藿、枸杞子、蜈蚣等组成）敷脐治疗；B 组 62 例，给予安慰剂敷脐治疗。结果：近期治愈率、总有效率 A 组分别为 40.91%、90.91%，B 组分别为 6.45%、32.26%，两组分别比较，差异均有非常显著性意义（$P<0.01$）。结论：春欣膏对功能性阳痿（命门火衰证）有较好的治疗作用。

5. 内外结合疗法

陈瑞华等将 100 例阳痿患者随机分成针刺组 30 例，中药组 30 例，针药组 40 例。针刺组主穴取气海、中极、关元、三阴交及肾俞、次髎、太溪，配以太冲、内关、神门、百会、涌泉、命门等穴。留针 30 分钟，留针期间在腰腹部加用温灸仪施以灸法，1 次 / 天，10 次为 1 个疗程，隔 3 天行第 2 个疗程。中药组采用自拟阳痿汤为主（肉苁蓉、淫羊藿、巴戟天、熟地黄、当归、益智仁等）随证加减。针药组以上两组治疗方法配合使用。3 个疗程后，针药组总有效率 97.5%，针刺组总有效率 93.3%，中药组总有效率 93.3%，经统计学分析，针药组与针刺组及中药组相比，均有显著差异，针刺组与中药组相比无显著差异。

四、实验研究

邝安堃等进行助阳中药（附子、肉桂、淫羊藿、肉苁蓉 4 味）对正常雄性

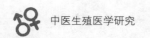

大鼠肾上腺皮质、睾丸及甲状腺激素浓度影响的研究，发现 4 种药物均有提高血皮质酮的作用，以肉苁蓉最为显著（$P<0.001$）。

五、小结

今虽有万爱可出现，但中医治疗阳痿仍有优势。

对因治疗。中医治疗阳痿是辨证论治，对因治疗，对原发疾病，如动脉硬化等有改善作用；而万爱可没有对因治疗作用，不能治疗原发疾病，只能治标。

增强性欲。用中医的思维辨证应用中药后，多有不同程度的性欲增强；而万爱可不能增强性欲，对正常人的性功能没有增强作用。

体质变化。用中医的思维辨证应用中药后，多数未见副作用，且多有精力充沛之感，体质明显增强；而万爱可服后没有增强体质作用，且服后可能发生头疼（16%）、潮红（10%）、消化不良（7%）、鼻塞（4%）、尿路感染（3%）等不良反应，长期应用万爱可能引起前列腺增生等，有待研究。

药效持续时间。中药药效长，由于从根本上改变了体质，不必每次性交前服用，而万爱可的药效作用时间只持续 4 小时，2 小时之后作用已减弱，需每次性交活动之前 0.5 ~ 1 小时服用。

精子的质量。辨证应用中药后可改善精子的质量，而万爱可不能改善精子的质量。

禁忌证。中医是辨证用中药，而万爱可有绝对禁忌证：服用任何形式的硝酸盐类药物者属绝对禁忌证。

不射精症研究

不射精是指成年男子在性交中阴茎可正常勃起，且性交能持续足够时间，但无性高潮，不能在阴道内射精的病证。该病又称"精闭"。

古籍中对此有"射精不出""精瘀""能交接而不施泄"等记载。如巢元方《诸病源候论·虚劳无子候》曰："泄精，精不射出，但聚于阴头，亦无子。"

一、病因病机

徐福松等认为肾为作强之官，主藏精，兼施射精。肾亏精关开阖失度，为本病的主要病机。王琦等认为不射精症的病机，可概括为两个方面：一是湿热瘀血等病邪闭阻精窍，以致精道瘀阻，不能射；一是肝肾亏虚，精关开阖失调，而致不能射精。无论虚证还是实证，其根本又都由于精道阻滞，精窍不开，以致精液不能外泄。曹开镛认为肾阴亏损阴虚火旺、肝失条达郁而化火、湿热阻塞郁闭精窍、心脾两虚精源不足、肾阳不足、瘀血阻滞、精道不畅是其主要病机。李曰庆认为，精液的排泄由精窍的开阖所主，精闭责之于精窍的开阖失司。而精窍的开阖失司之病因，可分为虚实两端，一责之于脏腑虚弱，无力开阖；一责之于实邪阻塞精窍，无路外泄。虚之一端，病位在肾，与心、肝、膀胱相关；实之一端，寒邪内伤、湿热下注、瘀血内阻均可造成精窍开阖失司，精液不能正常外泄。庞保珍认为肝郁气滞、瘀血阻滞、湿热蕴结、阴虚火旺、命门火衰是其主要病机。

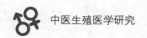

二、中医治疗

1. 辨证论治

徐福松、莫惠等分为 6 型论治：阴虚火旺证，方用大补阴丸（《丹溪心法》）加减；命门火衰证，方用羊睾丸汤（《男性病治疗》）加减；阴阳两虚证，方用补肾通窍汤（《男科纲目》）加减；湿热下注证，方用四妙丸（《成方便读》）加味；脾虚及肾证，方用秘精丸（《医学心悟》）加减；心肝郁火证，方用化肝煎（《景岳全书》）合定志丸（《医学入门》）加减。王琦等分 4 型论治：肝郁气滞证，方用四逆散或柴胡疏肝散加减；瘀血阻滞证，方用血府逐瘀汤或少腹逐瘀汤加减；湿热蕴结证，方用四妙散加味；肾虚精亏证，方用右归丸加减。林宏益等分 5 型论治：肝气郁结证用逍遥散，瘀血停聚证用通窍活血汤，肾阳虚衰证用右归饮，肾阴不足证用知柏地黄汤，湿热下注证用龙胆泻肝汤。李祥云分 5 型论治：肾阳不足用任督二仙汤（经验方）：仙茅、仙灵脾、鹿角片、龟甲、葫芦巴、肉苁蓉、巴戟天、石菖蒲、路路通、穿山甲、海狗肾（或黄狗肾），肾阴不足用补阴归肾汤（经验方）：生地黄、熟地黄、首乌、枸杞子、山茱萸、知母、黄柏、麦冬、牡丹皮、栀子、白芍、龟甲、桔梗、王不留行籽，肝气郁结用解郁开心汤（经验方）：当归、白芍、白术、茯苓、牡丹皮、香附、天花粉、开心果、鸡血藤、郁金、穿山甲、路路通，湿热蕴结用龙胆泻肝汤加减，瘀血阻滞用祛瘀排精汤（经验方）：当归、赤芍、红花、桃仁、泽兰、泽泻、牡丹皮、丹参、益母草、穿山甲、川芎、路路通。金维新分 3 型论治：阴虚火旺用知柏地黄汤加减，瘀血阻滞用血府逐瘀汤加减，命门火衰用金匮肾气丸加味。李曰庆分 5 型论治：阴虚火旺用知柏地黄汤加减，肝郁化火用龙胆泻肝汤加减，肾阳不足用金匮肾气丸加减，心脾两虚用归脾汤加减，精道瘀滞用血府逐瘀汤加减。庞保珍分 5 型论治，肝郁气滞证方用开郁启窍丹（庞保珍方），瘀血阻滞证方用逐瘀通关丹（庞保珍方），湿热蕴结证方用清利开窍丹（庞保珍方），阴虚火旺证方用滋降涌泉丹（庞保珍方），命门火衰证方用温射突泉丹（庞保珍方）。

2. 专病专方

许润三用萆薢分清饮加穿山甲 10g，路路通 20g，王不留行 20g；阳强不射精则用龙胆泻肝汤加穿山甲 10g，王不留行 20g，石菖蒲 10g，路路通 20g。何子淮治不射精常用药：山茱萸、枸杞子、天冬、麦冬、知母、阳起石、巴戟天、蜈蚣、生熟地黄等。颜德馨拟化瘀赞育汤：柴胡 9g，熟地黄 30g，紫石英 30g，红花 9g，桃仁 9g，赤芍 9g，川芎 9g，当归 9g，枳壳 5g，桔梗 5g，牛膝 5g。庞保珍用自拟射精如泉汤［淫羊藿 15 ~ 30g，巴戟天 15g ~ 30g，阳起石 5g（研末冲服），枸杞子 12g，菟丝子 15g，麻黄 3 ~ 6g，人参 10g，蜈蚣 2 条，王不留行 12g，木通 10g］治疗不射精症 124 例，痊愈 86 例，显效 14 例，好转 12 例，无效 12 例，总有效率为 90.32%。

3. 针灸推拿

徐福松等取肾俞、上髎、次髎、命门。先针前 3 穴，用补法，得气后加命门，隔姜灸；女方用手托住男方阴囊（睾丸），并压向耻骨联合，可致性高潮而射精。江玉文取穴曲骨、足五里、三阴交治疗 130 例，效佳。庞保珍采用自拟射精涌泉散（王不留行 20g，路路通 10g，川牛膝 10g，淫羊藿 15g，川椒 10g，附子 10g，麝香 0.1g，生姜 5 ~ 10 片，艾炷 21 壮如黄豆大，麦面粉适量，食盐 30g。先将麝香、食盐分别研细末，分放待用，次将其余诸药混合研成细末另备用。嘱患者仰卧床上，首先以温开水调麦面粉成面条，将面条绕脐周围一圈，内径 4 ~ 6cm，然后填满食盐略高出面条 1 ~ 2cm，接着取艾炷放于盐上点燃，灸之，连续灸 7 壮之后，把脐中食盐去掉，再取麝香末 0.1g，纳入患者脐中，再取上药末填满脐孔，上铺生姜片，姜片上放艾炷点燃，频灸 14 壮。每隔 3 天灸 1 次，连灸 7 次为 1 个疗程）治疗不射精症 98 例，结果射精者 67 例。该法对肾阴虚者不宜应用。

4. 中医外治

徐福松、王琦采用麝香 0.3g，敷脐心，以通窍。

三、小结

不射精症是以在性交中无性高潮及不能射精为主要特征，性交后首次尿液中无精子和果糖检出。临床中本病应与逆行射精和阴茎异常勃起相鉴别。总的治则是开窍通精。但辨治要分清虚实，实则泻之，虚则补之，辨证论治，以达开窍射精之目的。无论何种证型，均可加用开窍通精之品，如蜈蚣、蜂房、路路通、王不留行、石菖蒲、马钱子等。根据近年的临床报道，中医治疗不射精症，平均治愈率为 70% ~ 96%，具有明显的优势，但不射精尚缺乏统一的诊断、疗效判定标准，中药及针灸的作用机制尚不明确，这些都需进一步深入研究，并制定出统一的诊断、疗效判定标准，以便于今后临床观察和广泛交流。

第九节

遗精研究

遗精是由于肾虚不固或邪扰精室，导致不因性生活而精液排泄，每周超过一次以上。其中有梦而遗精的，称为梦遗；无梦而遗精，甚至清醒时精液流出的，称为滑精。此外，中医又有失精、精时自下、漏精、溢精、精漏、梦泄精、梦失精、精滑、梦泄等名称。

一、病因病机

王琦等认为其基本病机可概括为两点：一是火热或湿热之邪循经下扰精室，开阖失度，以致精液因邪扰而外泄，病变与心、肝、脾三脏关系最为密切；二是因脾肾本身亏虚，失于封藏固摄之职，以致精关失守，精不能闭藏，因虚而精液滑脱不固，病变主要涉及脾肾。李曰庆认为心肾不交、湿热下注、心脾两虚、肾虚不固是其主要病机。曹开镛强调君相火动，心肾不交、劳伤心脾，气不摄精、肾虚滑脱，精关不固、湿热下注，扰动精室是其主要病机。张春和认为遗精多因胆经相火上逆，中气不生，肝失疏泄，肾中水气不藏，故精液流溢不止。庞保珍认为阴虚火旺、肝火偏旺、湿热下注、心脾两虚、肾虚不固是其主要病机。

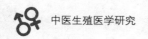

二、中医治疗

1. 辨证论治

王琦等分 6 型论治：君相火旺证，方用黄连清心饮合三才封髓丹加减；肝火偏旺证，方用龙胆泻肝汤或化肝煎加减；湿热下注证，方用萆薢分清饮或八正散加减；脾虚不摄证，方用妙香散合水陆二仙丹或补中益气汤加减；肾虚不固证，方用右归丸合金锁固精丸加减；瘀血阻滞证，方用血府逐瘀汤加减。王怀义分 6 型论治：君相火旺证用三才封髓丹，心虚肝郁证用柴胡桂枝龙骨牡蛎汤，肾气不固证用秘精丸，心肾不交证用心肾同源方，脾虚气陷证用补中益气汤加味，湿热下注证用龙胆泻肝汤。李祥云对肾阳不足用右归丸加减，肾阴亏损用大补阴丸加减，脾肾不足用金锁固精丸加减，心脾两虚用归脾汤加味，心肾不交用黄连清心汤加减，湿热下注用萆薢渗湿汤加味，外伤瘀阻用红花桃仁煎加减。金维新分 4 型论治：心肾不交用黄连清心饮合三才封髓丹，肾虚不固用金锁固精丸合水陆二仙丹，心脾气虚用归脾汤加减，湿热下注用萆薢分清饮。曹开镛分 4 型论治：君相火动，心肾不交用三才封髓丹加减，劳伤心脾，气不摄精用妙香散加减，肾虚滑脱，精关不固用右归丸，湿热下注，扰动精室用萆薢分清饮。李曰庆分 5 型论治：心肾不交用黄连阿胶汤加减，湿热下注用程氏萆薢分清饮加减，心脾两虚用归脾汤加减，阴虚火旺用知柏地黄丸加减，肾阳衰微用右归丸合金锁固精丸加减。庞保珍分 5 型论治：阴虚火旺证方用得雨固精丹（庞保珍方），肝火偏旺证方用清泻挽流丹（庞保珍方），湿热下注证方用萆薢巩堤饮（庞保珍方），心脾两虚证方用心脾筑堤丹（庞保珍方），肾虚不固证方用强肾长城丹（庞保珍方）。

2. 辨病与辨证相结合

徐福松主张：先辨病后辨证，辨病与辨证论治相结合。证从病辨，以病统证。只有将辨病论治与辨证论治有机地结合在一起，才能提高治疗效果。只辨证不辨病，则很难把握疾病的全貌，从而治疗也往往难以取效。

3. 专病专方

施今墨"方用覆盆子、菟丝子、沙苑子、金樱子、石莲子、莲须、芡实、桑螵蛸、刺猬皮固涩精关，锁阳、杜仲、川续断、补骨脂补肾温阳，山茱萸、怀山药补肾养阴，龙骨、牡蛎、远志、菖蒲、益智仁、龟板安神益智，黄柏、牡丹皮、秦皮清泻相火"。李广文认为知母和黄柏治疗遗精有特效，加相应的药物可以治疗各型遗精，配枣仁可降低大脑皮层的过度兴奋，故能减少性冲动，有利于性功能的恢复。任应秋对湿热遗精之湿热下盛者用二黄散（黄柏、黄连、茯苓、泽泻、萆薢），脾胃湿热太盛者用加味苍白二陈汤（苍术、白术、半夏、陈皮、茯苓、甘草、黄柏、升麻）。张春和临床治疗遗精，重视"补中气，降相火"，巧妙运用小建中汤加味方以补益中气、和降胆经相火、疏肝补肾。小建中汤原方有桂枝、甘草、芍药、大枣、生姜、胶饴，今再加黄芪、当归、山药、菟丝子、制远志、五味子而成小建中汤加味方。

4. 针灸推拿

李曰庆选用心俞、肾俞、神门、百会、气海、关元、曲骨、三阴交等穴，每次选用 2 ~ 3 穴，隔天一次，10 次为一疗程。

5. 中医外治

庞保珍分 5 型辨证外治，阴虚火旺证方用壮水固精散（庞保珍方），肝火偏旺证方用清肝挽流散（庞保珍方），湿热下注证方用清利巩堤散（庞保珍方），心脾两虚证方用火土筑堤散（庞保珍方），肾虚不固证方用济肾长城散（庞保珍方）。

6. 单方验方

曹开镛用刺猬皮一具，焙干研末，每次服 3 ~ 5g，黄酒送服。日服 2 次。

三、小结

1949 年后对本病的临床研究较多，并取得了较大进展，确定了诊断、疗效标准，但缺乏实验研究与双盲对照研究。临床与科研建议依据《中医男科病证诊断与疗效评价标准》（曹开镛，庞保珍主编 . 中医男科病证诊断与疗效评价标准 [M]. 北京：人民卫生出版社，2013）的诊断与疗效评定标准，进行多方位的研究，且应辨证论治。

第十节

附睾炎研究

急性附睾炎较常见，青壮年易发病。主要致病菌有大肠杆菌、葡萄球菌、结核杆菌，淋菌及衣原体亦常见。致病菌可因尿道感染通过输精管侵入附睾，也可因扁桃体炎、牙齿感染、肺部感染等进入血流累及附睾。双侧附睾炎可致男性不育症。

慢性附睾炎在临床较常见，可因急性附睾炎未彻底治疗迁延而成，亦可因慢性前列腺炎而牵累。

附睾炎包括在中医的"子痈"范畴。

一、病因病机

附睾炎是现代医学的名称，清代以前的中医学论著无专门记述，而散见在关于"㿉疝""癫疝""囊痈""子痈"等的论述中，至清代《外科证治全生集》才有专门记载："子痈与囊痈有别，子痈则睾丸硬痛，睾丸不肿而囊肿者为囊痈。"病因方面，古代医家多责之于肝，认为是湿热下注厥阴之络，气血凝滞而成。如《证治准绳》指出："足厥阴之经，环阴器，抵少腹，人之病此者，其发睾丸胀痛，连及少腹。"

近代王沛等将病因病机分为四方面：①感受湿热。外感湿热，内蕴肝经；或嗜醇酒厚味、煎炒炙煿之物，损伤脾胃，湿热内生，致湿热下注肾子，经络阻隔，气血壅滞而为肿为痛；或外肾不洁、外肾创口等，湿热之邪直接客于肾子而病。若湿热蕴结不化，热甚肉腐成脓，则形成脓肿。湿热为患者多发为急性子痈。②寒湿侵袭。肾虚内生寒湿，或外感寒湿，致寒湿注于外肾，客于肾子而成，湿则为肿，寒则为痛，寒湿凝滞，气血不畅，瘀血不化，则病久不愈。寒湿郁久化热，则可腐肉成脓。寒湿所侵者多发为慢性子痈。③脏腑内伤。情志不舒，气郁化热，郁于肝经，疏泄失常，络脉瘀阻，或房事不洁，忍精不泄，瘀精浊血与湿热交作，结于肾子，亦成子痈。④外伤染毒。跌仆损伤或硬物撞伤肾子，使气血凝滞，经脉阻塞，如瘀血不能消散吸收，兼染邪毒，毒邪聚于肾子不去，瘀毒搏击，也能化热酿脓而成子痈。谭异伦等提出素体阴虚，或大病久病之后耗伤肝肾，致肝肾阴虚，络脉失调，亦能诱发本病。庞保珍认为湿热下注、瘟毒下注、气滞痰凝、阳虚寒凝是其主要病机。

二、治则与治法

1. 对于急性附睾炎

王琦等以清热利湿、解毒消痈为原则，邹桃生以清热利湿、泻火解毒、理气行滞、活血通络为原则，李临刚等以疏肝理气、清热利湿、活血化瘀、软坚散结为原则。

2. 对于慢性附睾炎

王琦等以疏肝散结、行气止痛为原则，郭军以解毒活血、软坚散结为原则；郑东利以清热解毒利湿、活血化瘀软坚为原则。

三、辨证论治

李彪等将本病分为急性期、慢性期分别辨证，其中急性期又分为初、中、后三期辨证。初期治以清热利湿，疏肝理气，方用枸橘汤加减；中期治以清热解毒，利湿疏肝，直折其势，方选龙胆泻肝汤加紫花地丁、皂角刺；后期疏肝解毒，方用五神汤合枸橘汤加减。慢性期活血散结，以清解余热，方用金铃子散合少腹逐瘀汤加减。

戚广崇等将本病分为三型：①湿火下注型，治以龙胆泻肝汤加减；②肝络失和型，治以枸橘汤加减；③瘀血阻滞型，治以少腹逐瘀汤加减。

安崇辰等将本病分为五型论治：①寒湿子痈，方选暖肝煎加减；②湿热子痛，方选龙胆泻肝汤加减；③气滞子痈，方选橘核丸加减；④气滞血瘀子痈，方选复元活血汤加减；⑤气虚子痈，方选补中益气汤合橘核丸加减。

庞保珍对急性附睾炎分二型论治，湿热下注证方用枸橘子春汤（庞保珍方），瘟毒下注证方用普济消毒饮加减。庞保珍对慢性附睾炎分二型论治，气滞痰凝证方用橘核肾子汤（庞保珍方），阳虚寒凝证方用回阳子泰汤（庞保珍方）。

四、专病专方

门波用消癥饮加减治疗慢性附睾炎，消癥饮方药组成：桂枝、炒桃仁、牡丹皮、赤芍、茯苓、盐橘核、延胡索、川牛膝、丹参、皂角刺、炒水蛭。加减配伍：热重合五味消毒饮，以清热散结，解毒消痈；湿重、小便不利加薏苡仁、车前子以利湿去浊；气滞加香附、郁金行气散结；疼痛重合芍药甘草汤以缓急解痛；肾虚加桑寄生以补肝肾，养血通络。黄向阳等用香橘散加减治疗：香橘散方药组成：橘核、小茴香、山楂、黄芩、当归、延胡索、丹参、生地黄、牡丹皮、皂角刺、猫爪草、忍冬藤。若结节甚，加王不留行、三棱、莪术；若气虚甚，加党参、山茱萸；伴排尿不畅，加泽泻、通草、车前子；阳虚甚，加肉桂、附子。治疗慢性附睾炎患者 175 例，治愈 57 例，显效 46 例，有效 65 例，无效 7 例，总有效率为 96%。

五、中医外治

庞保珍分 4 型辨证外治，湿热下注证方用枸橘子春汤（庞保珍方），气滞痰凝证方用橘核肾子汤（庞保珍方），阳虚寒凝证方用回阳子泰汤（庞保珍方），肝肾不足证方用六草汤（庞保珍方）。

精囊炎研究

　　精囊炎是由细菌或寄生虫侵入精囊腺引起的炎症，为精囊非特异性感染疾病，多见于 20 ~ 40 岁青壮年。临床可分为急性精囊炎和慢性精囊炎两类，以后者较多见。临床以精液里混有不同程度的血液，伴有尿频、尿急、尿痛、射精疼痛、会阴不适等症状为特征。因其与前列腺炎在病因和感染途径方面均相同，故常与前列腺炎同时发生，且是复发性附睾炎的病因。

　　根据其临床表现，精囊炎以精液中含有血液为特征，属中医"血症"范畴，与中医学之"血精症"相似，其病位在精室。临床虽有虚实之分，但以虚证居多。根据临床观察，本病经正规治疗，一般能获效，且预后良好。

一、病因病机

　　古代文献对本病最早的论述见于隋代巢元方《诸病源候论》，认为"此劳伤肾气故也。肾藏精，精者，血之所成也。虚劳则生七伤六极，气血俱损，肾家偏虚，不能藏精，故精血俱出也"。指出本病的发生与"房劳过度""肾气虚不能藏精"有关。

　　近年来，对本病的研究日渐深入，病因病机也得到了完善。

1. 阴虚火旺

　　目前多数学者认为阴虚火旺是本病的主要病因。杨伟文等认为房室不节，或久服辛燥壮阳之品，耗阴伤精，肾阴不足，阴虚火旺，扰动精室，迫血妄行，血未及化精，则精液中夹有鲜红血液。曹汉东亦认为，病本不离肝肾。青壮年者易发此病，因其情欲旺盛，易思易动。如精髓不畅，久郁失达，相火妄动，或房室太过，手淫频频，极易损耗真阴，虚火丛生，乃至精室被扰，伤络动血。

2. 湿热下注

王沛等认为，感受湿热毒邪或湿热秽浊之气，性交不洁感受湿毒，均致湿热火毒蕴结下焦，扰动精室，灼伤血络，精血同下。俞大毛认为肝郁化火，疏泄失职，湿热蕴结以致下扰精室，灼伤血络。杨德明认为平素喜酒酪肥甘，湿热蕴结于中下二焦，扰动精室，损伤血络，致令精血俱下。

3. 脾肾两虚

唐惠川认为血精在脾多因劳伤过度、化源不足引起，由脾虚到肾虚渐成脾肾两虚，统摄失职，精失秘藏。韦俊国认为工作辛苦，长期劳损，又兼房室不节，致使肾气虚衰，封藏失司，固摄失职，气化失常，宗筋弛纵，损及络脉而出现血精。

4. 瘀血阻络

江海身等认为房室邪术，忍精不泄，或思欲不遂，精伤离位，以致瘀血败精阻络，血不循经，则生本病。唐惠川认为局部病变治疗失当，损伤精室血络而成血精，复因失治以致迁延不愈，血精日久，血行不畅而成瘀。庞保珍认为湿热下注、阴虚火旺、瘀血阻滞、脾肾气虚是其主要病机。

二、治则治法

曾庆琪认为本病病位虽在精室血络，但根本在脏腑病变。本病有寒热虚实急慢之异，然以虚实夹杂、慢性者居多，论治首当止血活血，或温清，或补泻，辨病辨证结合，其总结出治疗血精的五种方法：①滋肝肾，养阴精，引火归元；②补脾肾，益气血，敛血涩精；③温肾阳，逐痰浊，散寒止血；④清心肝，泄火毒，导热下行；⑤洁精室，化湿热，去瘀通络。

俞大毛分滋阴降火，凉血止血；清热利湿，泻火凉血；解毒清热，凉血活血；健脾补肾，益气摄血；活血化瘀，通络止血五法治疗本病。刘慧英等采用数据挖掘法对于明确国家级名医群体辨治血精（精囊炎）的方药规律有重要的实用价值，血精用药的规律多以理血、澄源、固本为治疗大法，论治多扶正祛邪、标本兼顾。

三、辨证论治

1. 阴虚火旺证

有学者主张方选二至丸与六味地黄汤加味，有学者主张方选知柏地黄丸加减。

2. 湿热下注证

有学者主张方选龙胆泻肝汤，或主张选用四妙丸合知柏地黄丸加减，或主张选用加味四妙丸、萆薢分清饮。

3. 脾肾两虚证

有学者主张方选济生肾气丸，有学者主张方选八珍汤加味，或方选补中益气汤、圣愈汤、归脾汤。

4. 瘀血内结证

有学者主张方选少腹逐瘀汤，或主张方选桃红四物汤、祛瘀养阳汤加减、桃仁承气汤。

庞保珍分4型论治，湿热下注证方用清化定血汤（庞保珍方），阴虚火旺证方用壮水固血汤（庞保珍方），瘀血阻滞证方用三七归经汤（庞保珍方），脾肾气虚证方用济气摄血汤（庞保珍方），。

四、专病专方

张争强等用自拟方"六五双二汤"治疗慢性精囊炎，其方药组成如下：熟地黄20g，山药10g，山茱萸15g，泽泻10g，牡丹皮10g，茯神10g，菟丝子20g，补骨脂10g，荔枝核10g，橘核10g，三棱10g，枸杞子10g，黄柏10g，苍术10g，阳起石30g（先煎），蒲公英30g，川牛膝10g，石菖蒲15g，地榆炭9g。林乔英采用理血汤（山药30g，龙骨15g，牡蛎15g，藕片15g，旱莲草15g，乌贼骨10g，阿胶10g，白头翁12g，白芍12g）加减治疗血精14例，痊愈8例，显效3例，3例效果不明显。李寿彭采用银翘地黄二至汤（女贞子15g，旱莲草15g，金银花12g，连翘12g，生地黄12g，白芍12g，牡丹皮10g）加减治疗血精12例，总有效率83%。

前列腺炎研究

前列腺炎是由于前列腺受到微生物等病原体感染或某些非感染因素刺激而发生的炎症反应，由此造成患者前列腺区不适或疼痛、排尿异常、尿道异常分泌物等临床表现，是一种常见且让人十分困扰的疾病。

西医学的慢性前列腺炎相当于中医的"精浊"，前列腺炎急性发作者当属中医"热淋"范畴。病情急剧发作或缠绵难愈，前列腺部位脓肿形成，则属中医"悬痈""穿裆毒"范畴。

一、病因病机

王世民认为慢性前列腺炎的基本病机可以概括为本虚标实，本虚以脾肾两虚为主，标实为气滞、血瘀、湿热等，尤以气滞为要。李曰庆认为湿热蕴结、气滞血瘀、阴虚火旺、肾阳虚损是前列腺炎的主要病机。徐福松、莫惠等认为慢性前列腺炎总的病因病机是肾亏于下，封藏失职。凡败精瘀浊，湿热下注，精室被扰，精关不固，皆可形成本病。常见的原因是忍精和感染。其病机转化是病久伤及脾肾，脾气虚则湿愈难化，肾气伤则精易下泄，此为本病由实转虚的大致过程。肾虚是本，湿热是标，久病入络，血脉瘀滞，乃是进入慢性过程的病理反应。肾藏精，主生殖，肾虚则精少，故生育功能低下；湿热熏蒸精室，精道阻塞，故有精子数减少、活动率降低、精液不液化、精子凝集等表现。王琦等认为慢性前列腺炎的病机特点是湿热之邪久郁不清，致腺体脉络瘀阻，腺管排泄不畅，呈现瘀浊阻滞的病理改变。湿热不清，常易伤阴伤阳，出现寒热、虚实错杂之象。其湿热之因有四个方面：饮食不节，性事不洁，忍精不泄，他病不愈。庞保珍认为气滞血瘀、湿热蕴结、阴虚火旺、肾阳虚损、中气不足是其主要病机。

二、中医治疗

1. 辨证论治

李曰庆等分 4 型论治：湿热蕴结证，方用八正散或龙胆泻肝汤加减；气滞血瘀证，方用前列腺汤加减；阴虚火旺证，方用知柏地黄汤加减；肾阳虚损证，方用济生肾气丸加减。徐福松、莫惠等将慢性前列腺炎分为 4 型论治：湿热证，方用萆薢分清饮（《医学心悟》）加减；瘀血证，方用王不留行汤（《实用中医泌尿生殖病学》）加减；中虚证，方用补中益气汤加减；肾虚证，方用菟丝子丸（《和剂局方》）加减。王琦等将慢性前列腺炎分为 3 型论治：湿热证，方用程氏萆薢分清饮加减；瘀血证，方用复原活血汤加减；寒热错杂证，方用薏苡附子败酱散加减。刘云鹏将男性不育分 4 型论治：滋阴清火养精常用知柏地黄丸合五子丸；补肾生精常用六味地黄丸合五子丸（即六五合方）；疏肝活血通精常用血府逐瘀汤；清利湿热通精常用前列腺炎方（验方）：蒲公英 30g，枸杞子 12g，炮山甲 9g，赤芍 15g，石韦 15g，败酱草 30g，泽兰叶 9g，红花 9g，桃仁 9g，丹参 15g，没药 20g，王不留行 24g。刘云鹏一般以辨证（尤重舌脉）辨病（着重检查结果）相结合治之，以肾虚为多（重在肾），六味地黄丸合五子丸（六五合方）、知柏地黄丸合五子丸使用频率最高。徐福松等对急性前列腺炎分 2 型论治：湿热下注证用八正散，热毒蕴盛证用龙胆泻肝汤；对慢性前列腺炎分 4 型论治：湿热证用萆薢分清饮加减，瘀血证用活血散瘀汤，中虚证用补中益气汤，肾虚证用菟丝子丸加减。李祥云分 3 型论治：湿热下注用八正散加减，血瘀阻滞用清瘀汤（经验方）：当归、川芎、桃仁、红花、丹参、地龙、穿山甲、路路通、通草、瞿麦、牡丹皮、败酱草，肝肾亏损用加味归肾汤（经验方）：菟丝子、山茱萸、巴戟天、枸杞子、肉苁蓉、当归、川芎、红花、赤芍、山药、知母、黄柏。曹开镛对慢性前列腺炎分 4 型论治：湿热型用萆薢分清饮加减，瘀血型用王不留行汤或复原活血汤加减，气虚型用补中益气汤加减，肾虚型用菟丝子丸加减。庞保珍对慢性前列腺炎分 5 型论治：气滞血瘀用开瘀前春汤（庞保珍方），湿热蕴结用薢柏清导汤（庞保珍方），阴虚火旺用壮水起子丹（庞保珍方），肾阳虚损用益火衍宗丸（庞保珍方），中气不足用济中毓麟汤（庞保珍方）。

2. 辨病与辨证相结合

徐福松主张先辨病后辨证，辨病与辨证论治相结合，证从病辨，以病统证，只有将辨病论治与辨证论治有机地结合在一起，才能提高治疗效果。只辨证不辨病，则很难把握疾病的全貌，从而治疗也往往难以取效。

3. 专病专方

王世民研创三核汤加减治疗慢性前列腺炎，三核汤组成如下：山楂核 20g，橘核 20g，荔枝核 20g，川楝子 10g，木香 10g，鬼箭羽 20g，延胡索 10g，小茴香 10g，益智仁 10g，乌药 3g，蛇床子 10g，柴胡 10g，甘草 8g。1980 年末徐福松临床研究了 113 例因性腺炎症所致男性不育症，其中慢性前列腺炎 77 例（68%）、慢性精囊炎 13 例（12%）、慢性附睾炎 15 例（13%）、附睾结核 6 例（5%）、睾丸萎缩 2 例（2%）。慢性前列腺炎者，治以补肾固精、分清渗浊法，用萆薢汤加减；慢性精囊炎者，治以滋阴降火、凉血止血法，药用二至地黄汤加减；慢性附睾炎者，治以疏泄厥阴、补益中气法，用枸橘汤合补中益气汤加减；附睾结核者，治以养阴清热、化痰散结，用六味地黄汤合五味龙虎散加减；睾丸萎缩者，治以滋养肝肾、清解余邪法，用归芍地黄汤合胚宝片加减。治疗结果为：治愈 53 例，占 47%；有效 37 例，占 33%；无效 23 例，占 20%。男性生殖道沙眼衣原体（chlamydia tracho-matis，CT）感染对男性生殖功能的影响已逐渐引起人们的重视。徐福松研究组对 273 例男性不育者进行研究，结果表明 CT 感染可引起畸形精子数目增多（>20%）和精液白细胞增多（>5 个 /HP），同时精子的活力、活率、运动速度，尤其是前向运动速度，也均降低，从而影响受精力。徐福松认为此类疾病所致不育病理特点是正虚邪恋、虚实夹杂，故常用扶正祛邪、消补兼施法施治。较之单一扶正（补）或单一祛邪（消）有更多的优越性。消中有补，不会克伐正气；补中有消，毋虑留滞邪气。庞保珍用自创清邪毓麟汤［蒲公英、白花蛇舌草、红藤、地丁草、川牛膝、王不留行、云苓、泽泻、车前子（布包）、竹茹、菟丝子、川续断、枸杞子、何首乌各 10g，丹参 15g，甘草 4g］加减治疗隐性炎症型不育症 166 例，结果痊愈 64 例，显效 55 例，有效 38 例，无效 9 例，总有效率 94.6%。庞保珍认为有症状（特别是性腺炎症）的男子不育症，诊断并不困难，但部分无症状的男子不育症，除精液异常外，往往容易忽略生殖系炎症的存在，以致影响疗效。隐性炎症型不育症属虚实夹杂之证，治疗上宜攻补兼施，扶正宜选燥性小的药物，并应根据精液化验而调整扶正与祛邪药的比例和剂量。孙自学等研究认为益肾通络方治疗Ⅲ型前列腺炎肾虚络阻型患者疗效确切，益肾通络方由菟丝子20g，淫羊藿15g，熟地黄10g，黄芪20g，丹参30g，水蛭6g，川牛膝15g，荔枝核12g，白芷10g，醋延胡索15g组成。

4. 针灸推拿

李曰庆常用穴位治疗前列腺炎：腰阳关、气海、关元、中极、肾俞、命门、志室、三阴交、足三里。以上穴位分组交替使用，隔1～2日1次，多采用中弱刺激、平补平泻手法，并可配合艾条灸法。徐福松、莫惠等选用肾俞、气海、三阴交治疗前列腺炎，每日一次，每次留针15分钟。

5. 中药敷贴疗法

李曰庆会阴部敷贴法治疗前列腺炎：熏洗坐浴后，以生姜汁调大黄末20g，外敷中极、会阴两穴，局部胶布固定。据统计治疗60例，有效率90%以上。李曰庆脐部敷贴法治疗前列腺炎：先将麝香0.15g填脐，再用白胡椒7粒研末盖在上面，白纸覆盖，胶布固定，7天换药1次，10次为1个疗程。庞保珍以安慰剂对照，将128例前列腺炎患者随机分为两组，双盲给药。结果：以自拟纯中药制剂下焦逐瘀丹（王不留行30g，三棱30g，莪术30g，炒穿山甲15g，川牛膝10g，川芎15g，车前子15g，龙胆草15g，石菖蒲20g，上药共研细末，装瓶备用。临用时取药末10g，以温水调和成团涂于神阙穴，外盖纱布，胶布固定，3天换药一次）治疗前列腺炎66例，获临床痊愈44例，与采用安慰剂治疗的62例比较，X^2=51.42，$P<0.01$，两组疗效有显著差异。结论：下焦逐瘀丹对气滞血瘀型慢性非特异性前列腺炎确有较好疗效。庞保珍对湿热下注型与湿热血瘀型慢性非特异性前列腺炎用自拟前春丹（龙胆草30g，黄柏30g，萆薢30g，车前子30g，王不留行20g，炒穿山甲30g，麝香1g，上药共研细末，装瓶备用，临用时取药末10g，以温开水调成糊状涂于神阙穴，外盖纱布，胶布固定，3天换药一次）治疗106例，结果临床痊愈70例，显效22例，有效11例，无效3例，总有效率97.17%。

6. 中药坐浴

庞保珍将155例慢性前列腺炎患者随机分为治疗组（采用自拟仙泉涤邪汤：土茯苓30g，萆薢30g，苦参20g，透骨草30g，伸筋草30g，丹参30g，红花

20g，元胡 20g，川芎 20g，枳壳 20g，桂枝 20g，川椒 20g，艾叶 20g，上药煎汁坐浴，2～3次/日，每次 20min）79 例，对照组（采用前列康片）76 例，结果治疗组疗效明显优于对照组（$P<0.01$），结论：仙泉涤邪汤坐浴外治是治疗慢性前列腺炎的理想途径之一。

7. 直肠滴注

庞保珍以自拟文武毓麟汤〔萆薢 12g，土茯苓 12g，地丁 12g，川牛膝 10g，丹参 15g，王不留行 10g，云苓 10g，泽泻 10g，车前子 10g（布包），乌药 8g，石菖蒲 10g，甘草 4g，菟丝子 10g，川断 10g，枸杞子 10g，何首乌 10g，浓煎 200mL，灌入已消毒的液体瓶中，连接一次性输液器，需将输液器之头皮针去掉，连接一个 14 号导尿管插入直肠，缓慢滴注，药液温度以 39℃左右为宜，每日一次〕治疗慢性前列腺炎性不育症 168 例，结果痊愈 102 例，好转 51 例，无效 15 例，总有效率 91.1%。

三、实验研究

戴春福等对男泌清胶囊（大黄、水蛭、黄芪等 4 味中药组成）进行了药理研究，结果发现，男泌清胶囊在改善大鼠前列腺组织病理学、血浆内皮素、血栓素 B2 和 6- 酮 - 前列腺 F1α 以及超氧化物歧化酶（SOD）、IgG、IgA 的作用方面优于前列康（$P<0.01$）。

四、预防与调护

慢性前列腺炎病情顽固、缠绵难愈，如不注意预防调护，可直接影响治疗效果，甚至发生反复。

（1）预防感冒着凉：受凉之后，可引起交感神经活动兴奋，使尿道内压增加，前列腺管也因收缩而出现排泄障碍，产生郁积充血，往往使症状加重或发生反复。

（2）注意饮食：不要过食肥甘厚味、辛辣刺激之品，勿过量吸烟饮酒，喝酒后可引起前列腺充血，使症状加重。

（3）生活要有规律：注意劳逸结合，不要久坐或骑车时间过长，以防影响会阴部血液循环；不要性交中断，强忍精出，应戒除手淫恶习。

（4）积极治疗身体其他部位的慢性感染病灶，如慢性扁桃腺炎、溃疡性结肠炎等。

（5）前列腺按摩时，用力不宜过大，按摩时间不宜过长，按摩次数不宜过频。急性前列腺炎则禁忌按摩。

五、小结

前列腺炎的中医治疗必须分清虚实，辨证论治，切忌一派寒凉药；病程日久，可出现虚实夹杂、寒热错杂之象，治疗需攻补兼施、寒热之品并投。在治疗的同时注重预防与调护也相当重要。

第十三节

精索静脉曲张研究

精索静脉曲张是指精索静脉因回流不畅、血流瘀积造成精索静脉蔓状丛发生扩张、伸长、迂曲，呈蔓状如蚯蚓盘曲在阴囊内，继而引起一系列临床症状的疾病。中医文献中无此病名，根据其临床表现，属中医学"筋瘤""筋疝"的范畴。

本病多见于成年男性，青少年中相对较少。很多学者认为，相当一部分精索静脉曲张患者可引起睾丸、附睾形态结构的改变和功能障碍，影响精液质量，成为男性不育的重要原因。据文献统计，精索静脉曲张发生率在原发性不育者中占35%，在继发性不育者中占50%～80%。精索静脉曲张是一种血管病变，通常见于左侧，约占85%～90%，见于双侧者约10%，右侧多见于双侧病变中，单纯发生于右侧的少见。

一、病因病机

中医学认为本病总有瘀血为患；或因肝肾不足，外感寒湿，气滞血瘀，筋脉失濡；或因举重担物，长途跋涉，筋脉受伤，肝络瘀滞；或因湿热下注，脉络失和；或因脾虚气陷，血运无力，皆可形成筋疝或筋瘤。病后血运受阻，蕴而化热，血不养睾，热灼精伤，可以导致不育。王琦等认为肝肾亏虚、肝郁气滞是精索静脉曲张发病的内在病理基础。日久则瘀血停滞，络道阻塞，以致脉络迂曲、显露，是本病的病机特点。精索静脉曲张性不育病位在外肾，气滞血瘀是标，肾精亏虚是本。何明等研究认为虚劳干血是精索静脉曲张性不育症的主要病机。庞保珍认为湿热瘀阻、寒滞肝脉、瘀血阻络、气虚血瘀、肝肾亏虚是其主要病机。

二、治法探讨

何明等研究认为治疗上应以活血化瘀与补益脾肾为主，侧重于先活血化瘀，运用虫辛之品重锤猛击，改善睾丸附睾局部的循环，恢复睾丸附睾的供血功能，为下一步补益脾肾气血、生精种子奠定基础，方能最终改善患者的不育之症，体现仲景治疗虚劳病以缓中补虚的治则思想。

三、中医治疗

1. 辨证论治

徐福松、莫惠等分为5型论治：血瘀络阻证，方用血府逐瘀汤合失笑散（《和剂局方》）加减；气虚夹瘀证，方用补中益气汤合四物汤加减；肾虚夹瘀证，方用右归丸（《景岳全书》）合活络效灵丹（《医学衷中参西录》）加减；湿热夹瘀证，方用防己泽兰汤（《男科纲目》）合枸橘汤（《外科证治全生集》）加减；寒滞厥阴证，方用当归四逆汤（《伤寒论》）加减。王琦等分4型论治：湿热瘀阻证，方用防己泽兰汤加减；寒滞肝脉证，方用当归四逆汤合良附丸加减；瘀血阻络证，方用少腹逐瘀汤加减；肝肾亏虚证，方用左归丸加味。刘云鹏将男性不育分4型论治：滋阴清火养精常用知柏地黄丸合五子丸；补肾生精常用六味地黄丸合五子丸（即六五合方）；疏肝活血通精常用血府逐瘀汤；清利湿热通精常用前列腺炎方（验方）：蒲公英30g，枸杞子12g，炮山甲9g，赤芍15g，石韦15g，败酱草30g，泽兰叶9g，红花9g，桃仁9g，丹参15g，没药20g，王不留行24g。刘云鹏一般以辨证（尤重舌脉）辨病（着重检查结果）相结合治之，以肾虚为多（重在肾），其六味地黄丸合五子丸、知柏地黄丸合五子丸使用频率最高。李祥云分5型论治：肝肾亏损用调肝汤加减，气滞血瘀用红花桃仁煎加减，寒湿凝滞用当归四逆汤加减，湿热瘀阻用萆薢渗湿汤加味，气虚不提用补中益气汤加减。曹开镛分3型论治：气虚下陷用补中益气汤加味，气滞血瘀用理气止痛汤（《中医伤科学》）加减，肝肾亏虚、怒伤筋脉用左归丸加味。李曰庆分 3 型论治：血虚肝郁，肾阴亏损用左归丸加减；脾肾阳虚，肾气不充用右归丸合二仙汤加减；血瘀络阻，痰瘀互结用桃红四物汤合失笑散加减。庞保珍分 5 型论治，湿热瘀阻证方用薏丹筋春汤（庞保珍方），寒滞肝脉证方用暖肝筋通汤（庞保珍方），瘀血阻络证方用水蛭理筋汤（庞保珍方），气虚血瘀证方用参芪调筋汤（庞保珍方），肝肾亏虚证方用枸杞畅筋汤（庞保珍方）。

2. 辨病与辨证相结合

徐福松主张先辨病后辨证，辨病与辨证论治相结合，证从病辨，以病统证，只有将辨病论治与辨证论治有机地结合在一起，才能提高治疗效果。只辨证不辨病，则很难把握疾病的全貌，从而治疗也往往难以取效。

3. 专病专方

陈和亮将精索静脉曲张所致少精子症及弱精子症辨证为肝经血瘀，应用前列通瘀胶囊治疗 56 例，取得了显效 41 例、有效 13 例的疗效。邓学易等研究宾彬治疗精索静脉曲张的经验方柴橘汤，治疗临床型 II 度精索静脉曲张疗效显著，柴橘汤主要药物组成：柴胡 6g，橘核 10g，枳壳 6g，白芍 10g，夏枯草 10g，荔枝核 10g，青皮 6g，陈皮 6g，泽兰 10g，蒲公英 15g，牡蛎 30g，甘草 3g，蒲黄 10g，五灵脂 10g，威灵仙 15g。

4. 针灸推拿

王琦等采取每晚睡前平卧，以右手食指和拇指缓慢按摩阴囊，以促进精索静脉血液回流治疗精索静脉曲张。每次 20 ~ 30min，每晚 1 次。刘芳等研究认为引气归元针法治疗精索静脉曲张所致男性不育疗效较显著，引气归元针法：取中脘、下脘、气海、关元穴，使用华佗牌 0.30mm×25 ~ 50mm 不锈钢毫针。患者取仰卧位，暴露穴位位置，上述 4 穴直刺 0.8 ~ 1.5 寸，针刺得气后于针柄处放置约 2cm 长艾条行温针灸，艾条燃尽为止。每日治疗 1 次，10 次为 1 个疗程，3 个疗程后观察疗效。

5. 中医外治

庞保珍分 5 型辨证外治，湿热瘀阻证方用草桃螽嗣丹（庞保珍方），寒滞肝脉证方用橘荔金枪长胜丹（庞保珍方），瘀血阻络证方用桃红衍嗣丹（庞保珍方），气虚血瘀证方用济气逐瘀汤（庞保珍方），肝肾亏虚证方用菟棱毓麟散（庞保珍方）。

四、手术治疗

对于精索静脉曲张的手术治疗目前争议较大。大多数泌尿科专家认为精索静脉曲张与不育症有关，而一些生殖医学专家认为不育症与精索静脉曲张无关。有许多设计了对照组的研究表明精索静脉结扎术对于不育症治疗是无效的。已有支持精索静脉结扎术可治疗不育症的研究，由于随访脱落病例较多，病例样本小，结果可信度低，这方面仍需开展进一步对照研究。

五、小结

精索静脉曲张真正有症状的病例不到 35%，不少人存在此病但无症状，常因体检或不育就诊检查才发现。因此对不育患者，必须重视系统查体。本病辨证应局部与整体相结合，察局部以分轻重，视整体以察虚实。本病虽以瘀血阻滞为患，但其病机又有气虚血瘀、气滞血瘀、湿热阻滞之不同，必须辨证论治，方可收到良效。我国第一部中医男科诊断与疗效评价标准《中医男科病证诊断与疗效评价标准》，2013 年由人民卫生出版社正式出版，书中制定了本病的诊断与疗效评价标准。

第十四节

男性免疫性不育研究

男性免疫性不育是指结婚 1 年以上的夫妻，有正常性生活且未采用避孕措施，女方生育能力正常，男方性功能正常，由于血清或精浆中抗原抗体阳性而致不育者。目前，据 WHO 统计，原因不明的不育夫妇中，约 10% 为免疫因素所致。不育男性中有 6% ~ 10% 可在血或精液中查到抗精子抗体。对于男性免疫性不育而言，尚无特效治疗，中医学中亦无此病名的记载，但可归属中医"无子""无嗣"的范畴。近年来，国内开展了较多中医药治疗男性免疫性不育症的研究，方法多样，疗效显著。

一、西医研究进展

目前，对于男性免疫性不育的发病机制研究表明，在正常男性体内，精子具有抗原性，但因为精子抗原受血睾屏障、男性生殖道内的一系列精子包裹抗原、精液中的免疫抑制物质等 3 种免疫屏障保护，将精子与抗精子抗体隔离，从而不产生免疫反应。然而，当发生泌尿系统感染或泌尿生殖系统外伤时，有可能导致体内抗精子抗体产生，从而抑制精子的产生，降低精子的活力及干扰精子和卵子的相互作用等。抗精子抗体不仅可以造成男性自身免疫性不育，也可引起女方免疫性不孕或习惯性流产。

二、中医研究进展

（一）病因病机

徐福松认为在正常情况下睾丸和男性生殖道有坚固的血睾屏障，精子抗原不与人体的免疫系统相接触。自身免疫现象的发生，提示精子逾越正常屏障与人体免疫系统发生接触，诱发了自身免疫反应。出现此种情况多由疾病因素造成，如睾丸损伤、炎症、输精管道感染、阻塞等。由于它是人体自身免疫反应，出现于人体内部的抗精子抗体，所以处理起来比起女性有更大的难度。徐福松认为男性免疫不育症的病位，首在肝、肾，次在肺、脾；病因之本为体虚，病因之标为损伤或感染；病机为正虚邪恋，虚实夹杂。金维新认为肾阳不足、肾阴亏损、肝经湿热是其主要病机。鲍严钟认为究其病因病机，与湿热内蕴、瘀血阻滞精道、肾精不足、阴虚火旺等有关。孙自学认为，此病多为本虚标实，其中脾肾两虚为根本，湿热、血瘀为病标。庞保珍认为肾阳不足、肾阴亏损、肺脾气虚、阴虚湿热、肝经湿热、气滞血瘀是其主要病机。

（二）治法探讨

张珈铭等研究认为临证之际，基于肾虚湿热络瘀的病理基础，运用补肾活血清热法治疗本病，具有一定的优势。气血调和，肾气足，湿热清，精道通畅，提高机体免疫力，消除抗精子抗体。孙小勇等研究认为应用滋肾解毒通络法的治疗效果确切，提高了患者的精子质量和配偶受孕率。

三、中医治疗

1. 辨证论治

徐福松治疗多从审因求治，辨病与辨证论治相结合，扶正祛邪，消补兼施。阴虚火旺者，用大补阴丸加减（熟地黄、龟甲、黄柏、知母）以滋阴降火；肺虚易感者，用玉屏风散（生黄芪、防风、白术）加减以益气固表；脾胃虚弱者，用参苓白术散（人参、茯苓、白术、炙甘草、扁豆、山药、薏苡仁、莲子肉、陈皮、桔梗、砂仁）加减，以健脾和胃。徐福松、莫惠等将血清、精浆抗精子抗体阳性患者分为 6 型论治：肺卫虚弱型，方用玉屏风散加减；胆府郁热型，方用苍耳子散（《济生方》）加减；实火上炎型，方用导赤散合玉女煎（《景岳全书》）加减；肺脾气虚型，方用补中益气丸加减；阴虚内热型，方用麻仁丸（《伤寒论》）加减；阴虚湿热型，方用六味地黄丸加减。王琦等分 4 型论治：肝肾阴虚湿热证，方用知柏地黄汤加减；肺虚气虚易感证，方用参苓白术散合香连丸加减；气滞血瘀证，方用少腹逐瘀汤加减；阴阳平和证，方用王氏脱敏生育方（经验方）。陈文伯对精室湿热以知柏地黄汤加减，精脉瘀阻以桃仁四物汤加减；精气不足以补肾填精丸。庞保珍分 6 型论治，肾阳不足证方用阳春逐疫丹（庞保珍方：淫羊藿、巴戟天、菟丝子、肉苁蓉、熟地黄、山药、人参、黄芪、徐长卿、生甘草）；肾阴亏损证方用壮水涤疫丹（庞保珍方：生地黄、麦冬、玄参、白芍、女贞子、旱莲草、龟甲、鳖甲、牡丹皮、徐长卿、生甘草）；肺脾气虚证方用土金精泰丹（庞保珍方：人参、白术、茯苓、黄芪、山药、砂仁、鸡内金、防风、黄芩、金银花、菟丝子、淫羊藿）；阴虚湿热证方用文武赞精丹（庞保珍方：生地黄、麦冬、白芍、知母、牡丹皮、枸杞子、泽泻、茯苓、车前子、碧玉散、萆薢、薏苡仁）；肝经湿热证方用清化祛疫汤（庞保珍方：龙胆草、栀子、黄芩、制大黄、生地黄、牡丹皮、萆薢、车前子、白花蛇舌草、薏苡仁、生甘草）；气滞血瘀证方用柴蛭精春汤（庞保珍方：柴胡、水蛭、三棱、莪术、当归、白术、川续断、制没药、黄芪、菟丝子）。

2. 专病专方

徐福松发现不少原因不明的男性不育患者常合并口腔病，中医学认为肾藏精，主骨，齿为骨之余，手阳明入上齿中，足阳明入下齿中，因此，口腔牙周病变与肾阴不足、胃热有余所致的男性不育症有密切关系。基于这一理论的指导，徐福松提出滋补肾阴与清泻胃火相结合，采用"补肾清胃法"治之。方选聚精散合玉女煎化裁。常用药：熟地黄、枸杞子、首乌、生石膏、知母、牛膝、淡竹叶、连翘、天花粉。以聚精散合玉女煎治疗合并口腔病患者 43 例，结果取得了总有效率 81.4%、精浆抗体转阴率 68.75% 的疗效。临床研究提示，男性不育症合并口腔病患者，细胞免疫功能低下，表现为病久正虚；体液免疫亢进，局部免疫反应表现为邪恋邪实。久病及肾，久病必虚，本病以虚实夹杂、上实下虚、肾虚胃实为特点。"补肾清胃法"可以增加机体的免疫力，维持免疫自稳功能，祛除毒素，从而使睾丸的生精能力恢复正常。本研究确认口腔病是男性不育症的病因之一，并为其提供了治疗思路。鲍严钟在多年临证的基础上，创立了治疗该病的经典方剂"益抗汤"，药物组成如下：柴胡9g，生地黄10g，川芎9g，白花蛇舌草12g，半枝莲10g，白豆蔻9g，仙灵脾12g，生黄芪20g，知母9g，黄柏9g，牡丹皮9g。临床可依据患者病情，对证加减。如证属瘀阻精道者，加当归12g，赤芍10g，桃仁10g，红花10g；证属肾精不足者，加山药20g，山茱萸10g，枸杞子15g，黄精15g；证属阴虚火旺者，改知母10g，黄柏10g，生地黄15g，加女贞子10g，旱莲草15g，五味子6g，麦冬10g；证属肾阳不足者，加补骨脂10g，菟丝子10g，仙茅10g，杜仲10g。

四、中医外治

庞保珍分6型辨证外治：肾阳不足证方用巴戟广嗣丹（庞保珍方：熟地黄、附子、龟板、鹿茸、巴戟天、菟丝子、肉桂、山药、人参、川椒、吴茱萸、麝香。将上述药物共同研成细末，装瓶备用。治疗时，取药末10g，以温开水调成糊状，纱布包裹，敷于脐部，胶布固定，3天换药1次。肾阴亏损证方用熟地黄螽斯丹（庞保珍方：当归、白芍、熟地黄、山茱萸、龟板、鳖甲、紫河车、肉苁蓉、蓖麻仁、木鳖子、麝香。将上述药物共同研成细末，装瓶备用。治疗时，取药末10g，以温开水调成糊状，纱布包裹，敷于脐部，胶布固定，3天换药1次。肺脾气虚证方用济脾祈嗣丹（庞保珍方：人参、黄芪、白术、茯苓、山药、大枣、当归、柴胡、巴戟天、白芷、木香、威灵仙。将上述药物共同研成细末，装瓶备用。治疗时，取药末10g，以温开水调成糊状，纱布包裹，敷于脐部，胶布固定，3天换药1次。阴虚湿热证方用清滋赞育丹（庞保珍方：知母、黄柏、熟地黄、山药、山茱萸、茯苓、牡丹皮、车前子、栀子、萆薢、滑石、淫羊藿。将上述药物共同研成细末，装瓶备用。治疗时，取药末10g，以温开水调成糊状，纱布包裹，敷于脐部，胶布固定，3天换药1次。肝经湿热证方用清利春适丹（庞保珍方：广郁金、龙胆草、栀子、黄柏、苍术、黄芩、生甘草、薏苡仁、车前子、川楝子。将上述药物共同研成细末，装瓶备用。治疗时，取药末10g，以温开水调成糊状，纱布包裹，敷于脐部，胶布固定，3天换药1次。气滞血瘀证方用香蛭胤嗣丹（庞保珍方：香附、水蛭、当归、川芎、枳壳、延胡索、三棱、莪术、苏合香、薄荷。将上述药物共同研成细末，装瓶备用。治疗时，取药末10g，以温开水调成糊状，纱布包裹，敷于脐部，胶布固定，3天换药1次。

五、实验研究

陈晓平等发现知柏地黄丸可直接或间接抑制循环血中抗体，减少血清、精浆中 IgA、IgM 的含量，抑制睾丸、精囊、输精管、前列腺中抗原抗体含量，从而达到治疗目的。梁国珍等对 SD 鼠采用主动免疫法建立血清 AsAb 阳性的动物模型，并用具有滋肾补肾、活血化瘀作用的助孕 1 号方、助孕 2 号方于建模同期灌胃给药，结果二方均有抑制 AsAb 的作用，这为中医治疗免疫性不育提供了动物实验依据。徐晨等运用扫描电镜及免疫电镜观察精液解脲支原体培养阳性的不明原因不育男性及正常生育男性的精子，结果发现不育组精子上有较多的支原体吸附，精子畸形率高，并有精子凝集、精子膜损伤、精子活力低下等，这提示解脲支原体感染确可引起不育。

六、小结

免疫性不育症患者临床可能既无症状也无体征，该病的诊断、辨别的依据是精子凝集试验。本病属正虚邪恋之证。多数研究认为，男性免疫性不育患者的病机要点是正虚邪实，以体虚为本，湿热瘀结或损伤为标，病位主要在肝肾，故治疗宜扶正祛邪，多以补益肝肾，清热利湿，活血化瘀为法。凡肾阴阳不足、肺脾气虚所致者属虚证，而湿热、气郁血瘀所致者属实证。病久可出现虚实夹杂，尚有无证可辨者。病位主要在肝肾，其次在肺脾。治疗以扶正祛邪为原则。该病的诊断与疗效判断标准仍需进一步研究、统一，以利于今后深入研究与广泛交流。

第四章

女性不孕研究

排卵障碍性不孕研究

排卵障碍包括无排卵和黄体功能不全。无排卵的主要原因是下丘脑-垂体-卵巢轴功能性或器质性异常。无排卵者可表现为月经初潮年龄较大，月经量少，月经后推或稀发，或闭经，或崩漏不止，或溢乳、不孕。伴发的西医病种有：先天性卵巢发育不良、席汉综合征、无排卵型功能失调性子宫出血、多囊卵巢综合征、高催乳素血症、未破裂卵泡黄素化综合征、卵巢早衰及甲状腺、肾上腺皮质功能失调等所致的无排卵，可见于中医学的闭经、崩漏、月经后期、月经过少、不孕症等。黄体功能不全是指黄体分泌孕酮不足或黄体过早萎缩。黄体功能不全者可表现为月经量少、经期提前、经前点滴出血，或经前乳胀、溢乳，月经周期先后不定或反复自然流产。伴发的西医病种有：月经失调、子宫内膜异位症、高催乳素血症、早期流产或反复早期自然流产等，可见于中医学的月经先期、月经过少、经行乳胀、暗产、滑胎、不孕症等。

一、病因病机

肾虚为主。中医认为肾主生殖，肾为天癸之源，冲任之本，肾气的盛衰决定着月经是否按时来潮，从而构成了"肾-天癸-冲任-子宫"的中医生殖轴。现代医学认为，排卵障碍主要是由于卵巢功能障碍。连方认为冲任二脉实与卵巢功能有关，卵巢功能已在冲任二脉功能中有所体现，故中医生殖理论应引入卵巢概念，而天癸是与生殖有关的内分泌激素的总称，在没有明确中医卵巢概念的今天，中医妇科生殖轴暂定为"肾-冲任-子宫"更为恰当。故近代医家公认排卵功能障碍主要是肾虚，乃肾的阴阳失调所致。月经正常是卵泡能够正常发育、成熟及排出的外在表现，同时也是形成胎孕的前提条件，卵泡发育不良、成熟延迟、萎缩、排出障碍及黄体功能不健等可引起诸多月经失调病症。"有诸内者，必行之于外"，故卵巢功能障碍性不孕的主症常表现为月经异常。"经水出诸肾"（《傅青主女科》）、"月水全赖肾水施化"（《医学正传》），月经的产生以肾为主导。肾主藏精，就女子而言，肾所藏之精，包括其本身生殖之精，似与现代医学之"卵子"同属；又精血同源，精能化血，精是形成月经的物质基础。肾中精气充盛，则天癸产生，而达充任，使任通冲盛，聚阴血以注于胞宫，周而复始，形成一月一行之月经。肾中精气不足，乃排卵障碍性不孕的基础病机，故卵巢功能障碍的不孕患者，都有着不同程度的肾虚表现。许润三认为排卵功能障碍之病机主要责于肾虚，肾虚则性腺功能失调，引起排卵功能障碍而不孕。蔡小荪等通过对 110 例不孕症分析，认为不孕以肾虚为首，治疗当以补肾为主，湿热瘀滞阻塞胞络，除需清热化湿、活血理气通络外，仍需兼顾及肾，只有在肾气的作用下，才能助胞络通调，以利孕育。夏桂成对黄体功能不全属肾虚者 48 例进行分析，其中肾阳虚者 41 例，占 85.4%，肾阴虚者 7 例，占 14.6%，提出黄体功能不全与肾阳偏虚（宫寒）关系较大。罗元恺认为无排卵者多属肾阳虚衰。肾阳虚者多具有垂体－肾上腺皮质系统功能低下的表现。

肝郁。庞保珍等采用补肾疏肝法与单纯补肾法治疗 149 例无排卵性不孕症患者，结果补肾疏肝法疗效明显优于单纯补肾法，故提出无排卵性不孕症患者均有不同程度的肝郁表现，卵子有规律的排出与肝的疏泄功能有密切关系。研究表明，情志因素可经大脑皮质干扰下丘脑－垂体－卵巢轴的分泌功能，导致排卵障碍和内分泌功能紊乱，出现停经、月经不调、功能性出血、黄体功能不全、输卵管痉挛、宫颈黏液分泌异常等，造成不孕。

痰湿。庞保珍等观察到不少无排卵性不孕症患者有不同程度的痰湿表现，认为痰湿可以影响卵子的生长和排出，故采用祛痰补肾法和单纯补肾法治疗 132 例无排卵性不孕症患者，结果显示祛痰补肾法的疗效明显优于单纯补肾法，尤以多囊卵巢综合征疗效较好。

血瘀。庞保珍研究认为活血可促进卵子的生长、促进排卵、促进精卵的结合。

哈荔田认为闭经之因虽繁复，实为血滞血虚血枯。许丽锦、罗颂平认为卵子属生殖之精的范畴，先天之精藏于肾，肾精滋长乃卵子发育成熟的基础，冲任经脉气血通畅是排卵的条件。肾精亏损、肝气郁结、瘀血痰浊壅滞冲任皆会导致排卵障碍。张玉珍、刘敏如认为肾虚和肝郁是排卵障碍性不孕的原发病因病机。近代医家对于本病的病因分析众说纷纭，但归纳起来排卵障碍性不孕的关键在于肾虚，以肾虚血瘀、肝郁肾虚、脾肾两虚、痰湿阻滞等证型多见。

二、治法探讨

薛冰洁等研究指出，夏桂成在国内率先提出"月经周期节律调节法"及"心－肾－子宫轴"的学术思想，根据女性生殖内分泌特点，结合阴阳消长转化的圆运动规律，将月经周期分为七期：行经期、经后初期、经后中期、经后末期、经间期、经前前半期及经前后半期。夏教授认为"补肾调周法"在治疗排卵障碍性不孕症（ODI）方面有一定疗效，但可以进一步提高疗效，他以《周易》坎离卦象为理论基础，强调用心肾合治的理论来治疗各种妇科疾病，治疗排卵障碍性不孕症疗效显著。

三、中医治疗

1. 辨证论治

韩百灵治疗排卵障碍性不孕，对肾阴亏损用百灵育阴汤：熟地黄 15g，山药 15g，川续断 15g，桑寄生 15g，怀牛膝 15g，山茱萸 15g，白芍 15g，牡蛎 20g，杜仲 15g，海螵蛸 20g，菟丝子 15g，龟板 20g；血虚用育阴补血汤：熟地黄 15g，山药 15g，当归 15g，白芍 15g，枸杞子 15g，炙甘草 10g，山茱萸 15g，牡丹皮 15g，龟板 20g，鳖甲 20g；肾阳虚用渗湿汤：熟地黄 15g，山药 15g，白术 15g，茯苓 15g，泽泻 10g，枸杞子 15g，巴戟天 15g，菟丝子 15g，肉桂 10g，附子 10g，鹿角胶 15g，补骨脂 15g，陈皮 10g，甘草 10g；肝郁气滞用调肝理气汤：当归 15g，白芍 15g，柴胡 10g，茯苓 15g，白术 10g，牡丹皮 15g，香附 15g，瓜蒌 15g，怀牛膝 15g，川楝子 15g，王不留行 15g，通草 15g，甘草 10g（皆为韩百灵临床经验方）。徐福松、莫惠等将黄体功能不全分为 5 型论治：肾虚偏阳虚证用右归饮（《景岳全书》）加减，脾肾虚弱证用温胞饮（《傅青主女科》），心肝郁火证用调经种玉汤（《济阴纲目》）合丹栀逍遥散（《和剂局方》）

加减，痰湿内阻证用毓麟珠（《景岳全书》）合越鞠二陈汤（《丹溪心法》）加减，血瘀偏盛证用毓麟珠合脱膜散（《实用妇科方剂学》）加减。张玉珍、刘敏如分5型论治：脾肾阳虚证，方用毓麟珠加减；肝肾阴虚证，方用养精种玉汤（《傅青主女科》）合六味地黄丸（《小儿药证直诀》）加味；肾虚肝郁证，方用定经汤（《傅青主女科》）加减；肾虚血瘀证，方用补肾活血胶囊等；肾虚痰凝证，方用肾气丸（《金匮要略》）合苍附导痰汤加味。许润三认为"一般初诊闭经病人，应审其有无月经来潮之势，若白带较多，乳房胀，小腹坠胀，脉滑，或B超示子宫内膜增厚，可选用瓜蒌根散通经，处方：桂枝10g，桃仁10g，䗪虫10g，赤芍10g，白芍10g，天花粉10g；偏肝肾阴虚或无明显征象者，方用：熟地黄10g，当归30g，白芍10g，山茱萸10g，紫河车10g，枸杞子20g，女贞子20g，川续断30g，香附10g，益母草20g；偏肾阳虚者，方用：仙茅10g，仙灵脾10g，巴戟天10g，肉苁蓉10g，女贞子20g，枸杞子20g，沙苑子20g，菟丝子20g，香附10g，益母草20g；体胖，肾虚痰湿之体，方用：鹿角霜10g，生黄芪30g，当归30g，白术15～30g，枳壳15g，半夏10g，昆布10g，益母草20g"。哈荔田认为血滞宜通枯宜补，强攻峻补皆非度；实不过苦寒辛燥，虚不忘辛热滋腻；枯滞总宜行活血，经通养荣滋阴液。蒲辅周对闭经属于血寒者用温经汤、当归四逆汤加减；石瘕兼表证者用吴茱萸汤；血气凝结用大黄䗪虫丸；虚不任攻者用泽兰叶汤；气郁用逍遥散加香附、泽兰，兼服柏子丸；血虚用十全大补汤、归芪建中汤等；生育过多，血海空虚用养荣汤；房劳过伤用六味地黄汤；中气虚，消化力差用补中益气汤或五味异功散。刘云鹏认为求子之道莫如调经，将经病所致的不孕分10型进行论治，10型之中又以肝气郁结为多，该型以自拟调经Ⅰ号方（柴胡9g，当归9g，白芍9g，益母草15g，香附12g，郁金9g，川芎9g，甘草3g）加减。酌情辨证调经，分期治疗：经前以理气为主，用自拟调经Ⅰ号方；经期以活血为主，用自拟益母生化汤：当归24g，川芎9g，桃仁9g，甘草6g，姜炭6g，益母草15g；经后以补虚为主，亦随胞脉气血的盛衰，按法调制，常用自拟益五合方：益母草15g，熟地黄15g，当归12g，丹参15g，茺蔚子12g，香附12g，川芎9g，白芍9g，枸杞子15g，覆盆子9g，五味子9g，白术9g，菟丝子15g，车前子9g。李祥云对黄体功能不全分4型论治：肾阴虚用清热固精汤加减，肾阳虚用大补元煎加减，脾虚用固冲汤加减，肝郁气滞用理气活血汤加减。庞保珍排卵障碍性不孕治验，认为肾虚无卵，亟当壮水益火：偏肾阳虚者用右归丸加淫羊藿、紫石英；偏肾阴虚者用左归丸加元参；肝气郁结，须知疏肝理气，药用柴胡疏肝散；气滞血瘀，切记行气活血，药用开郁种玉汤加王不留行、炒穿山甲、元胡；气血两虚，莫忘补益气血，药用八珍汤。庞保珍分 7 型论治，肾气虚证方用肾癸续嗣丹（庞保珍方），肾阳虚证方用右归广嗣丹（庞保珍方），肾阴虚证方用左归螽嗣丹（庞保珍方），肝郁证方用开郁毓麟丹（庞保珍方），脾虚证方用济脾育嗣丹（庞保珍方），血瘀证方用逐瘀衍嗣丹（庞保珍方），痰湿证方用涤痰祈嗣丹（庞保珍方）。

2. 辨病与辨证相结合

连方认为辨病与辨证相结合调治是提高不孕症疗效的关键，并主张应以保养精血为要，大苦大寒或辛燥之品皆当慎用，而以甘温咸润养柔之剂为佳。

3. 专病专方

著名中医妇科学家赵松泉研究认为以补肾药与活血药组成的排卵汤，疗效明显优于单纯补肾方的疗效，并创立 3 个排卵汤：闭经排卵汤（主治月经稀发错后、闭经，量少，肾阳偏虚者）：柴胡、赤芍、泽兰、益母草、鸡血藤、怀牛膝、生蒲黄、女贞子、覆盆子、菟丝子、枸杞子、仙灵脾、肉苁蓉；崩漏排卵汤（主治月经先期量多，淋漓不断、肾精不足者）：生龙骨、生牡蛎、乌贼骨、龟板、女贞子、旱莲草、地骨皮、柴胡、白芍、续断、山茱萸、菟丝子、枸杞子、生地、石斛、椿皮、侧柏叶；培育排卵汤（用于黄体功能不足，久不受孕及有习惯性流产）：桑寄生、菟丝子、续断、杜仲、白术、石莲子、苎麻根、芡实、山茱萸、升麻、熟地黄、山药。罗元凯拟促排卵汤：菟丝子、巴戟天、淫羊藿、当归、党参、炙甘草、枸杞子、附子、熟地黄。蔡小荪拟育肾通络方（孕Ⅰ方）：云茯苓 12g，大生地 10g，怀牛膝 10g，路路通 10g，公丁香 2.5g，制黄精 12g，麦冬 10g，仙灵脾 12g，石楠叶 10g，降香片 3g。蔡小荪拟育肾培元方（孕Ⅱ方）：云茯苓 12g，生熟地各 10g，仙茅 10g，仙灵脾 12g，鹿角霜 10g，女贞子 10g，紫石英 12g，巴戟肉 10g，麦冬 12g，山茱萸 10g。李淑玲采用排卵助孕汤（熟地黄、当归、何首乌、菟丝子、山药、茯苓、女贞子、枸杞子、淫羊藿、川芎、黄芪、党参、甘草）加减治疗：月经后 12～16 天，服药时去熟地黄、当归、黄芪、党参，加柴胡、鸡血藤、泽兰、川牛膝、益母草。每日 1 剂，25 天为 1 个疗程）。治疗肾虚无排卵不孕疗效较好。朱敏华、李淑玲采用促排卵汤（柴胡 10g，赤芍、白芍各 10g，旱莲草 10g，怀牛膝 10g，菟丝子 12g，枸杞子 12g，淫羊藿 10g，紫石英 30g，当归 10g，益母草 20g，女贞子 12g，甘草 6g）治疗排卵障碍性不孕症的妊娠率明显优于单纯使用西药的治疗效果。张海峰采用促黄体汤（制香附、柴胡、熟地黄、当归、白芍、枸杞子、仙茅、仙灵脾、川续断、山茱萸、紫河车、菟丝子、川芎、甘草）治疗黄体功能不足不孕，获得显著疗效。李祥云等用自拟扶黄煎（菟丝子、淫羊藿、巴戟天、鹿角粉、山茱萸、怀山药、制龟板）治疗排卵障碍性不孕，肾虚肝郁加川楝子、制香附、当归、川芎，肾虚宫寒加紫石英、石楠叶、附子（先煎）、当归、艾叶，肾虚脾弱加党参、黄芪、枸杞子、黄精、熟地黄。治疗72例，妊娠率为84.72%。姚石安、夏桂成对74例黄体不健患者采用自拟助孕方（全当归、炒白芍、怀山药、菟丝子、大熟地、炒柴胡）进行治疗，经后期加女贞子，接近排卵期加巴戟肉、制香附直至月经来潮，3个月经周期为1个疗程。有习惯性流产者，妊娠后继续服本方直至妊娠3个月，同时进行心理疏导，结果治疗1年之内妊娠者39例，妊娠率为52.7%，黄体功能恢复率为82.4%。北京中医医院应用自拟的"坤宝Ⅲ号"治疗肝郁型黄体不健不孕症30例，结果显著改善了基础体温（BBT）图像，具有降低PRL、调整E2作用趋势，妊娠率为20%，总有效率为96.67%，其疗效与孕激素治疗基本相同。李石林用补肾育精汤治疗不孕症188例，在排卵前期酌情应用药性缓和的化瘀药，取得较好疗效，认为活血化瘀药用量宜小，提示了补肾活血是不孕症治疗中的关键技术环节。吕春英等认为心神对生殖起主导作用，对无排卵性不孕症患者于经行后期加入酸枣仁、柏子仁等养心安神之品，经间期采用补肾活血宁心法，以熟地黄、川续断、柏子仁、合欢皮等加减治疗60例，总有效率达86.7%。王玉东、连方研究认为补肾益气、活血通经是促卵泡发育的有效治法，对肾虚型卵泡发育障碍患者有较好的疗效，比单纯补肾气疗效显著。补肾活血中药的疗效机制与抑制抗体对卵巢细胞的免疫效应能改善卵巢内分泌水平，从而相应改善卵巢血流而促使卵泡发育。经统计，中药治疗黄体不健性不孕，补阳类中以菟丝子应用最多，达94%，巴戟天次之，为49%；补阴类以枸杞子居首，补血类冠以当归，补气类怀山药为主，理血药多用川芎，理气药常用香附。夏桂成治疗排卵障碍性不孕，肾阳偏虚用补肾助孕汤：丹参、赤白芍、怀山药、炒丹皮、茯苓各10g，紫石英先煎12～15g，川续断、菟丝子各12克，紫河车6～9g，炒柴胡5g，绿萼梅5g；肾虚性无排卵用补肾促排卵汤：炒当归、赤白芍、怀山药、熟地黄、牡丹皮、茯苓各10g，山茱萸6～9g，川续断、菟丝子、鹿角片（先煎）各10g，五灵脂10g，红花5g；脾肾不足，湿浊内阻用健脾补肾促排卵汤：党参15g，制苍白术、山药、牡丹皮、茯苓、川续断、菟丝子各10g，紫石英（先煎）12g，佩兰 10g, 煨木香 6～9g, 五灵脂 10g; 寒瘀内阻用温阳促排卵汤: 炒当归、赤白芍、熟地黄、牡丹皮、茯苓各 10g, 川桂枝 9～12g, 川续断 10～15g, 红花 6～10g, 五灵脂 10g, 鹿角片 (先煎) 10g, 制苍术 9g, 山楂 10g; 痰湿瘀阻用化痰促排卵汤: 制苍术、制香附、牡丹皮、山楂各 9g, 陈皮、川芎各 6g, 制南星、炒枳壳各 9g, 丹参、赤白芍、五灵脂、紫石英 (先煎) 各 10g; 阴虚血瘀用滋阴活血生精汤: 炒当归、赤白芍、山药、山茱萸各 10g, 熟地黄 12g, 炙鳖甲 (先煎) 12g, 红花 6g, 川芎 5g, 山楂 10g, 川续断 5g, 牡丹皮 10g, 茯苓 12g。李广文拟石英毓麟汤: 紫石英 15～30g, 川椒 1.5g, 川芎 6g, 川续断、川牛膝、淫羊藿各 12～15g, 菟丝子、枸杞子、香附各 9g, 当归 12～15g, 赤芍、白芍各 9g, 桂心 6g, 牡丹皮 9g。刘奉拟五四二五五合方: 当归 9g, 白芍 9g, 川芎 3g, 熟地黄 12g, 覆盆子 9g, 菟丝子 9g, 五味子 9g, 车前子 9g, 牛膝 12g, 枸杞子 15g, 仙茅 9g, 仙灵脾 12g。朱小南对气滞不孕善用娑罗子与路路通, 认为二药通气功效卓越, 并认为经前有胸闷乳胀等症者, 十之六七兼有不孕症, 治宜疏解, 选方香附 15g, 郁金 15g, 白术 10g, 当归 15g, 白芍 10g, 陈皮 15g, 茯苓 15g, 合欢皮 15g, 娑罗子 15g, 路路通 15g, 柴胡 7.5g, 于经前感觉胸闷乳胀时服用, 至经末 1～2 日止。裘笑梅对肾阳不足、子宫虚寒者用桂仙汤: 淫羊藿 15g, 仙茅 9g, 肉桂末 1.5g (吞), 肉苁蓉 9g, 巴戟天 9g, 紫石英 15g; 对肝郁者用蒺麦散: 白蒺藜 9g, 八月札 9g, 大麦芽 12g, 青皮 3g, 橘核 3g, 橘络 3g, 蒲公英 9g。郑守谦经验用药: 随应用方加入石楠叶、龟板、田三七、梅树梗、鸡蛋壳焙研兑用为好。王渭川拟育麟珠方: 当归 60g, 枸杞子 30g, 鹿角胶 30g, 川芎 30g, 白芍 60g, 党参 30g, 杜仲 30g, 巴戟天 30g, 淫羊藿 30g, 桑寄生 30g, 菟丝子 30g, 胎盘 60g, 鸡血藤膏 120g, 共研细末, 炼蜜为丸, 每日早、中、晚各服 9g。王渭川拟种子方: 鹿角胶 15g, 肉苁蓉 12g, 枸杞子 12g, 巴戟天 12g, 柏子仁 9g, 杜仲 9g, 牛膝 3g, 小茴香 9g, 桑寄生 15g, 菟丝子 15g, 覆盆子 24g, 淫羊藿 24g。黄绳武对子宫发育不良致不孕拟 "温润添精" 之法, 以八珍汤加枸杞子、菟丝子、川椒、香附、鹿角霜、紫河车, 淫羊藿等。蒲辅周对妇人胞宫虚寒不孕多选用温经汤治疗。李衡友拟菟蓉合剂: 菟丝子 12g, 肉苁蓉 6g, 怀山药 12g, 熟地黄 12g, 枸杞子 10g, 川续断 10g, 当归 10g, 香附 6g, 淫羊藿 6～10g。吴高媛拟六味紫河汤: 紫河车 30g (吞), 仙茅 10g, 仙灵脾 10g, 山茱萸 15g, 熟地黄 10g, 牡丹皮 6g, 云苓 10g, 山药 12g, 泽泻 10g。黄绳武拟温润填精汤用于子宫发育不良不孕: 党参 15g, 白术 12g，茯苓 15g，甘草 6g，当归 10g，川芎 9g，香附 12g，熟地黄 20g，白芍 15g，枸杞子 15g，菟丝子 15g，鹿角胶 15g，川椒 6g，紫河车 30g。庞保珍拟补肾、疏肝、祛痰、活血等多种治法，从中药内服、中药敷贴、针灸、药枕等多种给药途径深入探讨促排卵之路，将 112 例不同类型的无排卵致不孕患者，随机分为治疗组［采用自拟补肾种子丹：紫石英 40g，枸杞子、菟丝子各 20g，鹿茸（冲）1g，紫河车（冲）1g，肉苁蓉、五味子、淫羊藿、覆盆子各 10g，熟地黄 25g，砂仁 2g。月经第 5 天开始，每日 1 剂，连服 6 ~ 12 剂。闭经者采用服 3 剂，停 3 天，再服 3 剂，再停 3 天的服药方法］59 例，对照组（采用氯米氛）53 例，结果：经统计学处理 $P < 0.05$，说明治疗组疗效明显优于对照组。结论：补肾种子丹是促排卵较理想的方法。补肾法确有促排卵之功，亦证明了中医肾主生殖理论的正确性。庞保珍将 149 例无排卵不孕症患者随机分为补肾疏肝组（采用自拟补肾疏肝方：紫石英 30 ~ 60g，川椒 2g，巴戟天、枸杞子、菟丝子、川续断、肉苁蓉、熟地黄各 10g，柴胡、香附、枳壳、夜交藤各 10g。从月经第 5 天开始服用，每日 1 剂，连服 6 ~ 10 剂；月经周期紊乱者，服 3 剂，停 3 天，再服 3 剂，再停 3 天）77 例，补肾组（采用自拟补肾方）72 例。结果：经统计学处理，$X^2 = 4.78$，$P < 0.05$，说明补肾疏肝组疗效明显优于补肾组。结论：补肾疏肝法是促排卵较理想的方法。无排卵不孕患者均有不同程度的肝郁表现，而卵子有规律的排出与肝的疏泄功能有密切关系。庞保珍将 132 例无排卵不孕症患者随机分为祛痰补肾组［采用自拟祛痰补肾方：紫石英 40g，紫河车粉（冲）3g，川椒 2g，巴戟天、枸杞子、川续断、熟地黄各 20g，肉苁蓉、淫羊藿各 10g，陈皮、制半夏、茯苓、竹茹、白芥子各 10g。从月经第 5 天开始服药，每日 1 剂，连服 6 ~ 10 剂；月经周期紊乱者，服 3 剂，停 3 天，再服 3 剂，再停 3 天］67 例，补肾组 65 例（采用自拟补肾方）。结果：经统计学处理，$X^2 = 4.38$，$P < 0.05$，说明祛痰补肾组疗效明显优于补肾组。结论：祛痰法可促排卵，补肾与祛痰相结合，可以收到更好疗效。庞保珍还发现不少无证可辨或用多法治疗无效的无排卵不孕患者，投以祛痰补肾法常可奏功，将 126 例无排卵不孕症患者随机分为补肾活血组（采用自拟活血胤嗣丹：紫石英 30g，川椒 2g，巴戟天 10g，枸杞子 10g，川续断 20g，肉苁蓉 10g，女贞子 12g，炒桃仁 10g，红花 10g，鸡血藤 12g，川芎 10g。月经第 1 ~ 5 天与月经第 13 ~ 17 天各服 5 剂，水煎服。月经紊乱者，服 3 剂，停 3 天，再服 3 剂，再停 3 天）65 例，补肾组 61 例。结果：经统计学处理，$X^2 = 4.6$，$P < 0.05$，说明补肾活血组疗效明显

优于补肾组。结论：活血可促进卵子的生长、促进排卵、促进精卵的结合。庞保珍将108例不同类型的无排卵不孕患者随机分为实验组 [采用自拟排卵毓麟汤：紫石英40g，肉苁蓉10g，枸杞子20g，菟丝子20g，鹿茸（冲）1g，紫河车（冲）3g，五味子10g，人参10g，麦冬12g，益母草12g，红花10g，半夏10g，竹茹10g，香附10g，青皮10g，从月经第5天开始，每日1剂，连服5～12剂。闭经者采用服3剂，停3天，再服3剂，再停3天的服药方法]56例，对照组（采用氯米氛）52例。结果：经统计学处理 $P<0.05$，说明实验组疗效明显优于对照组。结论：排卵毓麟汤是促排卵较理想的方法。肾虚虽为无排卵的重要原因，但无排卵不孕患者均有不同程度的肝郁血瘀、痰湿表现，肝主疏泄，卵子有规律的排出与肝的疏泄功能有密切关系，此外瘀血、痰湿皆可影响卵子的生长与排出。庞保珍研究认为求嗣丹对气虚又肾精不足所致的无排卵有较好的促排卵之功，将253例无排卵致不孕症患者随机分为以求嗣丹（人参、黄芪、枸杞子、菟丝子等药物，研末为水丸，每服9g，每天3次。月经第5天开始，连服20天。闭经者采用连服20天，停服10天，再连服20天，再停10天的服药方法）治疗的实验组129例和以氯米芬治疗的对照组124例。结果：实验组与对照组促排卵疗效无差异（$P>0.05$），而痊愈（妊娠）疗效有明显差异（$P<0.01$）。结论：求嗣丹对气虚又肾精不足所致无排卵致不孕症有较好的临床疗效，且用药后均有不同程度的增强体质作用。庞保珍研究认为生脉散对气阴两虚所致的无排卵有较好的促排卵之功。庞保珍用雄狮丸治疗肾阳虚型无排卵性不孕症63例，效佳。庞保珍经观察发现男宝对肾阳虚无排卵有一定促排卵作用。庞保珍用自拟絪蕴育子汤（紫石英40g，淫羊藿15g，菟丝子20g，枸杞子20g，露蜂房10g，川椒2g，人参10g，益母草12g，王不留行10g，红花10g，香附10g，柴胡10g，枳壳10g）与氯米芬促排卵进行对照研究，结果显示絪蕴育子汤的妊娠率高于氯米芬。李健萍研究发现补肾调肝汤治疗排卵障碍性不孕（肾虚肝郁型）的疗效突出，可对卵泡、子宫内膜的生长发育及血液流变学产生积极的影响，对提高妊娠率有较大的临床意义，补肾调肝汤由菟丝子30g，熟地黄、山药各20g，枸杞子、丹参、女贞子各15g，当归、山茱萸、柴胡、枳壳各10g，巴戟天、仙灵脾、苍术、牛膝、香附各8g，甘草6g组成，加适当水进行煎服，取汁300mL左右，每天1剂，每天分3次温服，于经期第5天起服药，经期停药，连续服药3个月为1个疗程。刘秀峰研究中药氤氲汤治疗排卵障碍性不孕效果显著，应用菟丝子30g，熟地黄20g，黄精15g，续断、当归各12g，

山药、山茱萸、茯苓、五味子、车前子、覆盆子及白芍各 10g，羌活 9g，配制氤氲汤方剂，水煎温服，每日 1 剂，分 2 次服用。

4. 针灸推拿

俞理等研究，对于低水平 FSH、LH 无排卵患者，电针有促进垂体分泌和促卵泡生长、促排卵的作用，而 FSH、LH 分泌正常，排卵障碍倾向于卵巢者，电针效果差，说明电针促排卵的效果可能与患者脑内促性腺激素释放激素（GnRH）水平及卵巢对促性腺激素的反应敏感性有关。沙佳娥等研究表明，针灸可激活脑内多巴胺系统，从而调节下丘脑 – 垂体 – 卵巢轴功能。钟礼美等研究证明，在应用雌激素或中药作用基础上针刺某些穴位，能诱导出 LH 高峰，出现排卵反应，形成黄体，增加孕酮分泌，与醋酸酮诱发排卵结果相似，发现针刺这些穴位确实能通过某种机制兴奋下丘脑 – 垂体系统，使 LH 分泌，从而诱发排卵。连方认为针灸取穴主要是足少阴肾经、足厥阴肝经、足太阴脾经及任脉。方法是：从月经周期第 12 天开始，取关元穴、中极穴、子宫穴、三阴交穴（双）。进针得气后通电约 30 分钟，每日 1 次，共 3 天。如不出现 BBT 双相，按同法再治 3 天。庞保珍以自拟真机散（食盐 30g，巴戟天 10g，川椒 10g，附子 10g，肉桂 10g，淫羊藿 10g，紫石英 10g，川芎 6g，香附 10g，小茴香 6g，麝香 0.1g，生姜 5 ~ 10 片，艾炷 21 壮，如黄豆大，麦面粉适量。先将麝香、食盐分别研细末，分放待用，次将其余诸药混合研成细末另备用。嘱患者仰卧床上，首先以温开水调麦面粉成面条，将面条绕脐周围一圈，内径约 1.2 寸 ~ 2 寸，然后把食盐填满患者脐窝略高 1cm ~ 2cm，接着取艾炷放于盐上点燃灸之，连续灸 7 壮之后，把脐中食盐去掉，取麝香末 0.1g，纳入患者脐中，再取上药末填满脐孔，上铺生姜片，姜片上放艾炷点燃，频灸 14 壮，月经第 6 天开始，每隔 2 天灸 1 次，连灸 6 次为一个疗程）填脐灸法治疗无排卵性不孕症 109 例，结果排卵率为 61.5%，妊娠率为 30.3%，提示该方对肾阳虚型无排卵性不孕症疗效较好。庞保珍采用自拟针刺疗法（月经第 5 ~ 9 天针刺脾俞、肾俞、气海、三阴交、足三里、内关、期门。月经先期加刺太冲、太溪，月经后期甚至闭经加刺血海、归来，月经先后无定期加刺交信。月经第 12 ~ 15 天针刺肾俞、命门、中极、血海、行间、子宫）治疗无排卵所致不孕症 106 例，结果妊娠 41 例。

5. 中药人工周期疗法

中医认为月经周期性变化是肾 – 天癸 – 冲任 – 胞宫之间相互影响、相互调节的结果，肾 – 天癸 – 冲任 – 胞宫构成中医之"性轴"，与现代医学的下丘脑 –

垂体－卵巢轴有着相似之处。

1980 年，张丽珠等报道用"中药人工周期"配合西药，其疗效高于国外周期治疗水平。程泾于 1984 年著《月经失调与中医周期疗法》一书，进行了系统的论述。程泾认为月经失调有狭义、广义之分，主张以中医周期疗法治疗功能性月经失调，并将治疗功能性月经失调常用的调治奇经基本治则，归纳为补肾填精调冲、滋肾养阴调冲等十四法；认为治疗妇科病尤其是功能失调疾病，必须重视调理冲任（督带），常用的奇经药物有：紫石英、当归、紫河车、鳖甲、肉苁蓉、枸杞子、杜仲、山药、丹参、巴戟肉、白术、莲子、川芎、附子、香附、甘草、木香、吴茱萸、黄芩、黄柏、鹿含草、鹿茸、郁金、小茴香、川乌、黄芪、三棱、莪术、龙骨、牡蛎等入冲脉；龟板、紫河车、覆盆子、丹参、鹿茸、白果等入任脉；鹿茸、肉桂、黄芪、枸杞子、羊肾等入督脉等。他认为较具代表性的奇经方有：《备急千金要方》小牛角䚡；《济阴纲目》茸附汤；王孟英温养奇经方；吴鞠通通补奇经方；张锡纯治冲四汤，即理冲汤、安冲汤、固冲汤、温冲汤等。夏桂成认为，调周法既有固定的特点，又必须根据临证病变差异进行辨证加减，亦即是辨病辨证相结合的治疗方法。夏桂成根据月经周期生理病理特点，运用奇数律探究女性生殖发展规律，将月经周期划分为 7 个时期，即行经期活血调经，重在祛瘀；经后初期滋阴养血，以阴扶阴；经后中期滋阴养血，佐以助阳；经后末期滋阴助阳，阴阳并调；经间排卵期补肾活血，重在促新；经前期补肾助阳，辅助阳长；经前后半期助阳理气，补理兼施，使调周法深化。夏桂成认为临床使用调周法时，必须测量基础体温（BBT），观察雌激素变化、B 超监测排卵等，通过西医检查的优势，掌握微观的深层次资料，有助于了解月经周期中不同时期的变化特点，中西医各取所长，宏观与微观相结合，才能不断提高调周法疗效。夏桂成近年来还将调周法广泛应用于一些器质性疾病，如子宫肌瘤、子宫内膜异位症、慢性盆腔炎等，均取得了较好的效果。罗志娟认为增殖期血海空虚，当注重补肝肾之精而养阴调血气，为排卵创造必需的物质基础；排卵期是肾之阴精发展到一定程度而转化为阳的阶段，用滋补肾精调气血之品，可促使发育成熟的卵子顺利排出；分泌期在肾阴充盛的基础上益肾温肾健脾，维持黄体期的高温相，可为受精卵着床创造良好的条件；月经期应用滋阴活血之药物，以促经血畅通排出。连方、孙宁铨认为月经周期与肾之阴阳转化密切相关，经后期（卵泡期）以肾阴滋长为主，治宜滋肾调气血为主；经间期（排卵期）重阴转阳，治宜温经通络、行气活血为主；经前期

（黄体期）阴充阳旺，治宜滋肾温肾、气血双调；月经期阴阳俱虚，治宜行气活血调经。连方认为"中药人工周期疗法"的提法有欠妥当，因为中药重在调整月经四期体内阴阳气血的变化，使之趋于平衡，而非像西药人工周期一样，使月经一定在 28 ~ 30 天来潮。所以称之为"中药调整月经周期疗法"更为恰当，可简称"中药调周法"。连方拟四期调周法：经期：活血调经，使子宫泻而不藏。用四物汤加泽兰、丹参、香附等。于行经第一天开始，连服 3 ~ 5 剂。经后期：以补肾养血为主，促进阴精的聚集。常用药物如女贞子、旱莲草、枸杞子、紫河车、熟地黄。经间期：以补肾活血为主，促进阴充阳旺。常用药物如丹参、赤芍、桃仁、红花、香附、川牛膝等。经前期：以补肾养肝为主，常用药物如仙灵脾、仙茅、菟丝子、鹿茸、山茱萸等。中药的周期治疗，大多数医家只提及经后期、经间期、经前期、经期，没有客观指征，仅由基础体温做大致分期。建议应动态观察激素水平及卵泡的变化，做宫颈黏液检查，B 超监测排卵，以便更准确地确定不同时期。金季铃采用经后期（卵泡期）以滋阴养血为治疗大法。肾阴虚者，以滋阴养血为主，佐以助阳；肾阳虚者，平补阴阳。滋肾养血药常用：当归、生地黄、熟地黄、白芍、制何首乌、制黄精、枸杞子、女贞子、麦冬等；温肾助阳药常用：淫羊藿、鹿角霜（片）、紫河车、紫石英、菟丝子、巴戟天、续断、补骨脂、肉苁蓉等。经间期（排卵期）以补肾活血行气为主。肾阴虚者，滋肾活血行气加温肾助阳；肾阳虚者，温肾活血行气。活血行气常用药：丹参、泽兰、川牛膝、茺蔚子、桃仁、红花、赤芍、木香、香附等。经前期（黄体期）以温补肾阳为治疗大法。肾阳虚者，以温补肾阳为主，佐以滋阴；肾阴虚者，平补阴阳。月经期，月经量少者以活血行气为主；月经量多，经期延长者，治以补肾固冲止血。肾阴虚常用药：熟地黄、枸杞子、山茱萸、女贞子、旱莲草、龟板胶、阿胶、茜草、海螵蛸、生龙骨、生牡蛎、仙鹤草等；肾阳虚，上方减龟板胶、女贞子、旱莲草，加鹿角胶、赤石脂、菟丝子、杜仲等。兼证属肝郁气滞加柴胡、青皮、香附、郁金等；痰湿阻滞加半夏、苍术、茯苓、陈皮、胆南星等；脾虚加党参、白术、黄芪、山药等。治疗排卵障碍性不孕症 82 例，治愈（基础体温呈典型双相并怀孕）48 例；有效（基础体温由单相变为双相，闭经者月经恢复，功能失调性子宫出血者周期规律；黄体不健者，黄体期延长或恢复正常，基础体温高相期较为稳定）23 例；无效（基础体温无变化，月经情况无改善）11 例。总有效率 86.59%。胡雪梅采用经后期以二至地黄汤加减补肾养血促卵泡发育；经间期以促排卵汤（熟地黄、菟丝子、紫石英、续断、当归、川芎、赤芍、白芍、丹参、桃仁、红花、路路通、香附）补肾活血行气，促使成熟卵子排出；经前期以促黄体汤（紫石英、菟丝子、鹿角片、仙茅、淫羊藿、熟地黄、怀山药、枸杞子、巴戟天）继续温养肝肾，促使黄体功能健全；经行期以活血调经汤，因势利导。李小燕对卵巢功能低下所致的不孕症 30 例，以补肾为主，采用经后期滋肾调气血；排卵期温阳通络，行气活血；经前期滋肾温肾，气血双调；行经期行气活血调经，治愈 20例，有效 8 例，无效 2 例，治愈 20 例受孕时限为：半年内受孕 7 例，7 ~ 12月受孕 11 例，1 ~ 2 年内受孕 2 例。

6. 中医外治

庞保珍分 7 型辨证外治排卵障碍性不孕症，肾气虚证方用石英续嗣丹（庞保珍方），肾阳虚证方用巴戟广嗣丹（庞保珍方），肾阴虚证方用熟地螽斯丹（庞保珍方），肝郁证方用香附毓麟丹（庞保珍方），脾虚证方用济脾祈嗣丹（庞保珍方），血瘀证方用香蛭胤嗣丹（庞保珍方），痰湿证方用半夏祈嗣丹（庞保珍方）。另外，庞保珍以自创促黄祈嗣丹（山茱萸 30g，熟地黄 30g，山药 30g，白芍 30g，甘草 10g，龟板 30g，干姜 1g。上药共研细末备用，临用时取药末 10g，以温开水调成糊状涂以神阙穴，外盖纱布，胶布固定，3 天换药一次）治疗肾阴虚所致的黄体不健性不孕症 132 例，结果痊愈 86 例，无效 46 例。庞保珍用自创促排卵散（紫石英 30g，川椒 6g，巴戟天 30g，淫羊藿 30g，枸杞子30g，人参 30g，红花 30g，柴胡 12g，上药共研细末，装瓶备用，临用时取药末10g，以温开水调成糊状涂以神阙穴，外盖纱布，胶布固定。于月经第 5 天开始应用，3 天换药一次，5 次为 1 个疗程）治疗肾阳虚型无排卵性不孕症 122 例，结果痊愈 56 例，无效 66 例，痊愈率为 45.90%。

7. 药枕

庞保珍以自创广嗣药枕（将香附、柴胡、青皮、木香、川芎、枳壳、砂仁、陈皮、玫瑰花、合欢花、夜交藤、白菊花、白芍、牡丹皮、益母草、淫羊藿等，研成粉末，做成药枕。每昼夜使用时间不短于 6h，保持枕面清洁，经常翻晒）治疗肝郁型不孕症 85 例，结果用药枕 6 个月后妊娠 26 例。

8. 从奇经八脉论治

"久病不愈，当辨奇经。"韩冰对奇经八脉做了详细的论述，久不排卵，当辨奇经，从奇经论治，善用补肾调冲法，并筛选出具有济阴和阳、温而不燥、滋而不腻、疗效确切的菟丝子、女贞子、肉苁蓉、仙茅等补肾良药及养血调经的当归、赤芍等药。补肾药常用"血肉有情"之品以"填精补髓"，如鹿角、鹿茸、鹿角霜、鹿角胶、紫河车等。调冲药常选柴胡、香附、荔枝核、当归、川芎、王不留行、路路通等。舒调冲任，在治疗不孕症等卵巢功能失调性疾患中，收到了满意的临床效果。朱小南善用峻补冲任之品治疗排卵障碍性不孕症，如鹿角霜、紫河车、巴戟天、仙灵脾等。

四、中西医结合

李颖、韩冰等在服用中药的基础上，对排卵功能不健者，用克罗米芬每日50mg，于月经周期第 5 天开始，连服 5 天。并于月经周期第 12 天，1 次肌内注射 HCG5000 单位，连用 3 个月经周期为 1 个疗程。于晓兰等研究认为克罗米芬能使子宫内膜厚度及回声类型发生改变，使内膜发育延迟，抑制子宫内膜血管生成，减少子宫血液灌注，可能损害子宫容受性。郭玉琪等研究认为小剂量阿司匹林可通过调节 TXA2/PGI2 平衡使子宫血流增加、子宫内膜增厚。小剂量阿司匹林通过增加子宫血液供应可促使内膜发育，从而改善了氯米芬造成的子宫内膜发育不良，改善了子宫内膜的容受状态。朱景华等以补肾为主，兼以活血为原则，结合西药促排卵，治疗排卵障碍性不孕症 53 例。在月经第 5 天，同时服用中药（菟丝子 12g，淫羊藿 10g，续断 10g，何首乌 10g，枸杞子 10g，泽兰 10g，蒲黄 6g）及克罗米芬。结果：子宫内膜分泌期表现占 69.50%，B 超排卵监测 10 个周期占 7 个周期，血 LH 值明显升高。胡会兵以中药人工周期疗法为主，加用克罗米芬治疗排卵障碍性不孕症 32 例，取得较好疗效。经后期以补肾养阴调气血为主。经间期以温阳通络、行气活血为主。经前期阴阳并补，气血双调，以补阳为主。行经期以活血调经为主。不同时期随症加减用药。克罗米芬于每个月经周期第 5 天开始口服，连用 5 天。结果：排卵率 71.09%，受孕率 53.1%。陈岳云自拟活血补肾方（丹参 30g，郁金 12g，桃仁 12g，红花 10g，菟丝子 15g，肉苁蓉 15g，枸杞子 15g，巴戟天 15g，桑椹 12g，紫河车 10g，赤芍 12g），闭经、月经稀发、形体肥胖者合二陈汤；肝气郁结者加香附、柴胡等。于月经周期第 1 天至排卵后 3 天服用。同时于月经第 5 ~ 9 天，每日服克罗米芬 50mg，如不能诱导排卵，下一月经周期第 5 ~ 9 天，每日肌内注射人绝经期促性腺激素 75u，第 9 天开始监测卵泡发育，根据个体差异调整用量，卵泡直径达 18mm 时改肌注绒毛膜促性腺激素诱导排卵。结果：46 例患者中，妊娠率达 55.9%。

五、实验研究

罗元恺用自拟的促排卵汤喂饲雌兔进行实验观察，结果发现，给药组的雌兔卵巢有较丰富的黄体，子宫内膜腺体增多，分泌现象明显，且可见有爬跨动作的性行为表现，提示了补肾药有提高雌激素水平，甚至可兴奋下丘脑及垂体的功能。刘金星等观察发现，养精汤对无排卵大鼠垂体具有明显增重作用，能促进 GnRH 释放，增加子宫、卵巢重量，增加各级卵泡总数和黄体数，内膜明显增厚，腺体增多。张树成等的研究表明，具有补肾作用的中药能提高排卵细胞的质量和卵裂能力。马灵芝的研究显示促排卵汤对不孕小鼠体重及子宫有增重作用，对其增大的卵巢可调节恢复至正常状态；能调整卵巢功能，诱导小鼠动情周期的出现，从而出现排卵。魏美娟等采用建立雄激素致无排卵大鼠（ASR）模型，发现补肾方药能使排卵率上升 70%，黄体数量增加，卵泡壁颗粒细胞层次增加。连方研究说明二至天癸方可与西药发挥协同作用，并能提高卵细胞质量，其提高卵细胞质量的机理可能与提高颗粒细胞 IGF-1RmRNA 的表达量有关，说明肾气不足可成为卵细胞发育障碍的基础病机，说明补肾益天癸、养血调冲任对生殖功能有明显的促进作用已成为共识。聂淑琴研究提示当归芍药散能激活闭经和不孕妇女的卵巢功能，对闭经或不孕具有治疗作用。范春茹等的临床研究表明，补肾阳法治疗肾阳虚型排卵功能障碍，血 E2、LH、FSH 治疗后显著提高；补肾阴法治疗肾阳虚型排卵功能障碍，血 E2、LH、FSH 治疗后明显下降，说明补肾法可以调节性腺轴各腺体的病理状态。陆华等的研究结果显示，补肾填精法能明显改善卵巢和子宫的血供，具有促卵泡发育作用。王希浩等的研究结果发现，肝郁型月经病中，存在着 PRL 水平升高，P 水平显著偏低，E2/P 比值显著升高，FSH、LH 水平升高，而在肝郁三型（肝郁气滞型、肝郁血瘀型、肝郁肾虚型）中，PRL、E2/P 水平升高是其共性。黄莉萍的研究结果发现肝郁型不孕症患者血清睾丸酮、泌乳素、儿茶酚胺、雌二醇高于对照组。以上研究显示，肝郁证患者存在 PRL 水平的升高。李炳如等提出补肾中药可能增强下丘脑 - 垂体 - 卵巢促黄体功能。廖玎玲证实中药人工周期法对下丘脑闭经妇女垂体促性腺激素起正反馈兴奋作用。

六、小结

排卵障碍性不孕症关键在于肾虚，以肾虚血瘀、肝郁肾虚、脾肾两虚、痰湿阻滞等证型多见。临床必须辨证论治，应采用统一的诊断与疗效判定标准，以利于今后深入研究与广泛交流。

第二节

输卵管阻塞性不孕研究

输卵管阻塞性不孕是指因输卵管不通而使卵不能出，精不能入，精卵不得交合而致不孕。中医无此病名，可归于中医学无子、断绪、癥瘕、带下等范畴。

输卵管性不孕多因管腔粘连导致机械性阻塞，或因盆腔粘连导致迂曲，或影响输卵管的蠕动功能和伞端的拾卵功能，使卵子无法与精子会合所致。由输卵管引起的不孕症占女性不孕的1/3。临床多见于慢性输卵管炎导致输卵管阻塞、输卵管结核、子宫内膜异位症或盆腔手术后输卵管粘连，以及输卵管发育不全等。

一、病因病机

西医学认为输卵管阻塞主要是由于急慢性盆腔炎、输卵管炎或输卵管结核、子宫内膜异位症、盆腔手术后盆腔粘连所引起。这些疾病造成输卵管充血、水肿、炎性浸润、积脓、积水及肉芽性增生等病理改变，最终导致输卵管不通或通而不畅，影响卵子与精子的结合而不能受孕。

多数医家认为此病与气血失和、血瘀阻络有关。连方在临床与实验研究的基础上认为，输卵管阻塞属"少腹血瘀"证的范畴。贝润浦认为其病理乃冲任瘀阻，胞络涩滞，卵管不通，碍于受精，导致不孕。肖承悰认为肾虚肝郁是慢性盆腔炎的主要发病机理。郭志强认为慢性盆腔炎的病机特点以血瘀、湿阻、寒凝为主。血瘀是慢性盆腔炎的基本病理改变，贯穿于慢性盆腔炎的始终；湿浊损伤任带是发病的重要因素；慢性盆腔炎寒证多热证少。瘀、湿、寒三者交

142

结，致慢性盆腔炎迁延难愈。蔡小荪认为慢性盆腔炎的发病原因，以肝郁气滞为主，其次是脾虚、肾虚。何少山等认为人流对女性生殖机能的影响，在于胞宫留瘀、胞宫虚损和心理冲击三方面的相互影响。许良智等研究认为以往有慢性不明原因的下腹疼痛而未进行诊治和既往任何部位的结核病史是输卵管性不孕的危险因素，而较晚开始性生活是输卵管性不孕的保护因素。单因素分析还发现多个性伴侣、婚前性行为和婚前妊娠及阴道炎与输卵管性不孕有关。庞保珍认为从西医的角度输卵管炎可不同程度地导致输卵管阻塞、蠕动功能障碍、管腔内分泌异常或产生抗精子抗体而引起不孕症；从中医的角度气滞血瘀、寒湿凝滞、湿热瘀阻、气虚血瘀、肾虚血瘀是其主要病机。

二、治疗方法

1. 辨证论治

韩冰对慢性盆腔炎分 3 型论治：湿热蕴结型用清热调血汤加味，气滞血瘀型用膈下逐瘀汤，寒湿凝滞型用少腹逐瘀汤加味。郭志强将慢性盆腔炎归纳为气滞血瘀、湿热瘀阻、寒湿瘀阻 3 个证型进行辨证论治。赵松泉认为治疗时不局限于病名，而需突出中医特色，在辨证论治上，体现整体观，标从于本，或标本同治，以八纲加上气血二纲进行辨证论治，归纳为 5 个证型：湿热壅遏型用赵松泉经验方：炒知母 9g，炒黄柏 9g，瞿麦 9g，萹蓄 9g、白芍 9g，川莲子 6g，蒲公英 9g，黄芩 9g，元胡 6g，郁金 5g，山慈姑 9g，木通 5g，草河车 20g，败酱草 15g，水煎服；寒湿凝滞型用赵松泉经验方：橘核 9g，川楝子 9g，元胡 6g，广木香 3g，荔枝核 9g，香附 5g，乌药 5g，茴香 6g，艾叶 5g，吴茱萸 6g，白术 6g，制乳香、没药各 5g，丹参 9g，桂枝 6g（或肉桂心 1.5g），水煎服；血瘀郁结型用膈下逐瘀汤加减；肝郁气滞型用加味逍遥散；阴虚内热型用鳖甲散、清骨散加减。赵红在继承全国名老中医许润三教授经验的基础上，结合临床采用局部辨病和全身辨证相结合的分型论治：肝郁血滞型用四逆散加味（柴胡、枳实、赤芍、生甘草、丹参、穿山甲、生牛膝），瘀血内阻型用栝蒌根散加减（桂枝、桃仁、赤芍、䗪虫、天花粉、生牛膝、路路通、王不留行），瘀湿互结型用桂枝茯苓丸加味（桂枝、牡丹皮、赤芍、桃仁、茯苓、水蛭、白芥子、马鞭草），寒凝瘀滞型用少腹逐瘀汤加味（小茴香、肉桂、当归、川芎、赤芍、元胡、干姜、生蒲黄、五灵脂、没药、穿山甲、路路通），湿热瘀阻型用解毒活血汤加味（连翘、葛根、柴胡、枳壳、当归、赤芍、生地、红花、桃仁、甘草、败酱草、薏苡仁、路路通、皂角刺）。尤昭玲等将慢性盆腔炎分为4型论治：湿热壅阻用银甲丸（《王渭川妇科经验选》），寒湿凝滞用少腹逐瘀汤，气滞血瘀用膈下逐瘀汤，气虚血瘀用理冲汤（《医学衷中参西录》）。张玉珍、刘敏如分4型论治：气滞血瘀证用膈下逐瘀汤加味等，寒凝瘀滞证用少腹逐瘀汤加味，肾虚血瘀证用二仙路路通汤（《中国现代名中医医案精华》）加味等，湿热瘀阻证用解毒活血汤（《医林改错》）加味等。刘云鹏认为大部分盆腔疾病属癥瘕范畴，分3型论治：肝郁血瘀以血府逐瘀汤加味；热（湿）毒内蕴以自拟柴枳败酱汤加味；肝郁脾虚以逍遥散加味或当归芍药散，并配自制的水蛭内金片，酌情调经，分期、分步治疗。罗元凯对形证偏热者用丹栀逍遥散合金铃子散加减，形证偏寒者用少腹逐瘀汤加味。李祥云分5型论治：气滞血瘀用理气祛瘀峻竣煎（经验方）：三棱、莪术、穿山甲、牡丹皮、丹参、路路通、柴胡、香附、夏枯草、当归、白术，寒凝瘀滞用温经祛瘀峻竣煎（经验方）：附子、桂枝、仙灵脾、紫石英、丹参、香附、苏木、穿山甲、路路通、茯苓，气虚血瘀用益气祛瘀峻竣煎（经验方）：党参、黄芪、山药、黄精、白芍、赤芍、三棱、莪术、地鳖虫、皂角刺，热盛瘀阻用清热祛瘀峻竣煎（经验方）：红藤、蒲公英、败酱草、黄芩、黄柏、三棱、莪术、夏枯草、赤芍、穿山甲、路路通，肾亏瘀阻用益肾逐瘀峻竣煎（经验方）：当归、川芎、香附、菟丝子、仙灵脾、三棱、莪术、丹参、水蛭、路路通。庞保珍拟输卵管阻塞性不孕论治四法：温经活血法用少腹逐瘀汤（《医林改错》）、温经汤（《金匮要略》）、没药除痛散（《证治准绳》）加减，行气活血法用开郁种玉汤（《傅青主女科》）、血府逐瘀汤（《医林改错》）、膈下逐瘀汤（《医林改错》）加减，解毒活血法用仙方活命饮（《外科发挥》）、解毒活血汤（《医林改错》）加减，滋阴活血法用通幽汤（《兰室秘藏》）、玉女煎（《景岳全书》）加减。庞保珍分5型论治，气滞血瘀证方用疏化通管汤（庞保珍方），寒湿凝滞证方用温活畅管汤（庞保珍方），湿热瘀阻证方用清利启管汤（庞保珍方），气虚血瘀证方用济气疏管汤（庞保珍方），肾虚血瘀证方用济肾洁管汤（庞保珍方）。

2. 专病专方

许润三研创通络煎：北柴胡10g，枳实12g，赤芍15g，甘草10g，路路通10g，穿山甲9g，丹参30g，水蛭10g，三七粉3g（冲服），黄芪30g，土鳖虫10g，蜈蚣5条。夏桂成研创通管汤：穿山甲片10g，天仙藤15g，苏木9g，炒当归、赤白芍各 12g，路路通 6g，丝瓜络 6g，鸡血藤 15g，川续断 12g，炒柴胡 5g。王子瑜常用当归尾、川芎、赤芍、桃仁、丹参、柞木枝、穿山甲、路路通、皂角刺、海藻、血竭、柴胡、广木香。蔡小荪通络方：皂角刺 15g，王不留行籽 9g，月季花 9g，广地龙 9g，降香片 3g。对生殖系统结核蔡小荪用抗痨方：丹参 12g，百部 12g，王不留行籽 9g，山海螺 15g，鱼腥草 12g，功劳叶 15g，夏枯草 12g，皂角刺 12g，怀牛膝 9g，大生地 9g，路路通 9g。李广文拟通任种子汤：香附 9g，丹参 30g，赤白芍、桃仁、红花各 9g，川芎 6g，当归、连翘各 12g，小茴香 6g，络石藤 9g，炙甘草 6g。刘奉五对急性盆腔炎属湿毒热型者用清热解毒汤：连翘 15g，金银花 15g，蒲公英 15g，紫花地丁 15g，黄芩 9g，瞿麦 12g，萹蓄 12g，车前子 9g，牡丹皮 9g，赤芍 6g，地骨皮 9g，冬瓜子 30g；对盆腔脓肿属热毒壅聚者用解毒内消汤：连翘 30g，金银花 30g，蒲公英 30g，败酱草 30g，冬瓜子 30g，赤芍 6g，牡丹皮 6g，川军 3g，赤小豆 9g，甘草节 6g，土贝母 9g，犀黄丸 9g（分两次吞服）；对慢性盆腔炎属湿热下注者用清热利湿汤：瞿麦 12g，萹蓄 12g，木通 3g，车前子 9g，滑石 12g，延胡索 9g，连翘 15g，蒲公英 15g；对慢性盆腔炎属下焦寒湿、气血凝结者用暖宫定痛汤：橘核 9g，荔枝核 9g，小茴香 9g，葫芦巴 9g，延胡索 9g，五灵脂 9g，川楝子 9g，制香附 9g，乌药 9g；对慢性盆腔炎腰腹疼痛属气滞血瘀者用疏气定痛汤：制香附 9g，川楝子 9g，延胡索 9g，五灵脂 9g，没药 3g，枳壳 4.5g，木香 4.5g，当归 9g，乌药 9g。裘笑梅对盆腔炎、子宫内膜炎、附件炎等用二藤汤：忍冬藤 30g，蜀红藤 30g，大黄 9g，大青叶 9g，紫草根 9g（后下），牡丹皮 9g，赤芍 9g，川楝子 9g，制延胡索 9g，生甘草 3g。王渭川对湿热蕴结者用银甲丸：金银花 15g，连翘 15g，升麻 15g，红藤 24g，蒲公英 24g，生鳖甲 24g，紫花地丁 30g，生蒲黄 12g，椿根皮 12g，大青叶 12g，西茵陈 12g，琥珀末 12g，桔梗 12g。上药共研细末，炼蜜成 63 丸，此为一周量，也可改成煎剂。黄绳武认为妇科病的慢性炎症用药不能过于寒凉，而应用一些具有温养流动之性的当归、川芎、鸡血藤、鹿角霜等，并配以活血通络之品温通经脉。钱伯煊认为慢性盆腔炎以湿热下注最为常见，方用逍遥散合三补丸加减：柴胡 6g，赤芍 9g，白术 9g，茯苓 12g，生甘草 6g，黄连 3g，黄柏 9g，川楝子 9g，贯众 12g，川续断 12g。何少山拟血竭化癥汤（经验方）：血竭、乳香、没药、五灵脂、桃仁、制大黄、皂角刺、穿山甲、水蛭、地鳖虫、鹿角片。庞泮池拟通管汤：当归、芍药、地黄、川芎、桃仁、红花、香附、路路通、石菖蒲、皂角刺、薏苡仁、海螵蛸、生茜草、败酱草、红藤。马宝璋对血瘀气滞型用自拟逐瘀助孕汤：牡丹皮 15g，赤芍 20g，柴胡 15g，黄芩 20g，香附 20g，元胡 15g，金银花 50g，连翘 20g，海藻 20g，牡蛎 50g，皂角刺 15g，牛膝 20。李竹兰拟参连通管汤：丹参 30g，连翘 24g，牡丹皮 15g，当归 15g，苏木 15g，川芎 9g，穿山甲 12g，王不留行 12g，车前子 12g（包），泽泻 9g，牛膝 15g，川楝子 12g。吴熙拟通管猪蹄汤：猪蹄甲 90g，路路通 30g，牛膝 10g，赤芍 15g，香附 10g。庞保珍以自拟活血通管汤（元胡 12g，桃仁 10g，三棱 10g，莪术 10g，蜈蚣 2 条，炒穿山甲 10g，香附 12g）加减治疗输卵管阻塞性不孕 128 例，结果妊娠 40 例，效佳。庞保珍以橘核丸（又名济生橘核丸，出自《济生方》）治疗输卵管阻塞性不孕 96 例，效佳。庞保珍用自拟通腑续嗣汤[大黄 10～35g（后入），芒硝 10g（冲服），枳实 6g，厚朴 6g，红藤 20g，土茯苓 10g，鱼腥草 15g，牡丹皮 6g，赤芍 6g]加减治疗急性盆腔炎 159 例，结果痊愈 90 例，显效 43 例，有效 16 例，无效 10 例。庞保珍用自拟宫运续嗣汤（益母草 12g，红花 10g，炒桃仁 10g，元胡 10g，枳壳 12g，王不留行 10g，路路通 10g，香附 10g，川芎 10g）治疗子宫输卵管运动障碍性不孕 79 例，取得较好疗效。庞保珍认为，在人的受孕过程中，子宫输卵管正常的运动是重要一环，精卵的结合除需要各自的运动外，还要借助子宫输卵管的运动，子宫输卵管运动异常必然影响受孕。杨正望临床应用益气化瘀方治疗输卵管阻塞性不孕获效良多，临床效果肯定，处方：黄芪 15g，党参 15g，当归 10g，赤芍 10g，白芍 10g，路路通 10g，穿山甲 5g，丹参 15g，川芎 10g，桂枝 6g，茯苓 10g，香附 10g，青皮 6g，续断 10g，甘草 5g。嘱患者前两煎药汁口服，后再煎取药汁保留灌肠，余下药渣布包外敷患侧小腹部。一方三用，增加了中药的疗效性及经济性。

3. 针灸推拿

余海琼等采用针灸和中药治疗输卵管炎性粘连不孕症 108 例，治疗方法：①针灸取穴：关元、血海（双）、三阴交（双）、合谷（双）等，气血虚者加足三里（双），痰湿瘀阻者加丰隆（双）。除丰隆穴用泻法外，余穴皆用补法。同时用 TDP 灯照下腹部，每日 1 次，月经期停止治疗。②中药：将川芎、细辛、盐附片等药按 1：1 的比例制成粉末，用消毒纱布分装成 5g 的药团，于经净后每晚临睡前置于阴道内，次日晨起取出，每晚 1 次。治疗结果：治愈 88 例，显效 15 例，无效 5 例，总有效率 95.36%。黄宣能等选用关元、气海、水道、归来、足三里、内关、太冲、三阴交、公孙、外陵、大巨等隔天针刺一次。庞保珍对虚寒型及寒凝血瘀型输卵管阻塞性不孕用通管散（庞保珍方）：食盐 30g，熟附子 10g，川椒 10g，王不留行 10g，六通 10g，小茴香 10g，乌药 10g，元胡 10g，红花 10g，川芎 10g，五灵脂 10g，麝香 0.1g，生姜片 5 ~ 10 片，艾炷 21 壮，如黄豆大，麦面粉适量。先将麝香、食盐分别研细末，分放待用，次将其余诸药混合研成细末另备用。嘱患者仰卧床上，首先以温开水调麦面粉成面条，将面条绕脐周围一圈（内径约 1.2 寸 ~ 2 寸），然后把食盐填满患者脐窝略高 1cm ~ 2cm，接着取艾炷放于盐上点燃灸之，连续灸 7 壮之后，把脐中食盐去掉，再取麝香末 0.1g，纳入患者脐中，再取上药末填满脐孔，上铺生姜片，姜片上放艾炷点燃，频灸 14 壮，每隔 3 天灸一次。

4. 保留灌肠法

此法将肛管或导尿管放置肛门内，将药物灌入直肠内，灌后保留 30 ~ 60 分钟，每天 1 次，经期停用。庞保珍用自拟通管种子汤（红藤 20g，地丁 12g，丹参 30g，赤芍 30g，三棱 30g，莪术 15g，枳实 15g，当归 15g，制乳香 10g，制没药 10g，穿山甲 10g，王不留行 20g，路路通 20g，小茴 2g，浓煎 200mL，灌入已消毒的液体瓶中，连接一次性输液器，需将输液器之头皮针去掉，连接一个 14 号导尿管插入直肠，缓慢滴注，每日一次）治疗输卵管阻塞性不孕 96 例，取得较好疗效。郭志强拟化瘀宁坤液以温经活血、消癥散结、祛湿止带而组方，灌肠治疗慢性盆腔炎取得较好疗效。药物组成：水蛭 5g，附子 10g，桂枝 10g，三棱 15g，莪术 15g，赤芍 15g，昆布 15g，槟榔 12g，败酱草 20g 等。卢丽芳采用通液术加中药（三棱、莪术、穿山甲、丹参、王不留行、毛冬青、蒲公英、紫花地丁、鱼腥草）灌肠治疗 125 例，结果痊愈（双侧输卵管通畅并受孕）52 例，显效（单侧输卵管通畅并受孕）37 例，无效（双侧输卵管仍阻塞）36 例，治疗时间最短 20 天，最长 6 个月。蔡小苏拟灌肠方：炒当归 12g，丹参 15g，桂枝 4.5g，皂角刺 20g，赤芍 12g，川牛膝 12g，桃仁 9g，生军 9g，石见穿 30g，败酱草 30g，莪术 15g。乐秀珍拟灌肠 Ⅰ 号方：忍冬藤 15g，马鞭草 15g，生甘草 9g。许润三创立通络灌肠方，药物组成：莪术 20g，细辛 3g，透骨草 30g，赤芍 30g，蒲公英 30g。将药物水煎 2 次，浓缩至 100mL，每晚灌肠 1 次。若患者保留灌肠时间少于 4h，许润三建议原方中加入收敛涩肠之诃子 10g，五倍子 10g，温阳止泻之补骨脂 10g。李伟莉自拟中药灌肠方以清热解毒，活血通络。药物组成：紫花地丁、野菊花、金银花、蒲公英、三棱、莪术、路路通、皂角刺、刘寄奴各 10g。采用颗粒剂，开水 100mL 溶解，过滤去渣后待药液温度降至 37℃ ~ 39℃时灌肠，嘱患者排空大小便，使用一次性灌肠管插入肛门 10cm，采用注射器将药液缓慢注入直肠内，一般灌肠后采用患侧卧位，每晚睡前保留灌肠，尽量延长保留灌肠时间。月经干净后第 3 天开始，连续使用 10 ~ 15 天为 1 个疗程，月经期停药。

5. 宫腔注药法

李淑芹等采用宫腔及输卵管注射鱼腥草液治疗输卵管炎性阻塞性不孕症 390 例，经 1 ~ 4 疗程，痊愈 210 例，200 例分别于治疗后 1 ~ 12 个月内妊娠，治愈率达 53.8%。

6. 输卵管介入注药法

对输卵管阻塞患者，先行 X 线下输卵管疏通术，术后向输卵管内注入复方当归注射液或鱼腥草注射液，以预防术后输卵管再粘连。连方曾用此法治疗，输卵管再通率达到 97.4%，再粘连率仅 9.3%，低于国外单纯输卵管介入治疗。朱庭舫等应用介入疗法加中药内服治疗 77 例（146 支输卵管），即于介入法疏通输卵管后次日起口服中药（连翘、紫花地丁、蒲公英、虎杖、赤芍、当归、桃仁、制香附、三棱、莪术、威灵仙、柴胡、枳实、琥珀），随症加减，连续服用 15 天为 1 个疗程。结果输卵管再通 137 支，再通率为 93.9%。张淑增借助宫腔镜，用硬膜外导管疏通输卵管，同时注入抗生素、激素等疏通输卵管，术后服中药（败酱草、蒲公英、金银花、当归、牛膝、元胡、皂角刺、穿山甲）治疗 60 例，结果受孕者 37 例，好转 15 例，无效 8 例，总有效率 86.67%。

7. 中药离子导入法

李玲等用桃仁、皂角刺、败酱草浓煎，于八髎、关元穴进行中药离子导入，并辨证口服中药，治疗输卵管炎性阻塞性不孕，妊娠率达 50%。郭志强用宁坤散（自拟方）：透骨草 20g，三棱、莪术、赤芍、牡丹皮、红藤、昆布各 15g，水蛭、桂枝、皂刺各 10g，桃仁 12g 等，与少腹部一侧或双侧离子导入治疗慢性盆腔炎取得较好疗效。

8. 中药外贴

庞保珍用自创通管胤嗣丹（益母草 30g，制乳香 30g，制没药 30g，红花 30g，炒穿山甲 20g，元胡 30g，川芎 30g，柴胡 20g，干姜 20g，肉桂 20g，小茴香 15g，上药共研细末备用，临用时取药末 10g，以酒调成糊状敷于神阙穴，外盖纱布，胶布固定，3 天换药一次）治疗血瘀性输卵管炎致不孕症 130 例，结果痊愈 70 例，无效 60 例。庞保珍以自创洁宫螽嗣丹（木香 15g，川芎 15g，乌药 15g，路路通 15g，制没药 20g，制乳香 20g，元胡 20g，益母草 20g，王不留行 20g，干姜 10g，肉桂 10g，小茴香 10g，上药共研细末，瓶装备用，临用时取药末 10g，以适量白酒调成糊状敷于神阙穴，外盖纱布，胶布固定，3 天换药一次）治疗气滞血瘀型慢性盆腔炎 118 例，结果痊愈 72 例，显效 30 例，有效10 例，无效 6 例，总有效率 94.92%。

三、实验研究

连方采用活血祛瘀、温经通脉的痛经宝口服与复方当归液通水治疗，取得94.6% 的有效率和 46.7% 的妊娠率。实验研究提示：痛经宝与复方当归液具有抗炎、抑制纤维组织增生和促进上皮组织再生的功能。

四、小结

庞保珍认为在腹腔镜下进行通染液试验是评价输卵管通畅的金标准。输卵管通液术等仅供参考。对无任何自觉症状的输卵管阻塞应予重视，辨证论治是关键。切忌一派清热药，内服外用相结合，疗效提高、疗程短。在治疗的同时给患者讲清预防知识很有必要，以防预后再次复发。临床必须辨证论治，应采用统一的诊断与疗效判断标准，以利于深入研究与广泛交流。

女性免疫性不孕研究

免疫性不孕是由于生殖系统抗原的自身免疫或同种免疫引起的不孕症，占不孕症的 10% ~ 20%。自 1954 年抗精子抗体被发现以来，因免疫因素造成的不孕越来越受到重视。人类性腺产生的生殖细胞与分泌的激素，均具有抗原性。目前已知和不孕相关的免疫因子主要有抗精子抗体（AsAb）、抗子宫内膜抗体（EMAb）、抗心磷脂抗体（AcAb）、抗卵巢抗体（AoAb）、抗绒毛膜促性腺激素抗体（AhcGAb）、抗透明带抗体（AzpAb）等。

祖国医学无"免疫性不孕"的记载，本病属中医学"不孕症"范畴。

一、病因病机

免疫性不孕多因阴虚火旺所致。连方认为是由于患者先天肾气不足，后天伤及脾胃，脾肾两虚，冲任功能失调所致。故临床上患者开始多无症状，或素体虚弱，易受风寒等。但随病情变化也可有其他变证，如出现虚热、瘀热等证候。侯玲玲指出，经行产后，或房事不节，邪毒内侵，损伤血络，导致瘀毒内阻，冲任不畅，精不循常道，并乘损而入，变为精邪，与血搏结，致冲任胞宫气机失调，失其纳精之力，使精子活力下降，甚至凝集难动，不能与卵子相合成孕或孕后常堕。姚石安认为，经行产后，人流堕胎后，房事不节，邪热内侵，冲任阻滞，精不循常道，反变为邪，内扰气血；或因肾虚冲任不充，胞脉失养，精不循常道，内扰气血导致不孕；临床分为阴虚瘀热和肾虚瘀阻两种。杨石强研究认为抗精子抗体的产生，与子宫内膜的破损和炎症有关，并提醒人流术后患者，应合理性生活，预防感染是减少人流后免疫性不孕之有效措施。李大金等认为无论是原发性不孕症、继发性不孕症，还是反复自然流产，均与体内产生了抗透明带抗体显著相关。抗透明带抗体不仅干扰精卵结合，从而影响受精，而且影响孕卵着床及发育，从而导致不孕和自然流产，故抗透明带抗体比抗精子抗体在更大范围内影响人类生育。张玉珍、刘敏如认为肾阳虚或肾阴不足是病之本，热灼精血、精血凝聚、精失常道、瘀痰内结胞中是病之标。临床上以实证或虚实夹杂多见。常见的病因病机有肾虚血瘀、气滞血瘀和瘀痰互结等。许润三认为肾虚为免疫性不孕发病之本，肝郁为免疫性不孕发病之标。夏桂成认为主要是由于肝肾失调，阴阳气血消长转化异常，加上湿热、瘀血、邪毒等诱因而致，其中又以肾虚肝旺为最基本的原因。庞保珍认为肾阴亏损、肾阳不足、湿热下注、气滞血瘀、寒凝血瘀是其主要病机。

二、中医治疗

1. 辨证论治

罗颂平等将 62 例抗精子抗体阳性患者分为两型：肾阴虚型 41 例，用助孕 1 号丸（菟丝子、淫羊藿、党参、金樱子、当归、熟地黄、甘草等）治疗；肾阳虚型 21 例，用助孕 2 号方（菟丝子、淫羊藿、党参、金樱子、赤芍、丹参、甘草等）治疗，90 天为 1 个疗程，取得较好疗效。徐福松、莫惠等分为 4 型论治：肾阳不足型用毓麟珠（《景岳全书》），肾阴亏损型用养精种玉汤（《傅青主女科》），湿热下注型用四妙丸合红藤败酱散加减（经验方），气滞血瘀型用血府逐瘀汤加减。张玉珍、刘敏如分 3 型论治：气滞血瘀证用丹栀逍遥散（《薛氏医案·内科摘要》）合宫外孕Ⅱ号方（山西医科大学附属第一医院）加水蛭，瘀痰互结证用少腹逐瘀汤合启宫丸（经验方）加味。陈文裕等统计分析认为，各医者对免疫性不孕的中医辨证分型虽然不尽相同，但以脏腑辨证占绝大多数，且大多定位在肾，其次为肝肾，极少数为脾肾，无从心肺论治者。脏腑辨证的同时又多有兼夹证，包括湿热、瘀血和痰浊，以湿热及瘀血多见。最常见的辨证为肾虚夹湿夹瘀、肾虚血瘀、肝肾阴虚火旺、肾阴虚、阴虚火旺等。从中医辨证分型来看，肾阴虚多于肾阳虚；从治法和药物统计结果分析，滋阴补肾法的比重稍大于温阳补肾法；滋阴药的使用频数也多于补阳药。可见阴虚证有可能成为免疫性不孕证型上的一个倾向，因大多数患者属于阴虚体质，而有关抗体的生成与阴虚之间的关系尚待进一步研究。李晓燕分 4 型论治：肾阴亏损以抗免疫Ⅰ号方加减，肾阳不足以温凝汤加减，肝经湿热以除凝汤加减，寒凝血瘀以抗免疫Ⅱ号方加减。李祥云分 3 型论治：气虚用举元煎加减，肾虚用右归丸加减，湿热用化湿消抗体汤（经验方）：草薢、赤芍、牡丹皮、红藤、土茯苓、车前子、忍冬藤、生甘草、薏苡仁、金银花、连翘。庞保珍分 5 型论治：肾阴亏损证方用济阴驱疫汤（庞保珍方），肾阳不足证方用鹿角赞孕汤（庞保珍方），湿热下注证方用薏柏续嗣汤（庞保珍方），气滞血瘀证方用柴桃衍宗汤（庞保珍方），寒凝血瘀证方用温活抗疫汤（庞保珍方）。

2. 专病专方

连方采用补肾健脾益气法治疗女性 AsAb 阳性所致的脾肾两虚型不育症 103 例，分三组，分别用自拟贞芪转阴汤（女贞子 15g，黄芪 15g，旱莲草 15g，党参 15g，炒白术 12g，当归 12g，白芍 12g，徐长卿 15g）配合适时 IUI 治疗、贞芪转阴汤治疗和适时 IUI 治疗。结果：三组 AsAb 转阴率分别为 76.47%、82.35%、8.57%，妊娠率分别为 41.18%、20.59%、11.43%。服药两组治疗后血清 CD4 显著下降，CD8 显著上升，CD4/CD8 值显著下降，与未服药组有显著性差异。许润三拟调肝汤加减方：柴胡 10g，当归 10g，白芍 10g，菟丝子 30g，女贞子 20g，枸杞子 20g，沙苑子 30g，丹参 20g，生黄芪 20g，制香附 10g，益母草 10g。夏桂成对阴虚型免疫性不孕用滋阴抑亢汤：炒当归、赤白芍、怀山药、炒丹皮、茯苓各 10g，干地黄 9 ~ 12g，山茱萸 10 ~ 12g，甘草 5g，钩藤 10 ~ 15g，炒柴胡 5g，苎麻根 15g，蒲黄 6g，白花蛇舌草 12g；对阳气虚弱所致不孕用助阳抑亢汤：黄芪、党参 12 ~ 30g，鹿角片（先煎）6 ~ 10g，炙甘草 6g，怀山药、丹参、赤白芍、五灵脂、山楂各 10g，茯苓 12g。

中药敷贴：庞保珍以自拟逐疫种嗣丹（炒桃仁 30g，红花 30g，制乳香 30g，制没药 30g，炒穿山甲 30g，川芎 30g，香附 30g，忍冬藤 30g，生黄芪 40g，上药共研细末，装瓶备用，临用时取药末 10g，以温开水调合成团，涂以神阙穴，外盖纱布，胶布固定，3 天换药一次）治疗血瘀型免疫性不孕 112 例，结果痊愈 62 例，无效 50 例。李映明等研究周开达经验方（丹芷汤）治疗女性免疫性不孕疗效明显优于阿司匹林结合泼尼松治疗。周开达经验方（丹芷汤）方药组成：丹参、白芷、当归、蒺藜、桑寄生、菟丝子、赤芍、生地黄各 20g，虎杖 30g，桔梗、蝉蜕各 10g。每日 2 次，饭后温服，2 日 1 剂。

3. 中医外治

庞保珍分 5 型辨证外治：肾阴亏损证方用熟地黄螽斯丹（庞保珍方），肾阳不足证方用巴戟广嗣丹（庞保珍方），湿热下注证方用酱薏定宫丹（庞保珍方），气滞血瘀证方用香蛭胤嗣丹（庞保珍方），寒凝血瘀证方用艾棱娱嗣丹（庞保珍方）。

三、实验研究

曹立幸、韩冰等研究认为采用益气养血、固肾安胎法，中药治疗肾虚型流产能够显著改善造模后异常的免疫功能，并可通过此途径达到治疗作用，进而调整体内血清抗滋养细胞抗体、IL2 等的含量。该法能够显著提高模型大鼠的妊娠功能，益气养血、固肾安胎中药疗效也显著优于中药对照组。

四、用药分析

1. 免疫性不孕治法统计

陈文裕等综合大量文献对中医治疗免疫性不孕用药进行分析，结果：采用补肾法所占比率最大，占总数的 34%（滋阴补肾法 19%，温阳补肾法 15%）；其次为活血化瘀法和清热祛湿法，分别占总数的 21% 和 20%；补气法占总数的 17%，其他合计占 8%（注：其他治法包括疏肝理气法、泻利透散法、化痰法、平肝法）。统计结果显示，治疗免疫性不孕的核心用药集中体现在补肾、活血化瘀、清热祛湿 3 种治法上。现代药理学研究证明：滋阴、补肾、化瘀、清热、补气药是治疗免疫性疾病的主要中药，从而得出中医药治疗免疫性不孕集中在补肾、活血化瘀、清热祛湿方面，与治法的统计结果相吻合。

2. 免疫性不孕治疗药物种类统计

陈文裕等统计 4760 个病例的 63 个处方中使用中药 104 种（主要是治疗主症的药物，兼夹症用药不列入），其中滋阴补肾药 18 种，以熟地黄、枸杞子、女贞子、龟甲、紫石英为主；温阳补肾药 23 种，以菟丝子、淫羊藿、续断、益智仁、紫河车为主；补气健脾药只有 6 种，为黄芪、山药、白术、党参、人参、太子参；活血化瘀药 24 种，以当归、赤芍、丹参、桃仁、徐长卿、红花、川芎、牡丹皮等为主；清热祛湿药 32 种，以黄柏、生地黄、白花蛇舌草、牡丹皮、茯苓、金银花、虎杖、薏苡仁、黄芩、泽泻、败酱草等为主；调和药性和激素作用的甘草 1 味；收涩药 1 味，为山茱萸。

五、小结

免疫性不孕的诊断必须借助现代医学检测，治疗必须辨证论治，采用统一的诊断与疗效判定标准，以利于今后深入研究与广泛交流。

第四节

多囊卵巢综合征研究

多囊卵巢综合征（polycystic ovarian syndrome，PCOS）于 1935 年由 Stein-Leventhal 提出，是一种发病多因性、临床表现呈多态性的内分泌失调综合征，以雄激素分泌过多和持续无排卵为主要临床特征。主要表现为月经失调、不孕、多毛、痤疮、肥胖、黑棘皮症等，属于中医"闭经""月经后期""崩漏""癥瘕""不孕"等范畴，与西医学所说之卵巢囊肿在发病过程、症状体征及生物学行为上都极为相似。远期可以并发心血管疾病、糖尿病、子宫内膜癌等。

多囊卵巢（PCO）与 PCOS 是两个不同的概念。PCO 只表现为卵巢呈多囊性改变，而无临床症状及血激素的改变，可由其他疾病引起。

一、病因病机

近年来众多学者的研究认为：肾虚是本病的基本病因，在此基础上还分别兼有血瘀、痰湿、肝郁和痰瘀互结等。桑海莉等认为肾虚是致病之本，多兼有痰血瘀阻、肝胆郁热。王东梅等研究认为本病病机以脏腑功能失常为本，肾虚为主，尤以肾阳虚为主要病机，并涉及肝、脾；血瘀、痰浊阻滞是本病之标。尤昭玲认为冲任之本在肾，冲为血海，任主胞胎，肾虚则冲任不充，血瘀则冲任不畅，气血无以顺利下行，则胞宫、胞脉、胞络失去滋养，"肾－天癸－冲任－胞宫"生殖轴功能失调，由此引起经、带、胎、产等一系列的妇科疾病。陆美亚等指出肾虚肝郁为 PCOS 的主要病机，脾虚湿盛及阴虚火旺为两个重要病理改变。史莲花等认为 PCOS 以脾肾阳虚为本，气滞湿阻、痰瘀互结为标。万朝霞等认为 PCOS 以痰瘀交阻、心肝火旺为表象，肾虚为本。徐福松、莫惠等认为本病病因病机主要为肾虚、痰湿、肝郁化火、气滞血瘀导致肾气不足，冲任失调；脏腑功能失常，气血失调，经络不畅，痰湿脂膜积聚，血海蓄溢失常而致本病。罗颂平认为本病因肝脾肾虚，痰湿阻滞胞宫所致。庞保珍通过临床观察和研究发现：无排卵性不孕患者均有不同程度的肝郁表现，而卵巢长期持续无排卵正是 PCOS 的一个显著特点，故认为肝郁气滞、肝的疏泄功能失常是PCOS 发生的重要病机。刘瑞芬认为本病病机以肾虚为本，痰瘀为标。其核心病理是卵泡不能发育或卵泡壁过度增生不能破裂导致卵泡闭锁。肾为先天之本，肾主生殖，卵子的发育成熟与肾精充盛、肾阳鼓动密切相关。肾精亏虚，卵子发育缺乏物质基础；肾虚致瘀，卵子不能顺利排出。李光荣认为肾虚是其根本原因，肝郁脾虚是重要病机。肾阴虚，精亏血少，血海不能按时满溢；肾气虚，气化不及，血海不能按时施泻。肝失疏泄，脾失运化，则肝血亏虚，痰湿内生，均可导致月经稀发或闭经。周贵凤等研究认为其主要病因病机在于先天禀赋不足，饮食失节、情志不畅导致肝、脾、肾亏损形成痰、湿瘀结于胞宫。姜惠中认为 PCOS 核心病机为肾虚肝郁。林洁认为多囊卵巢综合征患者的卵泡发育异常与"阳化气，阴成形"的功能失衡密切相关。在 PCOS 患者的月经周期变化中，"阳化气"与"阴成形"的功能失调常见两种阴阳失衡表现：其一是"阴成形"不足，"阳化气"相对过盛；其二是"阴成形"太过，"阳化气"乏力。庞保珍认为肾虚、肾虚痰实、肝郁化火、气滞血瘀是其主要病机。

二、治法探讨

姜惠中认为治疗 PCOS 以补肾疏肝为主，辅以健脾、祛痰、化瘀。

三、中医治疗

1. 辨证论治

韩百灵对肾阴亏损用百灵育阴汤：熟地黄 15g，山药 15g，川续断 15g，桑寄生 15g，怀牛膝 15g，山茱萸 15g，白芍 15g，牡蛎 20g，杜仲 15g，海螵蛸 20g，菟丝子 15g，龟甲 20g；血虚用育阴补血汤：熟地黄 15g，山药 15g，当归

15g，白芍 15g，枸杞子 15g，炙甘草 10g，山茱萸 15g，牡丹皮 15g，龟甲 20g，鳖甲 20g；肾阳虚用渗湿汤：熟地黄 15g，山药 15g，白术 15g，茯苓 15g，泽泻 10g，枸杞子 15g，巴戟天 15g，菟丝子 15g，肉桂 10g，附子 10g，鹿角胶 15g，补骨脂 15g，陈皮 10g，甘草 10g；肝郁气滞用调肝理气汤：当归 15g，白芍 15g，柴胡 10g，茯苓 15g，白术 10g，牡丹皮 15g，香附 15g，瓜蒌 15g，怀牛膝 15g，川楝子 15g，王不留行 15g，通草 15g，甘草 10g。

王东梅等研究认为肾虚证是最主要的证候，肝郁气滞证是本病的第二大证候，另可见脾虚痰湿证和血瘀证。张玉珍分为 4 型论治：肾虚型方用右归丸加石楠叶、仙茅草，痰湿阻滞型方用苍附导痰汤为主加桃仁、当归、红花、夏枯草，气滞血瘀型方用膈下逐瘀汤，肝经湿热型方用龙胆泻肝汤加减。

罗颂平对肾虚夹瘀方用归肾丸加法半夏、苍术、胆南星，肾阴虚夹瘀方用六味地黄丸合失笑散，气虚夹瘀方用苍附导痰汤为主加黄芪、党参，肝气郁结方用丹栀逍遥散合清气化痰丸。

尤昭玲将本病分 4 种证型论治：肾虚用右归丸加减，痰湿阻滞用苍附导痰丸合佛手散加减，肝郁化火用丹栀逍遥散加减，气滞血瘀用膈下逐瘀汤为主加减。徐福松、莫惠等将其分为 4 型论治：肾虚痰湿证用肾气丸（《金匮要略》）和二陈汤（《太平惠民和剂局方》），痰湿阻滞证用苍附导痰丸（《叶天士女科诊治秘方》）加减，肝郁化火证用丹栀逍遥散（《女科摄要》）加减，气滞血瘀证用膈下逐瘀汤加减。刘云鹏认为求子之道莫如调经，对经病所致的不孕分 10 型论治，10 型之中以肝气郁结为多，该型以自拟调经 I 号方（柴胡 9g，当归 9g，白芍 9g，益母草 15g，香附 12g，郁金 9g，川芎 9g，甘草 3g）加减；酌情辨证调经，分期治疗：经前以理气为主，用自拟调经 I 号方；经期以活血为主，用自拟益母生化汤：当归 24g，川芎 9g，桃仁 9g，甘草 6g，姜炭 6g，益母草 15g；经后以补虚为主，亦随胞脉气血的盛衰，按法调制，常用自拟益五合方：益母草 15g，熟地黄 15g，当归 12g，丹参 15g，茺蔚子 12g，香附 12g，川芎 9g，白芍 9g，枸杞子 15g，覆盆子 9g，五味子 9g，白术 9g，菟丝子 15g，车前子 9g。李祥云分 4 型论治：肾亏痰阻用归肾慈皂汤（经验方），阴虚内热用瓜石散加减，肾亏瘀阻用补肾逐瘀汤（经验方），肝郁化火用龙胆泻肝汤加减。王耀廷认为燥湿化痰为治标，健脾补肾乃求本，然缓不济急，故常于健脾豁痰之中佐以补肾化瘀之品，曾用苍术 20g，香附 15g，陈皮 15g，茯苓 20g，胆南星 10g，桂枝 10g，鹿角霜 50g，紫石英 50g，川牛膝 15g 治之，效佳。林洁将 PCOS 患者分胖、瘦两种体型辨证施治，瘦型PCOS患者的发病之本为"阳化气"太过，其标为"阴成形"不足，多辨为心肝火旺证，采用以丹栀逍遥散为基础方化裁的多囊Ⅰ号方治疗；胖型PCOS患者的发病之本为"阳化气"乏力，其标为"阴成形"太过，采用以导痰汤为基础方化裁的多囊Ⅱ号方治疗。另外，嘱患者养成健康的饮食习惯和良好的生活习惯，选择适合的运动方式，并对病情严重者进行必要的心理疏导。庞保珍分5型论治：肾虚证方用济肾续嗣丹（庞保珍方），虚痰实证方用济肾涤痰丹（庞保珍方），肝郁化火证方用济水清肝丹（庞保珍方），亏血瘀证方用济肾逐瘀丹（庞保珍方）；气滞血瘀证方用香蛭赞孕丹（庞保珍方）。

2. 专病专方

柴松岩验方（菟丝子、车前子、淫羊藿、杜仲、当归、桃仁、生薏苡仁、川芎等。每剂2煎，水煎煮至200mL，早晚各服药1次，连续用药6个月为1个疗程）具有益肾健脾、养血通利的作用，对PCOS证属脾肾阳虚型闭经进行治疗取得了良好的效果。

王子瑜对脾肾阳虚、痰湿所致的"多囊卵巢综合征"闭经不孕症常用淫羊藿、巴戟天、鹿角片、菟丝子、山药、苍术、白术、党参、制香附、当归、石菖蒲、天南星、海藻、益母草。李广文拟石英毓麟汤：紫石英15～30g，川椒15g，川芎6g，川续断、川牛膝、淫羊藿各12～15g，菟丝子、枸杞子、香附各9g，当归12～15g，赤、白芍各9g，桂心6g，牡丹皮9g。刘奉五拟四二五合方：当归9g，白芍9g，川芎3g，熟地黄12g，覆盆子9g，菟丝子9g，五味子9g，车前子9g，牛膝12g，枸杞子15g，仙茅草9g，淫羊藿12g。

朱小南善用峻补冲任之品，如鹿角霜、紫河车、巴戟天、淫羊藿等；对气滞不孕善用娑罗子与路路通，认为二药通气功效卓越，经前有胸闷乳胀等症者，十有六七兼有不孕症，治宜疏解，选方香附15g，郁金15g，白术10g，当归15g，白芍10g，陈皮15g，茯苓15g，合欢皮15g，娑罗子15g，路路通15g，柴胡75g，于经前感觉胸闷乳胀时服用，至经末1～2日止。

裘笑梅对肾阳不足、子宫虚寒者用桂仙汤：淫羊藿15g，仙茅9g，肉桂末15g（吞），肉苁蓉9g，巴戟天9g，紫石英15g；对肝郁者用蒺麦散：白蒺藜9g，八月札9g，大麦芽12g，青皮3g，橘核3g，橘络3g，蒲公英9g。

王渭川拟育麟珠：当归60g，枸杞子30g，鹿角胶30g，川芎30g，白芍60g，党参30g，杜仲30g，巴戟天30g，淫羊藿30g，桑寄生30g，菟丝子30g，胎盘 60g，鸡血藤膏 120g，共研细末，炼蜜为丸，每日早、中、晚各服 9g。

王渭川拟种子方：鹿角胶 15g，肉苁蓉 12g，枸杞子 12g，巴戟天 12g，柏子仁 9g，杜仲 9g，牛膝 3g，小茴香 9g，桑寄生 15g，菟丝子 15g，覆盆子 24g，淫羊藿 24g。

蒲辅周对妇人胞宫虚寒不孕多选用温经汤治疗。哈荔田拟天龙散：女贞子 15g，旱莲草 10g，菟丝子 20g，仙茅草 15g，石楠叶 15g，龙胆草 7g，牡丹皮 9g，瞿麦穗 9g，天龙散（大蜈蚣 1 条，九香虫 5g）研面冲服，用于痰湿不孕。

王子凤研究补肾活血方治疗多囊卵巢综合征致排卵障碍性不孕的临床疗效确切，可有效调节性激素水平，提高妊娠率，且安全性较高。补肾活血方药物组成为川续断 15g，当归 10g，菟丝子 15g，桑寄生 15g，女贞子 10g，枸杞子 15g，泽兰 15g，（川）牛膝 15g，鸡血藤 15g，赤芍 15g，蒲黄 10g，丹参 15g，益母草 15g。水煎煮，每日 1 剂 / 天，分早晚两次顿服。

徐献丽等研究认为对于 PCOS 致排卵障碍性不孕症患者（肾虚血瘀型）而言，联合益肾促排卵汤治疗具有重要意义，可有效调节性激素及 CTGF 水平，改善子宫内膜容受性，提高临床疗效。益肾促排卵汤药物组成：炒山药、熟地黄各 30g，淫羊藿、菟丝子、女贞子、白芍、川牛膝、桑寄生、丹参各 15g，鸡血藤 20g，川芎 10g，炙甘草 6g。

杨晓刚等介绍庄田畋治疗上以自拟补肾祛瘀方为基础酌情加减，方中选用熟地黄、枸杞子、菟丝子滋补肝肾、益精填髓，山茱萸、山药益肾固精，益母草、当归活血调经化瘀，川芎、桃仁、红花理气活血，牛膝逐瘀通经，白芍、甘草酸甘化阴。纵观全方，共奏补肝益肾填精、理气活血化瘀之功效。

3. 针灸推拿

谢红亮等用针刺配合滋肾育胎丸治疗 PCOS 患者 30 例，针刺取体穴：关元、三阴交（双）、太溪（双）、太冲（双）、子宫或卵巢（双侧，交替），平补平泻，留针 30 分钟，留针期间，每 10 分钟运针 1 次，自月经后第 5 天开始，每周 3 次，4 周为 1 个疗程。连续治疗 3 个疗程。中药予滋肾育胎丸（党参、续断、白术、巴戟天、何首乌、杜仲、枸杞子、菟丝子、熟地黄等），每次 5g，每日 3 次，于月经后第 5 天开始服用，15 天为 1 个疗程，连续治疗 3 个疗程，取得较好疗效。

费义娟等选取肝俞、肾俞、脾俞、关元、子宫穴、三阴交，于末次月经第 5 天开始进行针刺，每日 1 次，每次 30 分钟。以电针刺激，频率 3Hz。连续 15

天，3个周期为1个疗程。治疗 PCOS 患者 30 例，有效率 86.67%。

史常旭等采用中药、针刺、中药加针刺联合治疗 PCOS 患者 117 例，中医辨证为痰湿、肾虚痰湿、肾虚三型，分别给予中药方剂。针刺取穴为关元及双侧子宫穴，月经第 14～17 天每天针刺 1 次，每次留针 15 分钟，联合治疗有效率达 92.78%，单用中药或针刺有效率为 60%～76%。

马仁海等应用针灸治疗 PCOS 患者 98 例，取主穴为腹部六针（关元、中极、子宫、大赫、三阴交），对照组服用克罗米芬。结果：治疗组治愈率 94%，对照组治愈率 62.5%。治疗组妊娠 26 例，对照组妊娠 15 例，有显著性差异（$P < 0.05$）。结论认为针灸能够调整人体内分泌功能。

张丽梅治疗 PCOS 患者 64 例，卵泡期口服自拟补肾汤（山茱萸、石斛、肉苁蓉、熟地黄、巴戟天、附子、白茯苓、石菖蒲、陈皮、香附），排卵期、黄体期辅以电针治疗（选用疏波，中等强度，针刺双侧子宫穴、中极穴）。治疗 3 个月为 1 个疗程，症状改善率 96%，LH/FSH、T 值下降 70%。现代研究认为，针刺可引起脑内某些核团反应和递质变化，调整下丘脑功能而促排卵。

庞保珍自拟真机散：食盐 30g，巴戟天 10g，川椒 10g，附子 10g，肉桂 10g，淫羊藿 10g，紫石英 10g，川芎 6g，香附 10g，小茴香 6g，麝香 0.1g，生姜 5～10 片，艾炷 21 壮，如黄豆大，麦面粉适量。先将麝香、食盐分别研细末，分放待用，次将其余诸药混合研成细末另备用。嘱患者仰卧床上，首先以温开水调麦面粉成面条，将面条绕脐周围一圈，内径 1.2～2 寸，然后把食盐填满患者脐窝略高 1～2cm，接着取艾炷放于盐上点燃灸之，连续灸 7 壮之后，把脐中食盐去掉，再取麝香末 0.1g，纳入患者脐中，再取上药末填满脐孔，上铺生姜片，姜片上放艾炷点燃，频灸 14 壮，月经第 6 天开始，每隔 2 天灸 1 次，连灸 6 次为 1 个疗程。填脐灸法治疗无排卵性不孕症 109 例，结果排卵率为 61.5%，妊娠率为 30.3%，提示该方对肾阳虚型无排卵性不孕症疗效较好。

4. 中药周期治疗

中药周期治疗临床运用虽然不尽相同，但主要治疗机理即强调经后期以滋阴补肾为主，促卵泡发育；经间期滋肾活血以促卵泡排出；经前期以温补肾阳为主促黄体功能；行经期以活血通经为主利经血正常排出。

袁雄芳将辨证论治、中药周期疗法揉和于一体，分肾阳虚、肾阴虚、痰湿 3 型治疗 PCOS 患者 38 例。各型均在月经周期不同阶段分别予促卵泡汤、促排卵汤、促黄体汤、活血调经汤，经 1～3 个疗程治疗，结果：治愈 26 例，好转

7 例，总有效率 86.8%。

王娜等在采用中药人工周期治疗 PCOS 中，重视 B 超对卵泡的检测，对 B 超监测示卵泡发育欠佳者，重用补肾之品。于月经第 10 ~ 12 天开始用 B 超（专人专机）监测卵泡生长发育情况。卵泡直径在 15cm 左右时，连续监测优势卵泡大小、饱满状态、壁厚薄、破裂消失否及子宫后方积液、子宫内膜变化，患者自测基础体温。

梅彬等应用中药人工周期疗法，滋阴补肾，配合克罗米芬治疗 50 例 PCOS 患者取得满意疗效。月经第 5 ~ 11 天：滋阴补肾为主，稍佐温阳药，用熟地黄、山药、山茱萸、菟丝子、覆盆子，佐少量肉苁蓉、巴戟天；月经第 12 ~ 16 天：活血化瘀为主，自拟排卵汤，用桃仁、红花、皂角刺等；月经第 17 ~ 24 天：温补脾肾，用补中益气汤合六味地黄汤加减；月经第 25 天至下次月经来潮：用桃红四物汤加减，重用赤芍、枳壳。

郝兰枝等用中药人工周期治疗青春期 PCOS 患者 40 例，基础方：淫羊藿 30g，仙茅草 10g，菟丝子、鹿角霜、女贞子、墨旱莲各 30g，当归、黄芪、益母草各 15g，川芎 10g，炙甘草 6g。分期论治：月经后期（周期第 6 ~ 10 天）以滋补肾阴、调养冲任为主，排卵前期（周期第 11 ~ 14 天）为静中生动之际，上方酌加理气活血之丹参、泽兰、香附；排卵后期（周期第 15 ~ 23 天）为阳气旺盛时期，应酌加补肾阳之品，经前期（周期第 24 ~ 28 天）为血海满盈将要溢泻之际，应因势利导，促使经血顺利外泻。结果总有效率为 90%。

5. 中医外治

庞保珍分 5 型辨证外治，肾虚证方用石英续嗣丹（庞保珍方），肾虚痰实证方用菟夏涤痰丹（庞保珍方），肝郁化火证方用滋水清木散（庞保珍方），肾亏血瘀证方用菟棱毓麟散（庞保珍方），气滞血瘀证方用香蛭胤嗣丹（庞保珍方）。

四、中西医结合

在中西药结合促排卵方面，最为多见的是克罗米芬（CC）联合中药治疗 PCOS，黎小斌等自拟导痰种子方联合克罗米芬治疗多囊卵巢综合征。于月经（或黄体酮撤血）第 5 ~ 9 天服克罗米芬 50mg，1 次 / 天，连用 5 天；同时于月经第 5 ~ 14 天服用导痰种子 I 号方：茯苓 15g，白术 15g，陈皮 5g，法半夏

9g，胆南星 9g，鸡血藤 30g，当归 9g，川芎 5g，仙灵脾 9g，仙茅草 9g，黄芪 15g；第 14 天或排卵后服导痰种子 Ⅱ 号方：茯苓 15g，白术 10g，怀山药 15g，党参 20g，黄芪 15g，丹参 15g，鸡血藤 20g，当归 9g，泽泻 10g，至月经来潮或确定妊娠。治疗 3 个月为 1 个疗程，以 1 ~ 2 个疗程为限。结果：治疗组痊愈 44 例，有效 2 例，总有效率 97.9%。治疗后妊娠 29 例，占 65.9%，排卵率为 85.12%，治疗后睾酮（T）及 LH/FSH 值均较治疗前明显下降（$P<0.01$），LH/FSH 比值下降显著。陈翔以补肾中药自拟促卵泡汤配合服用克罗米芬治疗 38 例 PCOS 所致不孕症，B 超监测卵泡成熟时肌内注射绒毛膜促性腺激素（HCG）临床收效显著，妊娠率为 55%。邵瑞云等用补肾活血中药加克罗米芬（CC）治疗 PCOS 所致不孕症，结果其疗效优于单用克罗米芬（CC）治疗，且周期排卵率高达 87%，总妊娠率为 65.6%。现代药理学研究表明，补肾类中药能够降低 PCOS 高胰岛素血症、高雄激素水平，改善卵巢微循环，促进卵泡的发育与排卵。补肾中药联合西药，能纠正内分泌的异常，建立规律的月经。朱红鹏等治疗重度 PCOS，在促排卵治疗前使用达英 –35 及螺内脂，服至血 LH 和 T 降至正常停药，然后开始中药人工周期，总排卵率 86.67%，妊娠率为 13.33%。黎小斌等报道腹腔镜下双侧卵巢多点电凝术辅以补肾化痰中药（导痰种子方）治疗 PCOS 不孕症 24 例，术后 6 个月治疗组总妊娠率 58.3%，对照组 29.2%，两组比较有显著性差异（$P<0.05$）。腹腔镜术后辨证中药治疗，可提高术后排卵率及受孕率，术后 T（睾酮）、LH/FSH 下降后维持时间长。研究表明腹腔镜术后的中药治疗，术后半年内排卵率及受孕率均保持在较高水平。

五、实验研究

归绥琪等研究提示补肾法除能调节性腺轴外，同时能调节肾上腺皮质功能，共同参与对生殖功能的调节作用，进一步体现了中医的整体观，并为临床补肾药有效治疗高雄激素无排卵不孕症提供了科学依据。黄玉华等研究柴松岩健脾益肾养血通利方（由菟丝子、仙灵脾、杜仲、当归、川芎、车前子、泽泻等组成），认为健脾益肾养血通利方具有降低血清胰岛素水平、改善多囊卵巢征象、恢复排卵的作用。PCOS 患者临床证型与基础性激素雌二醇（E2）、FSH、LH、催乳素（PRL）、T 的关系：LH/FSH 值 <2.5，临床上多表现为肾阴虚征象；LH/

FSH 值 >2.5，患者则出现一系列肾阳虚征象，PRL 增高是肝郁证的特异性指标。检查血激素水平，应在取血前 3 个月未使用过任何激素类药物，并于月经来潮第 3 ~ 5 天的清晨取血。

六、小结

多囊卵巢综合征不孕的诊断必须借助现代医学检测，辨证论治，应用统一的诊断与疗效判定标准，以利于今后深入研究与广泛交流。

高催乳素血症研究

催乳素（prolactin，PRL）是垂体前叶嗜酸细胞、妊娠子宫蜕膜和免疫细胞等分泌的一种蛋白激素。高催乳素血症（hyperprolactinemia）是指非妊娠期、产后停止哺乳6个月之后由于各种原因所致外周血催乳素水平高于25μg/L，造成下丘脑–垂体–性腺轴功能失调的疾病。高催乳素血症是临床最常见的生殖内分泌疾病，占不孕妇女的15%~20%，常导致无排卵、闭经、不孕、溢乳和性腺功能减退。

祖国医学没有关于本病的专门论述，属中医学"月经过少""月经稀发""闭经""乳泣""不孕"范畴。

一、西医研究进展

研究证实，导致高催乳素血症的常见原因有：①垂体疾病：如催乳素瘤、蝶鞍内肿瘤、蝶鞍内囊肿致垂体促性腺激素分泌下降使催乳素分泌增加。②下丘脑与垂体柄疾病：切断了催乳素抑制因子对催乳素的抑制作用，如肉芽肿性疾病，包括肉样瘤病、结核，颅咽管瘤、错构瘤，头颅照射或垂体柄切除。③原发性或继发性甲状腺功能减退症：促甲状腺激素释放激素、促甲状腺激素水平升高致催乳素水平升高。④肝、肾功能不全：前者由于肝脏降解催乳素异常，后者由于肾脏代谢减慢所致。

二、中医研究进展

（一）病因病机

徐福松、莫惠等认为肝经郁热、肝肾不足、脾虚痰阻是其主要病机。贾金英等提出，肝郁肾虚血瘀为其主要病机。张越林等主张肾虚精亏，肝失条达，气血失和，瘀血内阻是本病的基本病因。哈荔田指出引起不孕的原因不一，月水不调是要因，脏腑当求肝、脾、肾。吕春英强调肾阳虚肝郁、肾阴虚肝郁、肝郁脾虚是其主要病机。孙跃农等认为主要病机是肝郁气滞、肾阳虚肝郁、肾阴虚肝郁、脾肾阳虚痰湿阻滞、脾虚血瘀。李祥云认为肝郁气滞、肾亏肝旺、气血两虚、痰瘀交阻为主要病机。张晓甦教授基于"阳常有余，阴常不足"理论及肝脏"体阴而用阳"的特点，认为本病的病机当以阴血亏虚为本，肝气郁滞为标。金季玲教授认为肾精不足，肝郁脾虚，冲任失调，肾-天癸-冲任-胞宫生殖轴运行失司为本病发病的主要病机。庞保珍认为肝郁气滞、肝肾阴虚、脾虚痰阻是其主要病机。

（二）治法探讨

董智钰等研究认为疏肝法对高催乳素血症临床疗效确切、安全可靠、复发率低。金季玲以循时调周、健脾疏肝治疗为主，用药注重补肾填精，按照月经周期调和阴阳，以降低催乳素，建立正常月经周期。

三、中医治疗

1. 辨证论治

韩百灵对肾阴亏损用百灵育阴汤：熟地黄 15g，山药 15g，川续断 15g，桑寄生 15g，怀牛膝 15g，山茱萸 15g，白芍 15g，牡蛎 20g，杜仲 15g，海螵蛸 20g，菟丝子 15g，龟甲 20g；血虚用育阴补血汤：熟地黄 15g，山药 15g，当归 15g，白芍 15g，枸杞子 15g，炙甘草 10g，山茱萸 15g，牡丹皮 15g，龟甲 20g，鳖甲 20g；肾阳虚用渗湿汤：熟地黄 15g，山药 15g，白术 15g，茯苓 15g，泽泻 10g，枸杞子 15g，巴戟天 15g，菟丝子 15g，肉桂 10g，附子 10g，鹿角胶 15g，补骨脂 15g，陈皮 10g，甘草 10g；肝郁气滞用调肝理气汤：当归 15g，白芍

15g，柴胡 10g，茯苓 15g，白术 10g，牡丹皮 15g，香附 15g，瓜蒌 15g，怀牛膝 15g，川楝子 15g，王不留行 15g，通草 15g，甘草 10g。（皆为韩百灵临床经验方）哈荔田认为治疗不孕症应重视肝、脾、肾三脏的调治，分为肝肾亏损、脾肾两虚、肾虚肝热、气滞血瘀、湿热瘀阻、寒湿凝滞 6 种证型辨证施治。罗元恺认为，可分为脾肾阳虚、肝脾郁结两大类型，用肾气丸加白术、炒麦芽（可用至 100g 左右）及逍遥散加郁金、素馨花、鸡内金、生麦芽（用量 100g 左右）、生薏苡仁等，获良效。吕春英治疗高催乳素血症性不孕 65 例，分为肾阳虚肝郁、肾阴虚肝郁、肝郁脾虚 3 型，方用妇孕 1 号、妇孕 2 号、逍遥散加减效佳。徐福松、莫惠等分为 3 型论治：肝经郁热证用丹栀逍遥散（《内科摘要》）加减，肝肾不足证用归肾丸（《景岳全书》）加减，脾虚痰阻证用苍附导痰丸（《叶天士女科诊治秘方》）。孙跃农等分 5 型论治：肝郁气滞型，药用柴胡、当归、白芍、川芎、白术、茯苓、牛膝、鸡血藤、山楂、麦芽、生甘草；肾阳虚肝郁型，药用柴胡、白芍、枳壳、生甘草、当归、仙茅、淫羊藿、鹿角胶、巴戟天、菟丝子、肉苁蓉；肾阴虚肝郁型，药用柴胡、白芍、枳壳、生甘草、山楂、熟地黄、枣皮、怀山药、牡丹皮、地骨皮、女贞子、旱莲草、龟甲；脾肾阳虚痰湿阻滞型，药用白术、茯苓、生甘草、陈皮、半夏、苍术、香附、石菖蒲、木香、砂仁、菟丝子、补骨脂、鹿角霜；脾虚血瘀型，药用党参、白术、茯苓、生甘草、丹参、当归、白芍、川芎、鸡血藤、牛膝、卷柏。结果：显效 14 例，有效 16 例，无效 6 例，总有效率 83.33%。杨桂芹等从肝肾论治，药用淫羊藿 30g，枸杞子 20g，山茱萸 15g，柴胡 10g，杭白芍 20g，醋香附 12g，生麦芽 60g，当归 15g，牡丹皮 12g，怀牛膝 30g，甘草 6g。腰膝软者加桑寄生、川续断各 20g，烦躁易怒者加郁金、合欢皮各 15g，失眠者加炒酸枣仁、夜交藤各 30g。治疗 30 例，痊愈 14 例，显效 8 例，有效 5 例，无效 3 例，总有效率 90%。翁雪松等对辨证属痰浊内蕴的 HP 患者，采用化痰泄浊法，同时停服溴隐亭等其他治疗 HP 的药物。药用茯苓（带皮）12g，猪苓 12g，瞿麦 15g，泽泻 12g，车前子 12g，枳实 9g，生大黄 9g，番泻叶 6g，大腹皮 12g，远志 6g，青皮 4.5g，生麦芽 60g（泻下药以患者日排稀软便 2～3 次为度）。结果治疗 62 例，治愈 25 例，显效 20 例，有效 12 例，无效 5 例，总有效率 91.94%。何贵翔对 HP 患者分 3 型论治：肝肾亏损、肝失条达、肝气上逆者，药用熟地黄 10g，怀山药 12g，柴胡 6g，川郁金 10g，制香附 10g，青陈皮 10g，当归 10g，丹参 15g，赤芍 12g，白芍 12g，川牛膝 10g，王不留行 12g，炙甘草 6g，炒麦芽 60g；脾肾不足、气血两亏者，药用党参15g，黄芪15g，炒白术10g，炒山药10g，鹿角片10g，巴戟天10g，肉桂5g，熟地黄12g，枸杞子10g，当归身12g，白芍15g，炙甘草6g，川芎10g，鸡血藤30g，炒麦芽60g；阴虚肝旺、气血不足者，药用干地黄10g，怀山药10g，山茱萸10g，牡丹皮10g，丹参10g，茯苓10g，泽泻12g，当归10g，赤芍10g，白芍10g，山栀10g，钩藤10g，党参12g，白术10g，炙甘草6g，炒麦芽60g。刘云鹏认为求子之道莫如调经，对经病所致的不孕分10型论治。10型之中又以肝气郁结为多，该型以自拟调经Ⅰ号方（柴胡9g，当归9g，白芍9g，益母草15g，香附12g，郁金9g，川芎9g，甘草3g）加减酌情辨证调经，分期治疗：经前以理气为主，用自拟调经Ⅰ号方；经期以活血为主，用自拟益母生化汤：当归24g，川芎9g，桃仁9g，甘草6g，姜炭6g，益母草15g；经后以补虚为主，亦随胞脉气血的盛衰，按法调制，常用自拟益五合方：益母草15g，熟地黄15g，当归12g，丹参15g，茺蔚子12g，香附12g，川芎9g，白芍9g；枸杞子15g，覆盆子9g，五味子9g，白术9g，菟丝子15g，车前子9。李祥云分4型论治：肝郁气滞用疏肝调经抑乳方（经验方）：柴胡、当归、白术、白芍、茯苓、川楝子、赤芍、川芎、丹参、生麦芽、炙甘草，肾亏肝旺用补肾调经抑乳方（经验方）：生地黄、熟地黄、当归、白芍、川芎、淫羊藿、巴戟天、山药、川楝子、肉苁蓉、菟丝子、紫石英、首乌、香附，气血两虚用益气调经抑乳方（经验方）：党参、黄芪、白术、白芍、熟地黄、当归、茯苓、枸杞子、陈皮、炙甘草，痰瘀交阻用健脾调经抑乳方（经验方）：苍术、白术、天南星、当归、赤芍、茯苓、陈皮、香附、桃仁、红花、柴胡。庞保珍分3型论治：肝郁气滞证方用逍遥降乳丹（庞保珍方），肝肾阴虚证方用济阴降乳丹（庞保珍方），脾虚痰阻证方用济脾豁痰丹（庞保珍方）。

2. 专病专方

张秀霞治疗高催乳素血症40例，服用自拟方（炒麦芽90g，白芍、茯苓、莲须各30g，当归、柴胡各12g，石菖蒲10g）加减，可降催乳素。张思佳自制仙甲冲剂（柴胡、白芍、当归、淫羊藿、穿山甲、牡丹皮、麦芽、茯苓、夏枯草、牛膝等15味中药）治疗，与西药对照组比较，两组总有效率比较无统计学意义，两组血清PRL值自身比较均有极显著性差异（$P<0.01$），治疗组副作用发生率明显低于对照组（$P<0.01$）。张越林应用中药抑乳胶囊（由鹿角胶、肉苁蓉、威灵仙、郁金等药制成胶囊），通过补肾益精、行气活血、化瘀通经对40例垂体微腺瘤患者进行临床对比观察。结果说明中药抑乳胶囊与瑞士进口药

溴隐亭临床疗效基本相同，但中药制剂价格低廉，长期服用未见不良反应，停药后复发率较低。董协栋等用滋肾解郁丸（柴胡9g，白芍6g，枳壳9g，山楂15g，麦芽30g，生地黄90g，山茱萸9g，枸杞子10g，巴戟天10g，菟丝子12g，生甘草6g，郁金9g，丹参12g，淫羊藿15g，仙茅10g）治疗 HP 患者2180例，对照组1060例服用溴隐亭，每日2次，早晚各半片，与饭同服，连服5个月。治疗组中治愈1853例，显效185例，有效41例，无效101例，总有效率为95.36%；对照组中治愈879例，显效91例，有效26例，无效64例，总有效率为93.97%。两组疗效比较 $P > 0.05$，说明两组疗效基本相当。但对照组副作用明显大于治疗组（$P < 0.01$），对照组的复发率也明显高于治疗组（$P < 0.01$）。王为向采用乙癸宝口服液（柴胡、当归、白芍、熟地黄、紫河车）治疗 HP 患者26例，于月经周期第5天开始服药，连续服用15天后停药，下一个月经周期再用药，连续治疗两个月经周期，结果显效23例，好转1例，无效2例，总有效率为92.3%。吴新华等以清肝袋泡剂（柴胡、当归、白芍、牡丹皮、栀子、麦芽）治疗120例 HP 患者，每次1袋（15g）；对照组服溴隐亭（瑞士产），初次剂量1.25mg，日2次，饭后30分钟服，7天后加至每日5mg。均连服3个月。治疗组痊愈、好转、无效分别为89、22、9例，对照组分别为32、6、2例，总有效率前者为92.5%，后者为95.0%（$P > 0.05$）。对肝气郁结证的改善治疗组较优（$P < 0.01$）。单志群等用坤安丸（菟丝子20g，仙茅草、五味子、淫羊藿各10g，麦芽50g）治疗 HP 患者64例，对照组15例服用溴隐亭，1个月为1个疗程，观察3个疗程。治疗组和对照组显效分别为18、7例，好转37、6例，无效9、2例。总有效率分别为85.9%和87.0%，两组比较无显著性差异（$P > 0.05$）。李广文拟石英毓麟汤：紫石英15～30g，川椒15g，川芎6g，川续断、川牛膝、淫羊藿各12～15g，菟丝子、枸杞子、香附各9g，当归12～15g，赤、白芍各9g，桂心6g，牡丹皮9g。朱小南善用峻补冲任之品，如鹿角霜、紫河车、巴戟天、仙灵脾等；对气滞不孕善用娑罗子与路路通，认为二药通气功效卓越，经前有胸闷乳胀等症者，十有六七兼有不孕症，治宜疏解，选方香附15g，郁金15g，白术10g，当归15g，白芍10g，陈皮15g，茯苓15g，合欢皮15g，娑罗子15g，路路通15g，柴胡7.5g，于经前感觉胸闷乳胀时服用，至经末1～2日止。裘笑梅对肾阳不足，子宫虚寒者用桂仙汤：淫羊藿15，仙茅9g，肉桂末1.5g（吞），肉苁蓉9g，巴戟天9g，紫石英15g；对肝郁者用蒺藜麦散：白蒺藜9g，八月札9g，大麦芽12g，青皮3g，橘核3g，橘络3g，蒲公英 9g。王渭川拟育麟珠：当归 60g，枸杞子 30g，鹿角胶 30g，川芎 30g，白芍 60g，党参 30g，杜仲 30g，巴戟天 30g，淫羊藿 30g，桑寄生 30g，菟丝子 30g，胎盘 60g，鸡血藤膏 120g，共研细末，炼蜜为丸，每日早、中、晚各服 9g。王渭川拟种子方：鹿角胶 15g，肉苁蓉 12g，枸杞子 12g，巴戟天 12g，柏子仁 9g，杜仲 9g，牛膝 3g，小茴香 9g，桑寄生 15g，菟丝子 15g，覆盆子 24g，淫羊藿 24g。张晓甦自拟"降催乳素方"（当归、赤白芍、川芎、熟地黄、柴胡、茯苓、郁金、橘叶核、牡丹皮、生麦芽、川楝子、制鳖甲）。

四、中西医结合治疗

魏莫愁将 57 例 HP 患者分为中西医结合治疗组 27 例，在服用溴隐亭的同时辨证加用中药；对照组 30 例，仅服溴隐亭而不用中药。治疗组根据中医辨证分型施治，肾阳亏虚者（9 例）用金匮肾气丸，脾肾阳虚者（8 例）用健妇丸，肝郁气滞者（7 例）用舒肝冲剂，气滞血瘀者（3 例）用桂枝茯苓胶囊。结果治疗组 6 个月内治愈 19 例，其余 8 例临床症状消失，PRL 降至正常；对照组 6 个月内治愈 9 例，有效 20 例，无效 1 例。两组治愈率有非常显著性差异（$P<0.01$），但两组总有效率无显著性差异（$P>0.05$）。袁惠霞等以中西医结合方法治疗 HP 患者 32 例，中医辨证对肝郁化热型用柴胡疏肝散加味，肾虚肝旺型用知柏地黄丸加味，配合乌鸡白凤丸每次 1 丸，每日 2 次，于周期第 10 天开始，共服 10 天；当归丸每次 10 粒，每日 3 次，于周期第 24 天服至月经来潮。西药采用维生素 B_6，每次 100mg，每日 3 次，连服 10 天。结果痊愈 23 例，好转 6 例，无效 3 例，总有效率 91%。齐玲玲等用中西医结合治疗高催乳素血症 62 例，治疗组予口服自拟中药降乳汤（生麦芽 60g，牡丹皮 15g，白芍 15g，枸杞子 15g，甘草 10g）。于月经周期第 5 天开始服用，服 18 ~ 20 剂为 1 个疗程，酌情加服溴隐亭。血清泌乳素在 30 ~ 70μg/L 者只服中药，血清泌乳素在 70 ~ 100μg/L 者，每日服溴隐亭 2.5mg，血清泌乳素 ≥ 100μg/L 者，每日服用溴隐亭 3.25mg，服至月经来潮为 1 个疗程，治疗 1 个疗程后复查血清泌乳素，定期作 CT 检查，血清泌乳素 ≤ 70μg/L 后加服促排卵药。对照组口服溴隐亭。两组结果进行比较，其总有效率无显著性差异（$P>0.05$）；显效率治疗组为 50.0% ~ 65.6%，对照组为 16.6% ~ 43.8%；受孕率治疗组为 46.74%，对照组为 17.74%；两组显效率、受孕率比较均有显著性差异（$P<0.05$）。

五、实验研究

刘菊芳用甲氧氯普胺（灭吐灵）造 Hp 模型，观察补肾调肝敛乳方、单味麦芽及溴隐亭的作用。结果表明，补肾调肝敛乳方和单味麦芽可拮抗灭吐灵导致的小鼠血清 PRL 升高、子宫减重、受孕率下降及性周期紊乱，上述作用与溴隐亭相似，同时补肾敛乳方还可促使未成熟雌鼠阴道上皮细胞角化，还发现以上 3 种药物可以剂量相关形式抑制离体垂体 PRL 的分泌。日本福岛峰子等研究芍药甘草汤对高催乳素血症无排卵大鼠的作用，可降低血清 PRL 水平。邝安堃研究认为生麦芽中含有麦角类化合物，麦角（ergot）为寄生在黑麦或其他禾本科植物上的一种霉菌的干燥菌核，主要包括麦角胺和麦角毒，后者是 Ergokryptine、Ergocornine、Ergocristine 的混合物，有拟多巴胺抑制 PRL 分泌的作用。

六、小结

高催乳素血症不孕的诊断，必须借助现代医学检测，治疗必须辨证论治，应采用统一的诊断与疗效评定标准，以利于今后深入研究与广泛交流。

子宫内膜异位症研究

子宫内膜异位症（endometriosis，EMT）是指子宫内膜组织（腺体和间质）在子宫腔被覆内膜及子宫肌层以外的部位出现、生长、浸润，反复出血，继而引发疼痛、不孕及结节包块等。子宫内膜异位症患者合并不孕症风险明显高于一般育龄女性，约 80% 的不孕症患者存在子宫内膜异位症，而子宫内膜异位症患者不孕率高达 40%。Semm 教授于 1991 年报道万例因各种指征的腹腔镜术中，子宫内膜异位症见于 24% 的患者，而因不孕行腹腔镜术的 861 例患者中，51% 的患者存在子宫内膜异位症。

子宫内膜异位症属祖国医学"不孕""痛经""月经不调""癥瘕"等范畴。

一、病因病机

韩冰教授较早提出治疗子宫内膜异位症的辨证规律，以"气、血、痰"立论，提出"瘀久挟痰，渐成癥瘕"的病机特点，制定了"活血化瘀，软坚散结"的治疗大法。韩冰主持完成的"活血化瘀、软坚散结法治疗子宫内膜异位症临床与实验研究"科研课题，获 1995 年度国家中医药管理局中医药科技进步二等奖。由于异位的子宫内膜周期性脱落、出血，使局部产生粘连，可导致输卵管阻塞。异位病灶能产生大量前列腺素，影响输卵管的蠕动，使卵子运行受阻。子宫内膜异位可导致血清泌乳素增高，从而影响卵巢功能，导致排卵障碍或出现黄素化未破裂卵泡综合征。异位内膜脱落出血，腹腔液中含大量巨噬细胞，可进入输卵管吞噬精子和干扰精子的正常活动，从而导致不孕。多数中医学者认为肾虚血瘀是其病理实质。如许润三认为，异位内膜的出血是瘀血，久而聚积成癥瘕，或导致胞脉瘀滞不通，使排卵、运卵受碍，精、卵不能结合而致不孕。潘芳、肖承悰等认为本病症以寒凝血瘀最为常见。连方认为本病病机属血瘀无疑，究其血瘀的形成，或因素多抑郁，血为气滞，或经期产后，瘀血未净，或房事不慎，阻滞胞宫，或外感、内伤导致宿血停滞，或寒客胞中，血为寒凝而瘀滞，因而导致月经失调，积于胞中，精难纳入，难以受孕。尤昭玲等认为本病病机是气虚、血瘀、因虚致瘀。夏桂成认为主要致病机理是肾虚气弱，正气不足，经产余血浊液流注于胞脉胞络之中，泛溢于子宫之外，并随肾阴阳的消长转化而发作。庞保珍认为气滞血瘀、寒凝血瘀、痰湿血瘀、湿热血瘀、气虚血瘀、肾虚血瘀是其主要病机。

二、中医治疗

1. 辨证论治

韩冰根据子宫内膜异位症发病特点，临床上分气滞血瘀、寒凝血瘀、痰湿血瘀、热郁血瘀、肾虚血瘀5型辨证施治，疗效显著。尤昭玲等分6型论治：气滞血瘀方用膈下逐瘀汤加减，寒凝血瘀方用少腹逐瘀汤加减，湿热瘀结方用清热调血汤加减，痰瘀互结方用丹溪痰湿方合桃红四物汤加减，气虚血瘀方用理冲汤加减，肾虚血瘀方用归肾丸合桃红四物汤加减。徐福松、莫惠等将子宫内膜异位症分为5型论治：气滞血瘀证方用膈下逐瘀汤，寒凝血瘀证方用少腹逐瘀汤，瘀热蕴结证方用血府逐瘀汤，气虚血瘀证方用理冲汤（《医学衷中参西录》），肾虚血瘀证方用归肾丸（《景岳全书》）合桃红四物汤（《医宗金鉴》）。韩冰、常暖分5型论治：气滞血瘀证方用膈下逐瘀汤（《医林改错》）加血竭等，寒凝血瘀证方用少腹逐瘀汤（《医林改错》）等，痰湿血瘀证方用妇痛宁等，热郁血瘀证方用小柴胡汤合桃核承气汤（《伤寒论》）加味等，肾虚血瘀证方用仙蓉合剂（经验方）等。张旭宾等辨证分6型论治：气滞血瘀型以金铃子散合四逆散加减，寒凝血瘀型以少腹逐瘀汤加减，痰瘀互结型以桂枝茯苓丸合橘核丸加减，气虚血瘀型以血府逐瘀汤合补中益气汤加减，阴虚血瘀型以桃红四物汤合二至丸加减，阳虚血瘀型以少腹逐瘀汤合二仙汤加减。许润三虽以活血化瘀法贯穿始终，但不忘扶正：善用生黄芪。对月经提前、量多、形体消瘦者，用消瘰丸加味；对体胖、体质虚寒者，用桂枝茯苓丸加三棱、莪术；对卵巢巧克力囊肿者，在上述辨证的基础上加王不留行、穿山甲、路路通等；若年龄接近绝经，则以知柏地黄丸与上方合用。他认为知柏地黄丸能抑制卵巢功能，促进早日绝经。夏桂成主张肾虚瘀结证用琥珀散加减，兼气滞证用血府逐瘀汤加减，兼气虚证用补中益气汤加减，痰瘀互结证用苍附导痰汤合血府逐瘀汤加减。刘云鹏以理气活血消癥为主，活血之中兼用化痰之法。若伴久病气虚，兼以益气，攻补兼施，内外合治。李祥云分6型论治：寒凝瘀阻用少腹逐瘀汤加减，瘀热阻滞用清热调血汤加减，气滞血瘀用理气破瘀汤（经验方）加减，气虚血瘀用理冲汤加减，肾虚血瘀用补肾祛瘀方（经验方）加减。张玉珍等分5型论治：气滞血瘀用膈下逐瘀汤加味，寒凝血瘀用少腹逐瘀汤，肾虚血瘀用仙蓉合剂（经验方），气虚血瘀用举元煎合桃红四物汤，热灼血瘀用小柴胡汤合桃核承气汤加味。庞保珍分6型论治：气滞血瘀证方用香棱克异汤（庞保珍方），寒凝血瘀证方用桂莪消异汤（庞保珍方），痰湿血瘀证方用半棱逐异汤（庞保珍方），湿热血瘀证方用薏竭涤异汤（庞保珍方），气虚血瘀证方用芪棱理异汤（庞保珍方），肾虚血瘀证方用菟棱治异汤（庞保珍方）。

2. 专病专方

韩冰研制的妇痛宁颗粒冲剂治疗本病，临床疗效突出，总有效率达91.6%，其中愈显率62.01%。李佶等采用益气活血、化瘀通腑法治疗本病，内异Ⅰ号方（党参、黄芪、大黄、鳖甲）5片/次，3次/d，连续服用6个月，30例患者中显效9例，总有效率为90%。刘键等以补肾化瘀为法，方用内异消口服液（三棱、莪术、水蛭、䗪虫、穿山甲、菟丝子、仙灵脾）35mL/次，2次/d，3个月为1个疗程，经期停服。治疗36例，痊愈17例（47.2%）。张丽君、姜惠中采用补肾化瘀法治疗30例患者，补肾化瘀方为丹参、川芎、菟丝子、三棱、莪术、血竭、青皮、生牡蛎、延胡索、黄芪、枸杞子、续断、茺蔚子等，水煎服，3个月为1个疗程。经1 ~ 3个疗程治疗，治愈5例（17%），总有效率87%，显效率57%。黄淑贞等拟定中药内异汤（桂枝、茯苓、桃仁、赤芍、牡丹皮、蒲黄、炒五灵脂、三棱、莪术、香附、延胡索、甘草）加减治疗，效佳。司徒仪以莪棱合剂（三棱、莪术、丹参、郁金、赤芍、鸡内金、浙贝母、当归、枳壳、鳖甲、水蛭）治疗58例患者，痊愈2例，显效11例，有效34例，无效11例，总有效率为81.0%。连方等研究认为祛瘀解毒法可有效改善子宫内膜异位症血瘀蕴毒证候，其作用机理与调节机体免疫状态、促进异位病灶细胞凋亡有关，提示祛瘀解毒方（红藤30g，玫瑰花30g，金银花15g，连翘15g，丹参

15g，赤芍 15g，牡丹皮 12g）是治疗血瘀蕴毒型子宫内膜异位症的有效方药。

潘芳、肖承悰等用温通汤（乌药 15g，肉桂 6g，吴茱萸 10g，肉苁蓉 10g，姜黄 15g，鬼箭羽 15g，马鞭草 15g，延胡索 10g）治疗子宫内膜异位症痛经 32 例，取得较好疗效。许润三治疗本病常以桂枝茯苓丸为主，活血化瘀消癥，再根据内膜异位的不同部位配伍加减。夏桂成主张经前 1 天至经净用内异止痛汤：钩藤 15g，牡丹皮、紫贝齿（先煎）、丹参、赤芍、川续断、肉桂、广木香、五灵脂、胡延索各 12g，全蝎粉 1.5g，蜈蚣粉 1.5g（另吞）。陈慧侬教授治疗子宫内膜异位症以活血化瘀、补养肝肾为主，喜用经方当归芍药散加减。其注重病证结合，并根据不同中医病证如痛经、癥瘕、月经失调、不孕，灵活配以活血化瘀、行气止痛、消癥散结、健脾益气、益气养阴、补养肝肾、补肾养血等治疗，体现其从肾虚血瘀辨证的学术思想。

3. 周期治疗

蔡小荪对经痛剧烈者用内异 I 方：炒当归 9g，丹参 12g，川芎 45g，川牛膝 9g，制香附 9g，延胡索 9g，赤芍 9g，血竭 3g，制没药 6g，苏木 9g，失笑散（包煎）15g，经前 3 天起连服 7 剂；月经过多者用内异 II 方：炒当归 9g，丹参 6g，赤白芍各 9g，生蒲黄（包煎）30g，血竭 3g，三七粉（吞）1.5g，怀牛膝 9g，制香附 9g，震灵丹（包煎）12g，经前 3 天起连服 7 剂；经净后服用 10 剂内异 III 方：炒当归 9g，丹参 12g，制香附 9g，桃仁泥 9g，干漆 45g，血竭 3g，莪术 12g，炙甲片 9g，桂枝 25g，皂角刺 30g，地鳖虫 9g，川牛膝 9g。马志治疗不孕症：经期用少腹逐瘀汤加味，非经期用血府逐瘀汤加味。高巍等采用治疗组在非经期服用内异消丸（丹参、赤芍、三棱、莪术、水蛭、蜈蚣等），从月经干净后 1 天开始，每次 10g，服至月经前 1 天止；在经期服用痛经丸（五灵脂、蒲黄、琥珀、血竭等），月经来时开始，每次 10g，每日 3 次，服至月经干净为止，连服 3 个月经周期为 1 个疗程，有效率 67.3%。张俐等在非经期予以自拟通经活络汤（莪术、三棱、益母草、当归、川芎、炮姜、半夏、枳壳、黄芪、党参、甘草），月经期予以自拟通经止痛汤（莪术、三棱、益母草、当归、川芎、柴胡、炮姜、肉桂、枳壳、延胡索、黄芪、党参、甘草）治疗，总有效率 89.66%。

4. 单味药治疗

汪少娟等的研究表明，雷公藤甲素能有效抑制小鼠腹腔液中巨噬细胞杀伤活性和一氧化氮（NO）的生成，从而为临床服用雷公藤制剂治疗子宫内膜异位症、减少患者腹腔内子宫内膜的增殖提供了有效依据。王梅等的研究发现，石见穿促进了异位内膜组织细胞的凋亡，进一步使细胞固缩、腺体萎缩从而达到治疗目的。

5. 中药贴敷

庞保珍以自拟消异种子丹（水蛭 30g，炒穿山甲 30g，蜈蚣 4 条，延胡索 30g，制没药 30g，制乳香 30g，生大黄 35g，炒桃仁 30g，红花 20g，川芎 25g，木香 25g，肉桂 20g，淫羊藿 30g，菟丝子 30g。上药共为细末，装瓶备用，临用时取药末 10g，以温开水调和成团涂以神阙穴，外盖纱布，胶布固定，3 天换药一次）治疗 113 例，结果临床痊愈 40 例，显效 45 例，有效 22 例，无效 6 例，总有效率 94.69%。

6. 内外兼治

沈洪沁等在卵泡期用补肾促孕方（熟地黄、山药、枸杞子、菟丝子、桑寄生、鸡血藤、川楝子）治疗，排卵期加桃仁、红花、黄芪、石菖蒲等，同时配合活血散结栓（蒲黄、五灵脂、大黄、三棱、莪术）塞肛。

三、中西医结合疗法

朱文新对巧克力囊肿剥离术后、全子宫切除术后、剖宫产术后复发的患者，口服活血化瘀中药：丹参、牡丹皮、赤芍、蒲黄、五灵脂、延胡索、桃仁、夏枯草、红藤、水蛭，煎服。另加用清热解毒的中药：白花蛇舌草、败酱草、紫草根、丹参、黄柏煎成 100mL 灌肠，并每晚将达那唑 100mg 纳入阴道，治疗 31 例，总有效率 90%，治疗囊肿有效率 88%。汪明德用复方雷公藤糖浆（雷公藤、半枝莲、白花蛇舌草、藤梨根、薏苡仁、天葵子、石见穿、夏枯草、三棱、莪术、山慈菇、鬼箭羽）每次 10mL，每日 3 次，加三苯氧胺 20mg/ 次，每日 2 次，治疗 55 例，较单服复方雷公藤糖浆组及单服三苯氧胺组效佳。

四、实验研究

张丽君等研究结果表明：补肾化瘀方可使造模组动物血清 EMAb 显性率明显降低，PRL 水平显著下降（$P<0.05$），同时能抑制异位子宫内膜的增生。韩

冰实验结果表明，妇痛宁（由血竭、穿山甲、鳖甲、皂角刺、海藻、薏苡仁等组成）能抑制异位内膜细胞，尤其是上皮细胞的代谢活动而使异位内膜萎缩，其作用具有高度的选择性。妇痛宁煎剂（由血竭、三棱、莪术、丹参、细辛、延胡索、川楝子、皂刺、鳖甲、薏苡仁、海藻等组成）联合 LAK 细胞治疗子宫内膜异位症较单独应用妇痛宁或 LAK 细胞能更有效调节子宫内膜异位症紊乱的免疫机制，提示中西医结合治疗子宫内膜异位症具有诱人的前景。妇痛宁可通过神经内分泌整体调节作用，达到治疗子宫内膜异位症的目的。

五、小结

中医治疗子宫内膜异位症有较好的疗效与优势，但必须辨证论治，应用统一的诊断与疗效判断标准，以利于今后深入研究与广泛交流。

第七节

未破裂卵泡黄素化综合征研究

　　未破裂卵泡黄素化综合征（简称 LUFS）是指卵泡发育未成熟或成熟后不破裂，卵细胞未排出而原位黄素化，形成黄体并分泌孕激素，体效应器官发生一系列类似排卵周期的改变。即月经周期有规律，而实际月经中期卵泡未破裂、无排卵的一组症候群。中医古籍无此病名，属中医学"不孕症"范畴。

　　未破裂卵泡黄素化综合征的主要临床特点是月经周期、经期规则，有正常的周期性变化的宫颈黏液，基础体温（BBT）双相和排卵后的孕酮水平升高，子宫内膜活检呈分泌期改变等一系列酷似正常排卵周期的征象，但卵泡未破裂，卵细胞未排出，临床易被漏诊。LUFS 在正常生育年龄妇女中的发病率为 5% ~ 10%，在不孕症妇女中的发病率为 25% ~ 43%。由 Jewelewicz 第一次报道并命名。

一、病因病机

　　程泾等认为本病的发生与肾、血、气及冲任失调密切相关，肾气盛，天癸至，气血调和，任通冲盛，男女两精适时相搏，则胎孕乃成。若肾气亏损，血瘀气滞，冲任胞脉失和，即使经水按期而至，亦不能摄精成孕。夏桂成认为本病多与先天肾虚及经间排卵期的气血活动有关，排卵是经间氤氲状气血活动的特征性表现，若肾气亏损、血瘀气滞，冲任胞脉失和，即使经水按期而至，亦不能摄精成孕。尤昭玲认为，卵泡的成熟与排出需要三大能力，即卵泡的生长能力、优势卵泡迅速增大的能力、成熟卵泡形成排卵柱头的能力。LUFS 属中医

"不孕症"范畴，病位在胞络，受肾、脾、心、肝、冲任气血影响。病机为脾肾阴阳亏虚，气血郁结瘀滞，其影响这三大能力。庞保珍认为肾虚、肝郁、血瘀是其主要病机。

二、诊断探讨

尤昭玲通过对 LUFS 患者仔细观察后总结出了"LUFS 三非定律"：①非双侧卵巢同时发生：在同一月经周期，LUFS 的发生并不是双侧卵巢同时出现，一般情况下只会出现在形成优势卵泡的一侧；②非双侧卵巢均有发生：在不同的月经周期，一侧卵巢出现卵泡黄素化现象，并不能说明对侧的卵巢亦会出现；③非曾经出现，今后必定再次发生：有 LUFS 病史的患者，并不能确定患侧卵巢在未来的月经周期一定会再次出现卵泡黄素化。因此，尤昭玲提出 LUFS 的发生有左右之分，临床上对于该病症的诊断应明确为"左侧 LUFS""右侧 LUFS"或"双侧 LUFS"。

三、中医治疗

1. 辨证论治

韩百灵对肾阴亏损用百灵育阴汤：熟地黄 15g，山药 15g，川续断 15g，桑寄生 15g，怀牛膝 15g，山茱萸 15g，白芍 15g，牡蛎 20g，杜仲 15g，海螵蛸 20g，菟丝子 15g，龟甲 20g；血虚用育阴补血汤：熟地黄 15g，山药 15g，当归 15g，白芍 15g，枸杞子 15g，炙甘草 10g，山茱萸 15g，牡丹皮 15g，龟甲 20g，鳖甲 20g；肾阳虚用渗湿汤：熟地黄 15g，山药 15g，白术 15g，茯苓 15g，泽泻 10g，枸杞子 15g，巴戟天 15g，菟丝子 15g，肉桂 10g，附子 10g，鹿角胶 15g，补骨脂 15g，陈皮 10g，甘草 10g；肝郁气滞用调肝理气汤：当归 15g，白芍 15g，柴胡 10g，茯苓 15g，白术 10g，牡丹皮 15g，香附 15g，瓜蒌 15g，怀牛膝 15g，川楝子 15g，王不留行 15g，通草 15g，甘草 10g。（皆为韩百灵临床经验方）任青玲、谈勇分为 4 型论治：肝肾阴亏型、肾虚肝郁型、肾阳亏虚型、肾虚血瘀型，认为肾虚肝郁是 LUFS 的中心证候，肝肾同治是治愈本综合征的关键。李祥云分 3 型论治：肾虚用毓麟珠加减，血瘀阻滞用膈下逐瘀汤加减，肝气郁结用开郁种玉汤加减。庞保珍分 5 型论治：肾气虚证方用肾癸续嗣丹（庞保珍方），肾阳虚证方用右归广嗣丹（庞保珍方），肾阴虚证方用左归螽斯丹（庞保珍方），肝郁证方用开郁毓麟丹（庞保珍方），血瘀证方用逐瘀衍嗣丹（庞保珍方）。

2. 专病专方

程泾等以临床验方益肾活血排卵汤 [熟地黄 15g，当归 12g，赤、白芍各 12g，菟丝子 18g，枸杞子 15g，制香附 10g，丹参 18g，仙灵脾 12g，肉苁蓉 15g，女贞子 15g，鹿角片 10g（先煎），泽兰 10g，红花 6g，川续断 15g，茺蔚子 12g] 加减治疗。朱小南善用峻补冲任之品，如鹿角霜、紫河车、巴戟天、淫羊藿等；对气滞不孕善用娑罗子与路路通，二药通气功效卓越，认为经前有胸闷乳胀等症者，十有六七兼有不孕症，治宜疏解，选方香附 15g，郁金 15g，白术 10g，当归 15g，白芍 10g，陈皮 15g，茯苓 15g，合欢皮 15g，娑罗子 15g，路路通 15g，柴胡 7.5g，于经前感觉胸闷乳胀时服用，至经末 1 ~ 2 日止。裘笑梅对肾阳不足、子宫虚寒者用桂仙汤：淫羊藿 15，仙茅草 9g，肉桂末 1.5g（吞），肉苁蓉 9g，巴戟天 9g，紫石英 15g；对肝郁者用蒺麦散：白蒺藜 9g，八月札 9g，大麦芽 12g，青皮 3g，橘核 3g，橘络 3g，蒲公英 9g。王渭川拟育麟珠：当归 60g，枸杞子 30g，鹿角胶 30g，川芎 30g，白芍 60g，党参 30g，杜仲 30g，巴戟天 30g，淫羊藿 30g，桑寄生 30g，菟丝子 30g，胎盘 60g，鸡血藤膏 120g，共研细末，炼蜜为丸，每日早、中、晚各服 9g。王渭川拟种子方：鹿角胶 15g，肉苁蓉 12g，枸杞子 12g，巴戟天 12g，柏子仁 9g，杜仲 9g，牛膝 3g，小茴香 9g，桑寄生 15g，菟丝子 15g，覆盆子 24g，淫羊藿 24g。邓高丕认为无排卵患者，多属肾阳虚为主，兼肾阴不足，治宜温肾为主兼滋阴，可予经净后服自拟促排卵汤促其排卵。尤昭玲治疗上侧重使用宣散之花药，宣散脉络，通而勿过，促熟泡离巢。尤昭玲认为"花虽不如原蒂系枝蔓、根茎气味之厚，但多本性未改，药力缓薄，轻飘柔和，芳香宣散，此天地造化，为如花似花千金之体不适尔"。花的宣散之效符合 LUFS 的调治原则。尤教授喜用、善用花药，临床疗效颇为显著，调治 LUFS 的药用"七花"如下：①绿梅花和玫瑰花：均有疏肝理气散瘀之效，但后者质纯温和，同时具有镇静与松弛的特性。二者合用既可理气，又有舒缓之效，辨证为郁者多用。②三七花：活血祛瘀、温通宣散；胎菊花：其性向上，能够疏散风热，清热解毒。二者合用，一温一寒，能够宣散脉络，助泡排出，辨证为结者多用。③月季花和玳玳花：均入肝经，前者活血作用较强，能够祛瘀行气，后者行气作用较强，能够促进局部血液循环。二者合用可行气活血祛瘀，辨证为瘀者多用。④百合花：《本草正义》载"百合之花，夜合朝开，以治肝火上浮，夜不成寐，甚有捷效，不仅取其夜合之义，盖甘凉泄降，固有以靖浮阳而清虚火也"。因此可治疗阴虚有热之症，百合花、黄精、石斛同用于月经后期可填精补肾，促进卵泡发育。

3. 针灸推拿

连方等研究认为电针治疗未破裂卵泡黄素化综合征有较好的疗效，其机理可能与改善卵巢动脉血供和调节内分泌水平有关，其方法为：取穴关元、中极、子宫（双）、三阴交（双），针刺得气后，接电极线（关元、中极为一对正负极，双侧子宫和三阴交分别为一对正负极），用 D8605 电针仪，疏密波，频率 0～3Hz，电流输出 1～2 档，电针 30 分钟，每日 1 次，从 B 超监测卵泡直径 ≥ 18mm 时开始，连续 1～3 次（排卵后终止）。同时 B 超监测排卵情况、卵巢血流搏动指数（PI）和阻力指数（RI），至 B 超监测卵泡排出日则停。

4. 中药人工周期疗法

黄逸玲以中药人工周期法治疗 LUFS 患者 40 例，于月经开始用熟地黄、枸杞子、覆盆子、菟丝子、何首乌、益母草，月经第 5 天用促卵泡汤：柴胡、桃仁、红花、制香附、当归、女贞子、菟丝子、赤芍、仙茅、淫羊藿、川续断，月经第 10～16 天用促卵泡汤加炙山甲、覆盆子、鸡血藤、川牛膝、泽兰，效佳。雍半医采用月经后期（卵泡发育期，月经周期第 5～10 天）以滋补肾阴（血）而养冲任为主，方用左归汤加减；排卵前期（卵泡渐趋成熟至排卵，一般为月经周期的第 11～14 天）方用二仙汤加减；排卵后期（黄体生成期，一般是月经周期的第 15～24 天），方用右归汤加减。经临床观察 36 例少则 1 个周期治愈，多则 6 个周期治愈。郝兰枝运用超声监测，根据月经周期阴阳消长变化的规律，采用两步法治疗本病 72 例，效佳，治疗方法：促卵泡发育汤：熟地黄 30g，山药 15g，山茱萸 15g，当归 20g，白芍 10g，枸杞子 15g，菟丝子 20g，淫羊藿 15g，鸡内金 10g，从月经周期第 6 天起，连服 6 剂，每日 1 剂；促卵泡破裂汤：熟地黄 30g，山药 15g，枸杞子 15g，当归 30g，菟丝子 30g，淫羊藿 30g，桂枝 15g，赤芍 30g，桃仁 10g，鸡血藤 30g，鸡内金 15g，从月经周期第 11 天起，连服 6 剂，每日 1 剂。若兼经前乳胀，心烦易怒者，加柴胡 15g，制香附 15g；若兼口干、手足心发热者，加牡丹皮 15 克；若卵泡发育成熟而不易破裂，或持续长大者，加穿山甲 15g。

5. 中医外治

尤昭玲自创"尤氏节律拍击法"，施治时间：月经周期第 10 ~ 15 天，阴道 B 超监测卵泡直径达 18 ~ 20mm；施治部位：患者端坐，全身放松，双眼平视前方，找到排卵侧腹股沟的中点，上移 1 ~ 2cm，即是卵巢在体表投影的位置；施治方法：节律性 + 交替性，用手指指腹连续拍击、振荡、挤压、按摩施治部位，每天 4 ~ 5 次，每次 15min；禁忌：排卵侧有下述症状之一者禁用此法：卵泡直径 <17mm，B 超提示有巧克力囊肿、卵巢囊肿者，输卵管积水者。

四、实验研究

目前通过临床及动物实验证实补肾药物对下丘脑、垂体与卵巢作用是多元的，对下丘脑的调节可能是有弱雌激素样作用，争夺 ER（雌激素受体），调节 GNRH（促性腺激素释放激素）的分泌对垂体的作用可提高对 GNRH 的反应性，对卵巢的作用可能是提高促性腺激素受体（如 LH 受体、FSH 受体），提高卵巢对垂体的反应性，健全性腺轴各级腺体功能，促其进行正常的正负反馈作用，健全生殖生理周期。通过实验证明活血化瘀类药可调节血液循环，改善子宫内膜营养状况，促进子宫内膜慢性炎症的吸收，加速陈旧性子宫内膜脱落，并能促进卵巢排卵功能的恢复，从而为孕育创造良好条件。

五、小结

本病的诊断必须借助现代医学的 B 超检测等确诊，治疗必须辨证论治，其诊断、疗效判定标准仍需进一步研究、统一，以利于今后深入研究与广泛交流。

第八节

席汉综合征研究

席汉综合征，又称垂体前叶功能减退症。常见于产后大出血或产褥期感染伴休克或昏厥，随之出现垂体功能减退、闭经等一系列症候群。临床表现为极度体力衰竭、产后无乳、贫血、感染，渐进出现性征退化、闭经、毛发脱落、性器官和乳房萎缩性功能减退等。严重者每有晕厥，甚至无明显诱因突然死亡。中医古籍无此病名，属中医学"虚劳""血枯经闭""不孕症"等范畴。

一、病因病机

陈少春认为产后大出血，气随血脱，血少而不生精，精血亏损，冲任虚衰，血海不充，胞宫失养，是其主要病因；气血亏损、脾肾阳虚、肝肾亏损是其主要病机，尤以肾虚为发病关键。张梅兰认为肝肾不足、脾肾亏虚、心脾两虚为本病病因病机。哈荔田认为与肝肾亏损、精血虚衰的病理相关，尤以肾虚为发病关键。刘奉五认为气血虚极、肾气亏耗是其病理实质。庞保珍认为肾虚、气血亏虚、血瘀是其主要病机。

二、中医治疗

1. 辨证论治

韩百灵对肾阴亏损用百灵育阴汤：熟地黄 15g，山药 15g，川续断 15g，桑寄生 15g，怀牛膝 15g，山茱萸 15g，白芍 15g，牡蛎 20g，杜仲 15g，海螵蛸 20g，菟丝子 15g，龟甲 20g；血虚用育阴补血汤：熟地黄 15g，山药 15g，当归 15g，白芍 15g，枸杞子 15g，炙甘草 10g，山茱萸 15g，牡丹皮 15g，龟甲 20g，鳖甲 20g；肾阳虚用渗湿汤：熟地黄 15g，山药 15g，白术 15g，茯苓 15g，泽泻 10g，枸杞子 15g，巴戟天 15g，菟丝子 15g，肉桂 10g，附子 10g，鹿角胶 15g，补骨脂 15g，陈皮 10g，甘草 10g；肝郁气滞用调肝理气汤：当归 15g，白芍 15g，柴胡 10g，茯苓 15g，白术 10g，牡丹皮 15g，香附 15g，瓜蒌 15g，怀牛膝 15g，川楝子 15g，王不留行 15g，通草 15g，甘草 10g。（皆为韩百灵临床经验方）胡仲英等认为席汉综合征的临床症状复杂多变，气血津液、五脏六腑，多有涉及。又因其在垂体 50% 以上破坏时，出现临床症状；75% 破坏时，症状较明显；95% 破坏时，症状典型，病情已很严重。这种病情变化规律为本病辨证分型提供了帮助。陈少春分 3 型论治：气血虚衰，精亏血乏用十全大补汤加减；脾肾阳虚，精枯血竭用右归饮加减；肝肾阴亏，冲任衰竭用集灵膏（《张氏医通》）加减。哈荔田主张本病治肾为主燮阴阳，调脾为辅化源昌。庞保珍分 4 型论治：肾阳虚证方用右归广嗣丹（庞保珍方），肾阴虚证方用左归螽斯丹（庞保珍方），气血亏虚证方用八珍益宫丹（庞保珍方），血瘀证方用逐瘀衍嗣丹（庞保珍方）。

2. 专病专方

李颖报道贺永清以人参养荣汤加减 [炙黄芪、米炒党参、炒白术、酒白芍、酒当归、五味子、茯苓、制黄精、制龟甲、熟地黄、川芎、陈皮、远志、酸枣仁、肉桂（另包后下）、炙甘草] 滋肝肾，补气血，复阴阳，治愈本病 1 例。李志文采用生地黄、女贞子、旱莲草、玄参、山茱萸、石斛、麦冬、黄精、白芍、五味子，治疗席汉综合征获效，并每日服六味地黄丸以善其后。刘春煦用左归丸加味（熟地黄、山茱萸、枸杞子、白芍、当归、龟板胶、菟丝子、山药、白术、牛膝）治疗 2 例患者，疗效满意。张新华等采用当归补血汤合二仙汤、四物汤加减（黄芪、当归、川芎、熟地黄、白芍、仙茅、淫羊藿、鹿角胶、紫石英、补骨脂、熟附子、益母草）治疗 1 例患者，效佳。藤玉莲等用地黄饮子加减（熟地黄、巴戟天、山茱萸、石斛、肉苁蓉、五味子、肉桂、炮附子、茯苓、葛根、远志、焦白术、生姜、大枣、薄荷）治疗 1 例患者，获显效。李林凤等采用右归丸加味 [熟地黄、山药、山茱萸、枸杞子、杜仲、巴戟天、仙茅、黄芪、当归、附子、人参、白术、白芍、川芎、柴胡、肉桂（后下）、炙甘草] 治愈 1 例因精神刺激而致产后大出血者。张仁秀等采用当归、川芎、生地黄、鹿角胶、沙参、麦冬、枸杞子、百合、生麦芽、鸡内金、川楝子、菟丝子、淫羊藿、仙茅、葫芦巴为基本方，治疗席汉综合征 18 例，效佳。袁支霞以刘奉五之四二五合方，治疗 1 例，疗效显著。张梅兰惯用鹿角胶等血肉有情之品，直入奇经，培补气血，以水蛭贯穿始终，因虫蚁之类最善走络剔邪，采用酸枣仁、鹿角胶、补骨脂、巴戟天、淫羊藿、白术、党参、水蛭为基本方，效佳。郭镜智用下乳涌泉散加减（当归、白芍、川芎、熟地黄、柴胡、青皮、白芷、穿山甲、鹿角胶、干姜）温补阳气、养血润燥，疗效较好。李相中等以右归丸（熟地黄、山药、山茱萸、枸杞子、鹿角胶、菟丝子、杜仲、当归、川附子、女贞子、旱莲草、肉桂、炙甘草）与通窍活血汤（赤芍、川芎、桃仁、红花、老葱、生姜、红枣、麝香、黄酒、艾叶、益母草）交替应用，效佳。王蒿志以紫鹿椒鳖丸［紫河车一具（洗净焙干）、鹿茸片、人参、黄芪、白术、川椒、醋制鳖甲、地鳖虫］为主，治疗席汉综合征 16 例，治愈 14 例。秦齐介绍李积敏经验：方用熟地黄、菟丝子、山药、枸杞子、五味子、山茱萸、淫羊藿、补骨脂、牡丹皮、茯苓、当归、香附、覆盆子、白芍、肉桂、制附子，疗程 3 个月，可收效。黄兆铨以大营煎加味（熟地黄、当归、枸杞子、杜仲、制附子、鹿角胶、牛膝、巴戟天、淫羊藿、补骨脂、阿胶）治疗 2 例效佳，强调用药忌单用纯阳之品，治宜阴阳兼顾，于补阳剂中酌加益精血、补冲任之血肉有情之品。叶敦敏认为补肾中药有类似激素样作用，可以提高体内激素水平；活血化瘀药则能改善微循环，增加盆腔脏器血流量。通过补肾活血法能调整肾－天癸－冲任－胞宫的平衡关系而收效，故采用张氏归肾活血调经汤（菟丝子、山茱萸、怀山药、枸杞子、丹参、熟地黄、当归、杜仲、桃仁、赤芍、川芎、香附）治之，效佳。杨灵生仿刘奉五先生四二五合方，创三四五合剂（仙鹤草、仙茅草、淫羊藿、人参、炮附子、炮姜、炙甘草、五味子、菟丝子、枸杞子、覆盆子、车前子），治疗席汉综合征 12 例，痊愈 10 例，显效 2 例。刘永等以八珍二仙汤（党参、白术、茯苓、熟地黄、川芎、当归、白芍、淫羊藿、仙茅草、甘草）治疗席汉综合征 48 例，效佳。轩秀清以自拟健脾补肾汤（人参、黄芪、白术、山药、甘草、鹿角胶、仙茅草、巴戟天、枸杞子、干地黄、紫河车粉、淫羊藿、菟丝子、当归）煎服，并配合炒食胎盘，治疗本病疗效显著。他认为胎盘为血肉有情之品，有返本还原之功，调补阴阳，治虚劳有特效，并能促进萎缩的性腺发育。戴德英等以自拟温肾通经方（肉苁蓉、巴戟天、黄芪、熟地黄、当归、

川芎、鸡血藤、芍药、磁石、阿胶、鹿角片、泽泻、紫河车粉）治疗本病 35
例，治愈 19 例，好转及无效者各 8 例。

三、中西医结合

唐瑞秀以金匮肾气丸、八珍汤合方（党参、当归、熟地黄、山茱萸、泽
泻、牡丹皮、肉桂、制附子、赤芍、炒白术、炙甘草、山药、茯苓、川芎）结
合①人工呼吸、呼吸兴奋药；②氢化可的松 200mg/d，静脉滴注；③抗生素控
制感染；④纠正水电解质紊乱，抢救 1 例席汉综合征且垂体危象患者。孙昌茂
用仙茅草、当归、川芎、山茱萸、香附、橘皮、橘叶、黄芪、白芍、甘草为
基本方，配合西药：每晚服乙烯雌酚 1mg，服 20 天，从第 16 天起，加黄体酮
10mg，肌内注射，1 个月为 1 个疗程，3 ~ 6 个疗程判断疗效。结果总有效率为
94.1%。他认为单纯人工干预月经，虽然月经来潮，但全身症状难以改善；纯用
中医治疗，月经周期恢复不易，两者结合相得益彰。徐永正治疗本病 6 例，治
法：①保暖、供氧，补充热量、维生素。②泼尼松 10 ~ 30mg/d，甲状腺素片
20 ~ 60mg/d。3 例年轻者，予短期人工月经周期治疗。③抗感染，纠正酸中毒
和水、电解质紊乱。④中药以制附子、白芍、党参、黄芪、丹参、熟地黄、白
术、甘草为基础方，结果 6 例患者病情持续稳定，好转出院。随访中，6 例患
者激素用量大为减少或已停用。毕良研采用绒毛膜促性腺激素，肌内注射，一
天 1 次；泼尼松 10mg，一天 3 次；甲状腺素片 40mg，口服，一天 2 次，并同
服八珍汤合右归饮加减，治疗 1 例席汉综合征患者，疗程两月余，病情明显好
转。柴志凤以补脾益肾汤（党参、白术、炙甘草、当归、熟地黄、黄芪、山茱
萸、肉桂、附子、菟丝子、巴戟天）加甲状腺素片 40mg，口服，一天 2 次；苯
丙酸诺龙 25mg，肌内注射，隔天 1 次；泼尼松 10mg，口服，一天 3 次，共 5 次；
乙烯雌酚 0.5mg，口服，睡前服，共 20 天；右旋糖苷铁 100mg，肌内注射，一
天 1 次，共 10 天，治愈 2 例席汉综合征患者。

四、小结

中医药治疗席汉综合征多系个案报道，以临床分型系统的辨证论治较少，

诊断和疗效判断标准不一，更缺乏系统的前瞻性研究和实验研究，缺乏统一的诊断和疗效评价标准。本病单一证型较少，多虚实夹杂。庞保珍认为，研究席汉综合征，首先应确定统一的诊断和疗效判定标准，以利于今后深入研究与广泛交流。其次辨证分型应规范化，重视本病的早期诊断，避免误诊、漏诊。本病发现越早，疗效越好。由于本病早期症状不明显，且与产后某些生理现象难以区别，所以当分娩后大出血，出现少乳或者无乳可泌等，即应高度怀疑本病。

第 五 章

辅助生殖医学研究

第一节

中医药在体外受精 – 胚胎移植中的理论研究

目前体外受精 – 胚胎移植（IvF–ET）已成为治疗女性不孕症的重要方法之一。中医药在体外受精 – 胚胎移植的理论研究中积累了丰富经验，为更好地指导临床与科研，发挥中医药在体外受精 – 胚胎移植方面的独特优势，现将近年来的理论研究进展综述如下。

一、对体外受精 – 胚胎移植基础理论的研究

（一）对中医生殖的藏象研究

1. 对卵巢的研究

连方认为卵巢为奇恒之腑，其功能分藏和泄两方面，受肝的疏泄和肾的封藏调节，藏泄失常与卵巢排卵障碍有密切关系。

2. 对卵子的研究

（1）卵子的生成与排出

中医认为肾藏精，主生殖。庞保珍认为肾为产生卵子之本，女子肾气盛，则天癸至，任脉通，太冲脉盛。在肝气条达、疏泄正常的协调下，卵子得肾精的濡养，逐渐发育成熟。阳主动，卵子发育到一定程度，在肾阳达到一定的推动力，肝的疏泄开合、经络通畅之际顺利排出。

（2）卵泡发育异常的病因病机

1）肾虚。傅友丰认为，肾虚血瘀是本病的基本病机。张玉芬认为，肾虚可

引起卵泡发育异常。即肾虚血亏为其本，血瘀、湿热、痰浊等为其标。孙红等认为，本病肾虚为主。蔡竞等认为，卵泡发育成熟、排出是以肾精充盛而滋养、肾气旺盛而推动为前提条件的。

2）肝郁。庞保珍认为，卵子的生长与排出与肝的疏泄功能有密切关系，卵子必须借助肝的疏泄功能才能有规律的排出。马月香认为，肝失疏泄，肝气郁结，气机失调，血脉不畅，是阻碍卵子排出的重要病机。

3）血瘀。庞保珍认为，活血可促进卵子的生长、促进排卵、促进精卵的结合。

4）痰湿。庞保珍认为，痰湿可影响卵子的生长和排出。闫宁认为，肾虚血瘀为本病的重要病机。

归纳近代医家对本病的病因看法，关键在肾虚，以肾虚血瘀、肝郁肾虚、脾肾两虚、痰湿阻滞等证型多见。

（3）对卵子的辨证

庞保珍认为，根据阴阳学说的分属规律，就精子与卵子而言，精子为阳，卵子为阴；卵泡液为阴中之阴，卵子则为阴中之阳。卵子本身又可分阴阳，即卵体为阴——阳中之阴，卵子活动力为阳——阳中之阳。根据阳化气、阴成形的理论，卵子数量的多少、发育的大小，多责之于肾阴的盈亏；卵子活力的强弱、排卵与否，则取决于肾阳的盛衰。

（4）对卵子的施治

庞保珍认为治疗卵子数量少、发育小，主要以滋肾阴为主；治疗卵子活动力差，排出障碍，则以壮肾阳为主。总之卵子异常所致的不孕，治疗既要辨卵施治，又要与整体辨证施治相结合，方可取得事半功倍的效果。

3. 对精子的研究

（1）精子的生成与排出

中医认为肾藏精，主生殖。庞保珍认为肾气盛，则天癸至，冲任二脉充盛，在肝气条达、疏泄正常的协调下，任脉等经络通畅的条件下，精气由此到达肾子（睾丸与附睾），肾子得以蓄积人之元精，精子得到肾精的濡养，逐渐发育成熟。阳主动，精子发育到一定程度，在肾阳达到一定的推动力，肝的疏泄开合适度、经络通畅之际交合顺利排出。总之，庞保珍认为精子是在"肾－天癸－冲任－肾子"之中医生殖轴的调控下生成的。

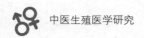

（2）对精子的辨证

庞保珍研究认为精液是由前列腺液、精囊液、附睾液、尿道球腺和尿道旁腺液组成。根据精气属火为阳、精液属水为阴的阴阳学说，精液为阴中之阴，精子则为阴中之阳。精子本身又可分阴阳，即精体为阴——阳中之阴，精子存活率及活动力为阳——阳中之阳。根据阳化气、阴成形的理论，精子数量的多少，多责之于肾阴的盈亏；精子活力的强弱，多取决于肾阳的盛衰。

（3）精液异常的施治

庞保珍研究认为治疗精子数量少，主要以滋肾阴为主；治疗精子存活率低、精子活动力差，则以壮肾阳为主。又由于阴阳之间互相依存、互相制约的特点，往往阴损及阳、阳损及阴，临床常出现阴阳两虚，即精子数量少合并精子存活率低、精子活动力差，此时则应阴阳双补，酌情辨证用药。总之精液异常所致的不育，治疗应以辨精施治为主，并与辨证施治相结合，方可取得事半功倍的效果。

（二）对中医生殖调控的研究

1. 女性生殖调控体系研究

中医认为人体是一个以五脏为中心的整体，且天人合一，各脏腑互相协调，共同完成人体的各种生理功能。就中医的生殖调节而言，侯丽辉等认为女性生殖调控体系应包括：肾（脏腑）–天癸–冲任–胞宫，其中肾为生殖之本，天癸为生殖之源，冲任调控生殖，胞宫为生殖之脏（器）。经、孕、产、乳为女性生殖之象，即女性在"肾（脏腑）–天癸–冲任–胞宫"生殖调控体系作用下产生的生理特点。女子生殖生理的整个过程，主要以肾为中心。

2. 中医妇科调周理论体系研究

女性月经周期受下丘脑–垂体–卵巢生殖生理轴的调节，中医则认为是在"肾–天癸–冲任–胞宫"生殖轴的调控下完成的。庞保珍认为切忌机械地套用调周方法，必须在各期辨证施用。谈勇认为在 IVF–ET 前期，尤其是对 35 岁以上不孕或 IVF–ET 多次失败患者，可加以应用。连方认为一般在助孕前 3 个月开始调理。研究提示：补肾调周中药可改善卵巢储备，提高患者对促性腺激素的敏感性，增加获卵数，改善卵子质量，提高辅助生殖技术的种植率和妊娠率，并促进再次 IVF–ET 成功。

二、对体外受精－胚胎移植过程中理论的研究

（一）中医对垂体降调节的认识

1. 垂体降调节时的病因病机

由于垂体降调节时外源性激素的应用，打破了生理常规，募集了多量成熟卵泡，大量卵泡的发育消耗大量的肾阴，导致肾阴亏虚的特殊生理变化，阴虚太甚，伤及肾阳，故此时的病因病机为肾阴虚为主，兼有肾阳不足。

2. 垂体降调节后机体表现证候——肾虚证

连方研究认为，接受 IVF/ICSI-ET 的不孕患者尽管初始病因各异，证候表现不同，但应用垂体降调节后，机体特殊生理状态的证候为肾虚证，以肾阴虚为主，兼有肾阳虚。

3. 垂体降调节时的治则——补肾滋阴助阳

连方研究认为以补肾滋阴助阳为治则。

（二）中医对超排卵的认识

1. 超排卵时的病因病机

超排卵要求多个卵细胞共同发育，卵泡期由于短时间内天癸大量分泌，大量耗损肾之阴精，已经超出了正常机体的调控能力，使得肾阴极度匮乏，卵子缺乏形成的物质基础，导致肾阴虚为主、兼肾精亏虚的病因病机。连方认为病位在冲任，病机为肾阴、肾精亏虚难以化卵，兼见有肝失疏泄，藏泄失衡。

2. 超排卵时机体主要证候——肾阴虚

连方研究认为超排卵时机体特殊生理状态的中医证候特点以肾阴虚为主，兼肾精亏虚。

3. 超排卵时治则

（1）补肾益阴养精

连方研究认为进行超排卵治疗的同时，着重补肾益阴养精；卵泡成熟时，加用补肾助阳。

（2）绒毛膜促性腺激素（HCG）温肾活血促卵泡排出

连方研究认为在排卵期，应用温肾活血法可起到一种激发卵子顺利排出、种子育胎的"扳机"作用。

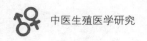

4.体外受精－胚胎移植中控制性超排卵后的中医证候

连方等研究 IVF–ET 中 COH 后临床上所出现中医证型按出现频率由高到低依次为肾气阴两虚证、脾肾阳虚证、肝郁气滞兼血瘀证、其他证型。

（三）中医对体外受精－胚胎移植妊娠黄体的研究

垂体降调节使垂体处于脱敏状态，促性腺激素分泌处于低水平，卵巢自身的内分泌功能处于抑制状态，从而影响取卵后黄体功能的正常，造成临床妊娠率下降。中医认为"肾主生殖""胞络者系于肾""胎茎系于脾""气以载胎""血以养胎"，因此，滋肾补肾为主，辅以健脾而调气血是促进体外受精－胚胎移植中妊娠黄体功能正常的重要手段。杜莹等报道，补肾药有健全黄体与提高 P、E2 激素水平的作用。刘显磊等研究提示，补肾健脾的助孕 3 号方和补肾方均可增强黄体功能，提高血清 P 含量，增加子宫蜕膜孕激素受体 mRNA 的表达，从而降低肾虚黄体抑制动物流产模型的流产率，单纯健脾方则无此作用。

三、对体外受精－胚胎移植重要并发症——卵巢过度刺激综合征（OHSS）的认识

（一）中医对 OHSS 的名称与定义

OHSS 是辅助生殖技术药物控制性超排卵后引起的严重医源性并发症。连方认为，根据其临床表现：胸腔积液、腹腔积液、全身水肿、卵巢增大等，OHSS 可归于中医"子肿""臌胀""癥瘕"等病症范畴。

（二）病因病机研究

连方研究认为 OHSS 为脏腑功能失常、气血失调所致。具体病理机制可归纳为 3 个方面：①肝气郁结、气滞血瘀；②脾肾阳虚、水湿停滞；③病延日久，元阳衰退，气阴两竭，形成危象。

（三）辨证用药研究

连方认为临床分型多见肝郁气滞血瘀型、脾肾阳虚型、水湿停滞型、肾阴虚型、脾肾两虚型、水湿内停型、气阴衰竭型七型。

四、对如何提高体外受精－胚胎移植疗效理论的研究

（一）中医对体外受精－胚胎移植中改善卵巢反应与提高卵细胞质量的研究

1. 助孕前补肾调周法整体调节 3 个月

连方研究认为助孕前进行中医整体调理，可明显改善妊娠率。一般在助孕前 3 个月开始调理，主要使用补肾调周法。

2. 补肾为主

中医认为肾主生殖，肾气盛可促使天癸成熟，从而改善卵巢反应性，提高卵巢储备，提高卵细胞质量。同时卵子的发育与排出与肝的疏泄功能密切相关，后天养先天，后天脾胃功能正常则气血充盛，从而促进肾精的充盛。因此，酌情科学辨证补肾为主，佐以健脾益气养血、疏肝、活血等治法。刘芳等研究提示加味左归丸预治疗可改善卵巢功能，提高 COH 中卵巢反应性，提升获卵数量和质量。连方等研究补肾调冲二至天癸方能提高卵细胞质量。许小凤等研究认为补肾活血中药干预卵巢储备功能下降（DOS）疗效确切，可改善卵巢储备功能、提高辅助生育技术（ART）的成功率、预防及延缓卵巢早衰（POF）的发生。

（二）中医对体外受精－胚胎移植子宫内膜容受性的研究

子宫内膜容受性是保证孕卵着床、胎儿与胎盘发育的重要环节。良好子宫内膜容受性的建立是提高辅助生殖技术临床妊娠率的关键措施之一。中医认为肾气盛可促进天癸成熟、冲任通盛、胞宫生殖功能正常，因此，酌情辨证、科学补肾是提高子宫内膜容受性的重要手段。

1. 补肾中药对子宫内膜血流的影响

张奕民与张明敏等研究发现补肾活血是改善子宫内膜血流，提高体外受精－胚胎移植成功率的重要手段之一。

2. 补肾中药对子宫内膜组织形态学的影响

子宫内膜的形态是影响子宫内膜容受性的重要因素。研究表明通过补肾可改善子宫内膜组织形态学指标，提高子宫内膜成熟度，改善子宫内膜容受性。

3. 补肾中药对子宫内膜容受性相关因子、基因的影响

研究表明通过补肾可改变子宫内膜容受性相关因子的表达，说明补肾可改变子宫内膜容受性。陈阳等研究提示，中药五子衍宗丸可上调因 GnRHa 长方案 COH 所致下降的 S100A11 基因的表达，提高子宫内膜容受性，改善小鼠妊娠率和胚胎着床率。

五、述评

中医药在体外受精－胚胎移植应用中取得了令世人瞩目的成就。尤其中医药在生殖的藏象认识、生殖内分泌轴、体外受精－胚胎移植中卵巢反应与卵细胞质量、子宫内膜容受性、妊娠黄体等方面的研究积累了丰富经验，均有其独特而强大的优势。但目前的理论研究中仍存在一些不足之处：由于治疗方案不规范，缺乏统一、客观的诊疗标准，更缺乏循证医学的研究，导致理论可重复性差、深度不够；受西医的理论框架约束，有以西医思维指导中医用药的倾向；缺乏用中医思维指导体外受精－胚胎移植的科研与临床。为了进一步发挥中医药在辅助生殖技术中的强大优势，提高体外受精－胚胎移植水平，有必要在中医理论思维的指导下，制定全国统一的体外受精－胚胎移植临床与实验标准及方案，且在体外受精－胚胎移植中必须男女同时就诊，酌情男女同治，精子与卵子均优质，才能优生，才能提高其体外受精－胚胎移植的成功率。读经典，做临床，以中医思维指导体外受精－胚胎移植的理论研究，以辨证论治为前提，衷中参西，针对目前辅助生殖技术中的瓶颈问题，进行中医药的理论研究，做到中西医取长补短、相互促进，提高辅助生殖技术的临床妊娠率与出生率。

中医药在体外受精－胚胎移植中的临床研究

目前以中医药辅助生殖治疗为特征的体外受精－胚胎移植（In Vitro Fertilization and Embryo Transfer，IVF-ET）模式正在世界范围内逐步发展，取得了可喜成果。现代科技与传统中医药不断融汇，中医辅助生殖源于传统中医，又拓展了中医治疗范畴，使得中医辅助生殖不断呈现新的气息，中西医结合生殖医学前景广阔。近 18 年中医药在体外受精－胚胎移植中的临床研究成果，主要有以下几个方面：肾虚是不孕症的主要病机，IVF-ET 中应以辨证补肾为主线，IVF-ET 中应重视男方的调理等。现分述如下。

一、不孕症的主要病机

中医认为肾藏精，主生殖，肾为产生卵子之本。女子肾气盛，则天癸至，任脉通，太冲脉盛，卵子得到肾精的濡养，逐渐发育成熟。阳主动，卵子发育到一定程度，在肾阳达到一定的推动力时则顺利排出。不孕症虽可辨证分为肾虚型、肝郁型、脾虚型、痰湿型、血瘀型，但女性不孕症患者以肾虚型居多，且行 IVF-ET 中肾虚型的临床妊娠率低于其他证型，肾虚是不孕症的主要病机。

二、IVF-ET 前应辨证补肾

由于肾虚是不孕症患者的主要病机，因此，在 IVF-ET 前应以中医的思维辨证补肾治其本，酌情辨证调理 3 ~ 6 个月为宜。对于肾气虚证宜用五子衍宗丸，肾阳虚证或肾阳虚血瘀证宜用定坤丹，肾阴虚证宜用六味地黄丸。还可辨证应用中药调周疗法，连方认为一般在助孕前 3 个月开始调理：①卵泡期（月经周期第 5 ~ 11 天），补益肝肾；②排卵期（月经周期第 12 ~ 16 天），补肾活血通络；③黄体期（月经周期第 17 ~ 24 天），温肾助阳；④行经期（月经周期第 25 天到行经），活血调经。谈勇认为尤其对 35 岁以上不孕或 IVF-ET 多次失败患者，可考虑在 IVF-ET 前期采用中药调周法。研究表明：补肾调周中药可改善卵巢储备功能，提高患者对促性腺激素的敏感性，改善卵子质量，增加获卵数，提高辅助生殖技术的种植率与妊娠率，且能促进再次 IVF-ET 成功率。

三、中医药对 IVF-ET 前相关 "基础疾病" 的治疗

（一）辨证治疗多囊卵巢综合征

章勤认为，对于 PCOS 患者，IVF-ET 术前的体质调理尤为关键，体型偏瘦患者多属气郁质或阴虚质，气郁质患者常兼见心烦易怒或精神抑郁、经前乳胀等症，治疗应疏肝解郁，多以开郁种玉汤化裁；阴虚质患者常兼见腰酸少寐、口干烦热舌红等症，治疗宜滋养肝肾，多以养精种玉汤化裁；体型偏胖患者多属痰湿质，常兼见喉中有痰、体重倦怠等症，治疗应温肾化痰，多以苍附导痰丸化裁。黄日亮研究认为排卵障碍性不孕症患者临床应用定坤丹治疗，可以增大子宫内膜厚度，提高患者妊娠率，具有重要的应用价值。卫爱武等研究认为定坤丹联合氯米芬能明显改善多囊卵巢综合征伴不孕患者的临床疗效。

（二）补肾活血法治疗子宫内膜异位症

章勤认为，子宫内膜异位症反复发作而需行 IVF-ET 者，病机多为肾虚夹瘀。平时以补肾活血，化瘀消癥为主，经前期以补肾温通为主，行经期以活血化瘀止痛为主。如此急则治其标，缓则治其本，攻补兼施，补肾以促进卵泡的发育，提高子宫内膜容受性，活血既可消癥，又利于卵子的生长与排出。安向荣研究结论：对子宫内膜异位症性不孕症患者使用腹腔镜手术和中药定坤丹进行治疗安全、有效。

（三）祛邪与扶正并用治疗盆腔炎

章勤认为盆腔炎由于迁延日久，正气渐衰，邪热余毒残留，与冲任之气血相搏结，日久难愈，耗伤气血而致，治宜祛邪与扶正并用，多以黄芪建中汤合血竭化癥汤化裁。此外，在输卵管炎性不孕症术前调理时，配合祛邪与扶正的中药保留灌肠。

对于盆腔炎的治疗必须用中医的思维辨证用药，不要被西医的"炎"字束缚，如肾阳虚血瘀证，适用于定坤丹；气虚血瘀、痰湿凝滞证，适用于丹黄祛瘀胶囊。

（四）补肾养血填精治疗卵巢储备功能下降

章勤认为卵巢储备功能下降主要责之于"天癸早枯"，治宜养血填精为大法，多以河车大造丸合四物汤化裁。女子常不足于血，顾护精血为女子之要。女子只有在精血充足的前提下才能月事以时下，卵巢的储备功能才能好，特别是在体外受精－胚胎移植中更要顾护精血。谈珍瑜等研究认为定坤丹对肾虚型月经后期卵巢储备功能下降（DOR）患者治疗效果好，能有效改善患者性激素水平，增大平均卵巢体积，增加窦卵泡计数，促进月经来潮，进而恢复和改善卵巢储备功能。

（五）"滋肝、柔肝"法治疗 IVF–ET 反复失败

章勤认为 IVF–ET 反复失败患者以肝虚为主，而非肝气横逆，故治疗应以"滋肝、柔肝"为主，而非"疏肝、泄肝"，临床常用温养肝肾之药，酌加轻灵之品以顺肝木曲直之性，从而春生阳回，雨露自滋，经水渐复，常用药物有鹿角霜、石决明、龟板、绿萼梅、玫瑰花、炒白芍、王不留行籽、酸枣仁。

四、肾虚是 IVF–ET 中的主要病机

IVF–ET 失败后女性的常见中医证候为肾虚及肝郁证，常见证型为肾虚肝郁血瘀、肾虚肝郁、肾虚肝郁血瘀夹湿热，且肾虚肝郁血瘀的发生率随不孕病程、流产次数的增加而升高。

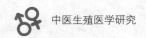

五、中医药在 IVF–ET 各期中的作用

（一）施术前期宜益肾填精，佐以疏肝解郁、宁心安神

施术前期，即口服避孕药治疗 21 天期间。宜辨证应用益肾填精，佐以疏肝解郁、宁心安神之法，可选用柴胡、桑叶、绿萼梅、淡竹叶等，随口服避孕药服用 20 天。傅萍主张遣用毓麟珠加减。蔡小荪经验：促排卵前育肾调经。经后期即卵泡期，为经净后至排卵前，方药为：茯苓 12g，生地黄 10g，牛膝 10g，路路通 10g，公丁香 2.5g，制黄精 12g，麦冬 10g，淫羊藿 12g，石楠叶 10g。经间期和经前期，即排卵期和黄体期，方药为：茯苓 12g，生地黄 10g，熟地黄 10g，仙茅草 10g，淫羊藿 12g，鹿角霜 10g，女贞子 10g，紫石英 12g，巴戟天 10g，麦冬 12g，山茱萸 10g。蔡小荪特别强调，在促排卵前需辨证加减用药。李小英研究在 IVF–ET 中以补肾疏肝为调养基础方能够改善临床症状，减少 Gn 用量，降低促卵泡生成素水平，有利于提高优质胚胎率和临床妊娠率。

（二）降调期第一步宜辨证滋肾阴为主，佐以温阳

降调期第一步，即使用 GnRH–a 控制性超促排卵期第 1 ~ 9 天。GnRH–a 在短期内募集多个卵母细胞，极大地打破了正常的生理状态，超越了正常的调控能力。中医认为肾主生殖，此期造成肾气骤伤，阳化气，阴成形，于此特殊生理状态下，以肾阴虚为主，兼有肾阳虚之证。故尤昭玲选用生地黄、熟地黄、桑椹子、鹿角片、覆盆子、沙参、石斛等组成的 2 号方，随用 GnRH–a 第 1 ~ 9 天服药。连方主张滋肾助阳以调节整体状态。蔡小荪主张围种植期健肾柔肝，方药：党参 10g，茯苓 10g，麸炒白术 10g，黄芩 6g，苎麻根 10g，白芍 10g，续断 10g，杜仲 10g，桑寄生 10g。

（三）降调期第二步宜酌情补肾益精为主，佐以理气活血

降调期第二步，即使用 GnRH–a+Gn 控制性超促排卵期。在进行垂体降调节的第一步，本已出现医源性肾阴亏虚为主的病机。此期超排卵又要求多个卵细胞共同发育，由于短时间内天癸大量分泌，突然耗损肾之阴阳，使得肾阴更加匮乏，难以聚而为精，导致缺乏卵子形成的物质基础，极易造成卵泡不能充分发育成熟。此外阴虚容易导致阴虚血瘀，故此期以肾阴虚极，兼有血瘀、肝

郁为主要病机。故治宜酌情补肾益精为主，佐以理气活血。尤昭玲在2号方的基础上加减，选用西洋参、大腹皮、黄精、荔枝核、赤小豆、薏苡仁等组成的3号方，接2号方用至hCG注射前2天服用。连方主张超排卵时补肾滋阴以促卵泡发育。傅萍选用养精种玉汤合二至丸加味。梁莹等分别联合补肾调经方、逍遥散方治疗。刘芳等研究应用加味左归丸方。张建伟研究二至天癸颗粒能明显提高IVF周期卵巢对超促排卵药物的反应性，而未增加OHSS发生的危险性。连方等研究IVF-ET中COH后临床上所出现中医证型按出现频率由高到低依次为肾气阴两虚证、脾肾阳虚证、肝郁气滞兼血瘀证及其他证型。

（四）取卵前期宜酌情辨证采用温肾助阳，佐以活血排卵之法

取卵前期，即使用hCG促卵泡成熟期。中医认为阳化气。肾之阳气充足，鼓动有力，经络畅通，卵子才能顺利排出。故此期宜酌情辨证采用温肾助阳，佐以活血排卵之法。尤昭玲选用菟丝子、桑椹子、覆盆子、紫石英等组成的4号方，随hCG注射前1天至取卵前1天服药，连服3天。连方经验：绒毛膜促性腺激素（hCG）温肾活血以促卵泡排出。连方等报道在辅助生殖中当优势卵泡直径达到18mm时，每日1剂桃红四物汤加味，服至卵泡排出或取卵日。

（五）取卵后期宜酌情补肾健脾为主，佐以活血

取卵后期，即取卵后1～5天。此期由于抽吸卵泡，引起颗粒细胞过多丢失，导致颗粒黄体细胞数下降，影响黄体的生成，不利于胚胎的种植发育。中医认为此期由于上述超促排卵、取卵等措施已导致机体形成肾虚为主，兼有血瘀的状况。脾为后天之本，后天养先天，脾肾功能正常，才能为胚胎种植提供充足的物质基础，而血瘀不利于精微物资的生成与吸收，故治宜酌情补肾健脾为主，佐以活血。尤昭玲用麦冬、山茱萸、炙龟板等组成的5号方，从取卵之日起，连服5天。连方在常规应用黄体酮维持黄体基础上，辅以补肾健脾、固冲安胎中药。有研究从取卵当日起在hCG健黄体的基础上加服滋肾育胎丸。张建伟研究提示二至天癸颗粒能改善控制性超排卵周期卵子质量与子宫内膜容受性。傅萍主张移植前疏补为要，选用毓麟珠，酌加路路通、皂角刺等活血通络之品。蔡小苏经验：移植前后健肾助孕，设健肾助孕方：党参片12g，茯苓12g，白术10g，黄芩片10g，续断片10g，杜仲10g，桑寄生12g，苎麻根12g，白芍10g。从胚胎植入前7天至胚胎植入后14天，即从鲜胚周期取卵后服用至

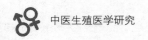

确诊生化妊娠时。

（六）移植后期宜酌情健脾益肾，助胎长养

移植后期，即胚胎移植后第 1 ~ 12 天。超排卵本身导致黄体功能异常等会影响胚胎的发育。中医认为肾主生殖，后天养先天，故此期宜酌情健脾益肾，助胎长养。尤昭玲选用西洋参、紫苏梗、白术、莲心、寄生等组成的 6 号方，从胚胎移植后第 3 天起，连服 12 天。傅萍多用寿胎丸加减，主张用药宜轻、性味宜平。蔡小荪主张种植后固肾安胎，方药：黄芩片 6g，麸炒白术 10g，党参 10g，苎麻根 10g，续断 10g，杜仲 10g，桑寄生 10g，紫苏梗 10g。

（七）妊娠期宜酌情采用健脾补肾法、清肝养胎法、化瘀止血法等

妊娠期，即胚胎种植后第 11 ~ 13 天查 hCG 确诊妊娠后。虽然健脾补肾是固系胎元之大法，但孕后常兼有肝热、血瘀的情况，故治宜酌情采用健脾补肾法、清肝养胎法、化瘀止血法等。尤昭玲一般用西洋参、白术、菟丝子、苎麻根等组成的 7 号方，从确认妊娠后服药，至 B 超看到胎儿心率时酌情停药。蔡小荪设健肾安胎方：杜仲 12g，川续断 12g，狗脊 12g，桑寄生 12g，党参片 12g，炒白术 12g，黄芩片 10g，紫苏梗 10g，白芍 10g，生地黄 10g，苎麻根 12g。傅萍辨证酌情采用补肾健脾法，方用泰山磐石散，酌加阿胶珠、熟地黄、山茱萸等；凉血滋阴法，当用保阴煎加苎麻根，可入桑叶、生白芍、旱莲草等；化瘀止血法，于胎元饮基础上，辨证遣入牡丹皮等止血不留瘀、化瘀不伤胎之品。叶敦敏教授强调阶段性用药，确认妊娠阶段主张健脾补肾养心以安胎。

六、IVF–ET 中应重视辨病辨证结合

（一）补肾健脾法治疗 IVF–ET 中的卵巢低反应

基于"补肾健脾法治疗 IVF–ET 中的卵巢低反应的研究"，突破了中医学关于"肾主生殖"的传统病机的认识。依据"脾胃为后天之本，气血生化之源"的理论，只有在脾胃运化的水谷精微及气血充足的基础上，卵泡才能在肾气及天癸的作用下正常发育成长。先天后天相互滋生。目前认为卵巢低反应的主要

中医病机在于"脾肾亏虚",同时研究认为补肾健脾法可改善 IVF-ET 中卵巢低反应（POR）、提高卵巢储备功能。益气养阴方可改善 POR 患者 IVF-ET 过程中的卵巢反应性，提高获卵数并增加患者妊娠率，其作用机制可能与调控卵巢颗粒 GDF-9、BMP-15 表达有关。

（二）调肾为主，兼调心肝脾治疗 IVF-ET 的多囊卵巢综合征

肾主生殖，阳主动，阴主静，心主神明，肝主疏泄，人的情志与心肝的关系最为密切。肾为先天之本，脾胃为后天之本，后天养先天。因此，要辨证地科学应用调肾为主，兼调心肝脾，治疗 IVF-ET 的多囊卵巢综合征。尤昭玲对于中医辅助治疗 IVF-ET 助孕的 PCOS 患者，创造性提出多泡、少泡二型，从 IVF-ET 的 3 个过程——降调期、促排期、移植后期介入，环环相扣，互为基础。降调期勿动，清心静候，抚卵静养；促排期多泡型敛泡固泡，少泡型益肾增泡，且调泡不忘调膜；移植后期，健脾助膜，益肾固胎，安胎前移，并辅以耳穴、食疗等多种方法综合治疗，提高了 PCOS 患者着床率及临床妊娠率。

（三）活血解毒法治疗 IVF-ET 的子宫内膜异位症

叶敦敏认为子宫内膜异位症的中医病机是瘀毒，治宜活血解毒，并主张在确认患者胚胎着床、早期妊娠阶段，可酌情使用活血化瘀之品，增加子宫内膜容受性，降低试管流产率，常用活血之力较平缓之品，如丹参、赤芍、牡丹皮等，并于遣方用药时加上清热解毒之品，如猫爪草、半枝莲、毛冬青等。

七、补肾活血治疗反复 IVF-ET 失败的子宫内膜容受性差

反复体外受精-胚胎移植失败（RIF）属中医学"滑胎"范畴，其主要病机是肾虚血瘀。杨维等研究以补肾活血为治则，从月经第 5 天开始服用温肾养血颗粒，连服 5 天，从月经第 10 天开始服用培育颗粒，连服 15 天，疗程结束后进入生殖医学中心的体外受精（IVF）周期。其研究结果提示可改善 RIF 患者的中医证候及子宫内膜容受性，提高临床妊娠率。刘瑞芬在整个辅助治疗期间，补肾气的同时，强调瘀血作为病理产物，阻滞胞宫胞脉，是影响妊娠成功不可忽视的因素，所以明确提出宫内妊娠前 3 个时期（调理期、移植前期、移植后期）要兼顾活血化瘀，临床效果显著。卫爱武认为肾虚血瘀是 IVF-ET 患者的

主要病机，补肾活血是治疗的关键。马大正将补肾填精、养血活血作为改善胞宫功能的重要方向，创制补胞汤来改善子宫内膜容受性，移植后应用以补肾填精、养血活血为治法的补胞汤及着床后应用以温补肾阳、安养胎儿为治法的温肾安胎汤能提高体外受精–胚胎移植的着床率，降低临床妊娠患者先兆流产症候群积分，改善妊娠结局。尤昭玲认为脾肾两虚是子宫内膜容受性低的主要病机，治宜健脾补肾。徐玲丽等认为子宫内膜血供丰富者可在一定程度上促进子宫内膜生长并促进胚胎着床，中药方面应在辨证论治的基础上增加疏肝理气养血药物和健脾益气生血药物共同作用，改善内膜血流状态。辨证施治，不可千篇一律而丢失中医特色。针灸方面可探寻有益的穴位靶点，借助三维超声及其衍生技术对针灸的影响机制进行更深层次的探索。同时开发出更加先进的宫腔理疗设备和在理疗设备上增加可促进子宫内膜血流的药物，从物理作用及化学作用两个方面改善子宫内膜血流状态。范波等研究认为定坤丹治疗子宫内膜发育不良性不孕症临床疗效确切，可有效增加患者子宫内膜厚度，提高临床妊娠率。总之，对于反复 IVF–ET 失败的子宫内膜容受性差，只有按中医的思维辨证组方用药，才能收到好的疗效，且单一证型少，复杂类型多，如对于辨证属肾阳虚血瘀证者适用于定坤丹。

八、辨证应用电针与益肾健脾利水法预防 OHSS 发生

（一）辨证应用电针防治 IVF 中 OHSS 发生

谈勇等认为，OHSS 的发生是在肾虚基础上，加之受到医源性因素的侵袭，妨碍或破坏了正常的生理机转，导致脏腑功能失常，气血失调，从而影响到冲任、子宫、胞脉、胞络，且这种病变所产生的病理产物可作为第二致病因素，再度妨碍脏腑气机的升降调节，导致脏腑气血的严重紊乱。本研究取穴足三里、关元、中枢，具有疏通气机、导滞止痛之功；配合子宫穴、三阴交可补益肾气、理气化瘀；配合血海则补血行气，活血祛瘀；配合气海则可以调理一身气机运行。从中医角度不难看出，针刺干预通过调理全身气血运行，达到行气活血以利水液运行，缓解患者症状的作用。洪艳丽等对行 IVF–ET 的患者取穴足三里、血海、关元、三阴交、子宫穴、气海、中极；辨证加减穴：肾虚型加太溪穴，痰湿内滞型加丰隆穴，肝郁气滞型加太冲穴、合谷穴。采用华佗牌针灸针，在

所选穴位上针刺定位，有酸、胀、重、麻感后用 G6805-1 型电针治疗仪（青岛鑫升实业有限公司），频率 40～60Hz，幅度 15～30V，输出脉冲波为疏密波型，连于针灸针，每天 1 次，1 次 30min，于注射促性腺激素（gonadotropin, Gn）第 1 日开始至胚胎移植（embryo transfer, ET）日接受电针治疗。电针辅助治疗能有效防治 IVF 过程中 OHSS 发生，且不降低 IVF 优胚率及妊娠率，可能与其降低患者卵巢局部血管通透性有关。

（二）益肾健脾利水法预防 OHSS 发生

赵芳研究认为脾肾两虚是 OHSS 的主要病机，并用五皮饮加减益肾健脾利水治疗体外受精－胚胎移植过程中 OHSS 倾向患者，减少了盆腔积液量，改善了 OHSS 症状，不仅对 OHSS 倾向患者有较好的预防作用，而且有效提高了移植周期的妊娠率。

九、IVF-ET 中应重视男方的调理

男方生殖之精壮，女方生殖之精强，是优生的关键，亦是 IVF-ET 成功的关键。因此，在 IVF-ET 之前应高度重视男方精子的科学检测与调理，只重视女方卵子质量，不重视男方精子状况是不对的。叶敦敏认为在女方进入 IVF-ET 周期的同时，男方也可服用中药辅助调理，以提高精子活力、质量及受精卵质量，从而提高 IVF-ET 的成功率，主张以补肾活血为原则，使用熟地黄、黄精等滋养肝肾的同时，配合运用毛冬青、车前子、路路通、丹参、浙贝母、王不留行等活血通经散结之品，在提高男方精子活力及质量、改善生育能力方面取得满意疗效。郭军等研究认为龟龄集对勃起功能障碍患者有显著疗效，可改善其伴随症状，且未见明显不良反应。郭军等研究认为龟龄集能提高少弱精子症精液质量且安全性良好。

十、展望

不孕症是影响育龄夫妇双方及其家庭身心健康的世界性问题。目前体外受精－胚胎移植（IvF-ET）已成为治疗女性不孕症的重要方法之一，但国际上 IVF-ET 妊娠率仍在 30%～40%。存在由于卵巢反应功能低下而取消促排卵周

期、子宫内膜接受能力差引起着床障碍、卵巢过度刺激综合征（OHSS）、自然流产率高（18.4% ~ 30%）、婴儿出生率低等并发症，以及费用昂贵等不足，但中医药在增强整体体质、促进卵巢自身功能正常、诱导排卵、提高优质卵泡数量、改善子宫内膜容受性、提高妊娠率与试管婴儿出生率、降低西药的不良反应等方面有其独特而强大的优势。因此，有更多的家庭选择在 IVF-ET 的同时，寻求中医药辅助治疗而取得满意的疗效。

中医药在体外受精 – 胚胎移植应用中取得了令世人瞩目的成就，越来越多的研究报道证实，中医辅助治疗能有效提高 ART 妊娠成功率，尤其是中医药在整体调节身体，特别是调节自身卵巢功能、诱导排卵与提高优质卵泡数、改善子宫内膜容受性、提高妊娠成功率与试管婴儿出生率，并有效降低西药不良反应等方面成绩显著。但目前的研究中仍存在一些不足之处：能够做辅助生殖技术的中西医结合医生少，治疗方案不规范，缺少不同中西医结合治疗方案间的对比，对现有文献资料整理不全面，缺乏统一、客观的诊疗标准。而且普遍存在缺乏用中医思维指导体外受精 – 胚胎移植的诊疗的现象，存在用西医的思维开中药的现象，存在个别过度应用的现象。有些患者多次应用 IVF-ET 无效，但应用中医辨证调理而自然怀孕，因此，应严格掌握 IVF-ET 的适应证。在中医辅助治疗过程中，一定要注意密切观察 IVF-ET 并发症 OHSS 的发生。特别是：年龄小于 35 岁、瘦弱、PCOS 患者或 B 超下卵巢皮质内呈项链状表现的患者、用 hCG 诱导排卵、用 hCG 支持黄体的敏感人群等。此外尚应警惕 IVF-ET 妊娠不良结局流产和宫外孕的发生。为了进一步发挥中医药在辅助生殖技术中的强大优势，提高体外受精 – 胚胎移植临床治疗效果，有必要制定全国统一的体外受精 – 胚胎移植辨证论治标准及施治方案。读经典，做临床，以中医的思维指导体外受精 – 胚胎移植的治疗，以辨证论治为前提，衷中参西，针对目前辅助生殖技术中的瓶颈问题，进行中医药的科学研究，做到中西医取长补短，相互促进，提高辅助生殖技术的临床妊娠率与出生率。

第三节

中医药在体外受精－胚胎移植中的实验研究

从目前治疗不孕症的情况来看，体外受精－胚胎移植（IvF-ET）已成为其治疗的主要手段之一。中医药在体外受精－胚胎移植的实验研究中积累了丰富经验，为更好地发挥中医药在体外受精－胚胎移植方面的独特优势，现将近年来的实验研究进展综述如下。

一、中医药对生殖内分泌轴的调整

中医认为女性生殖调控体系为"肾－天癸－冲任－胞宫"之生殖轴，肾主生殖，为生殖之本，天癸为生殖之源。冲任调控生殖，胞宫为生殖之脏。经、孕、产、乳为生殖之象。肾为女性生殖的核心，"女子……肾气盛……天癸至，任脉通，太冲脉盛，月事以时下，故有子"（《素问·上古天真论》）。生殖调控中任何一个环节的失常均可影响女性生理功能而产生疾病，尤以肾的功能失常最为严重，故在体外受精－胚胎移植中必须辨证科学补肾为主，兼顾它脏。在体外受精－胚胎移植的治疗中，外源性性激素将影响人体自然生殖周期的生殖内分泌平衡。中药具有对人体的整体调节之优势，可以重建生殖内分泌环境的平衡。葛明晓等研究益气血补肝肾中药能适当提高垂体降调节后 HCG 日的 LH 水平，减少 Gn 用量和使用天数，增加胚胎种植率。申可佳等研究护卵汤能改善 GnRHa 超排卵大鼠的生殖内分泌环境，增强卵巢功能，增加血清 E_2 的含量。

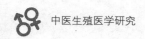

二、中医药对体外受精－胚胎移植中卵巢反应与卵细胞质量的影响

通过超促排卵获得数量适中的优质卵子，是体外受精－胚胎移植能否成功的关键环节之一。优质卵子的数目是获得可移植胚胎的前提，卵子的成熟度及卵子的质量是获得妊娠成功的关键。但临床观察到一些患者特别是大龄不孕症患者因其卵巢反应低下，不能募集出足够数量之优质卵子，甚至无法继续治疗而被迫取消该次促排卵周期。由于卵巢反应功能低下而取消促排卵周期者，以往采用加大促卵泡激素剂量之手段，但经临床观察，若过多应用促卵泡激素又可导致内源性激素的紊乱从而影响着床。中医认为肾主生殖，肾气盛可以促使天癸成熟，从而改善卵巢反应性，提高卵巢储备和卵细胞质量。同时卵子的发育与排出与肝的疏泄功能密切相关。后天养先天，后天脾胃功能正常则气血充盛，从而促进肾精的充盛。因此，酌情科学辨证补肾为主，佐以健脾补肾、益气养血是改善卵巢反应与提高卵细胞质量的重要手段。连方等研究二至天癸方能提高卵细胞质量，并能提高颗粒细胞 IGF-1RmRNA 的表达量。郭新宇等研究中药益气血方可促进超促排卵小鼠卵巢 GDF-9 与 GDF-9B 的表达。张树成等研究补肾生血胶囊具有增加年青 GH 超排卵能力的作用，对卵巢排卵功能有明显促进作用，可促进老龄 GH 卵巢排卵功能恢复，使超排卵能力显著增加。杨丽芸等研究补肾法、疏肝法对超促排卵小鼠可增加小鼠卵母细胞数量、提升优质卵泡率、促进卵子正常排出，其机理可能和调控卵母细胞 GDF-9 表达相关。申可佳等研究护卵汤能改善 GnRHa 超排卵大鼠的卵泡发育及卵子质量；护卵汤能改善 GnRHa 超排卵大鼠卵巢微环境，从而有利于卵泡发育及提升卵子质量；护卵汤能减少 GnRHa 超排卵大鼠卵巢体细胞凋亡；护卵汤能改善 GnRHa 超排卵大鼠卵巢 FSHR 和 LHR 的蛋白表达，从而改善卵泡发育及卵巢反应性。

三、中医药对体外受精－胚胎移植中子宫内膜容受性的作用

子宫内膜容受性正常是提高孕卵着床率、胎儿与胎盘发育正常的重要环节之一。较好的子宫内膜容受性的建立是体外受精－胚胎移植的临床妊娠率提高的关键一环。中医认为肾气盛可以促进天癸成熟，促进冲任通盛，促进胞

宫生殖功能正常，因此，酌情辨证科学补肾是提高子宫内膜容受性的重要手段。陈阳等研究提示中药五子衍宗丸可上调因 GnRHa 长方案 COH 所致下降的 S100A11 基因的表达，提高子宫内膜容受性，改善小鼠妊娠率和胚胎着床率。张建伟研究二至天癸颗粒可明显改善 HMG 促排卵周期子宫内膜组织形态学指标，提高子宫内膜成熟度。王素霞等研究认为，可能是通过应用中药安胎合剂改善了 GnRHa 长周期辅助超排卵小鼠的子宫内膜间质、腺体与血管等组织结构、胞饮突的发育，来提高其子宫内膜的容受性。王素霞等研究认为可能是通过应用中药安胎合剂促进了 GnRHa 长周期超排卵小鼠子宫内膜整合素 β_3、白血病抑制因子以及腺上皮细胞雌孕激素受体的表达，以改善其子宫内膜容受性，提高妊娠率。

四、中医药对体外受精 – 胚胎移植中妊娠黄体的作用

垂体降调节使垂体处于脱敏状态，促性腺激素分泌处于低水平，卵巢自身的内分泌功能处于抑制状态，从而影响取卵后黄体功能的正常，造成临床妊娠率下降。中医认为"肾主生殖""胞络者系于肾""胎荃系于脾""气以载胎""血以养胎"。因此，滋肾补肾为主，辅以健脾而调气血是促进体外受精 – 胚胎移植中妊娠黄体功能正常的重要手段。如此，使肾与脾、先天与后天相互支持，相互促进，以促进黄体功能，巩固胎元。杜莹等报道补肾药不但具有雌激素的作用，而且具有通过性腺轴促进卵泡发育成熟，健全黄体与提升 P、E_2 激素水平的功能。王玲等研究提示功血宁能够提高假孕大鼠血清 P 水平，在假孕大鼠黄体功能旺盛期可提高及支持黄体功能，且不干扰黄体生理性的退化。

五、中医药对体外受精 – 胚胎移植中免疫系统的作用

中医认为"正气存内，邪不可干""邪之所凑，其气必虚"，在正气不足的情况下，邪气乘虚而入，导致免疫功能异常。因此，扶正（补肾为主）祛邪（尤其是瘀血、湿、热之邪）是促进体外受精 – 胚胎移植中免疫功能正常的重要手段。在体外受精 – 胚胎移植的过程中，免疫因素可影响卵细胞质量与抑制胚胎着床，因此，会降低试管婴儿的成功率。罗硕平等研究证实助孕 1 号丸、2

号丸具有抑制抗体形成的作用。赖安妮的实验研究提示具补肾活血作用的胎宝冲剂（当归、菟丝子等）对生殖免疫有调节功能，且能抑制精子细胞毒抗体，提高免疫性不育小鼠的生育力。

六、关于体外受精－胚胎移植动物模型的构建及针灸治疗的实验研究

体外受精－胚胎移植动物模型构建的科学与否是决定实验研究成败的关键。张树成等研究认为雌性金黄地鼠（Golden Hamster，GH）是观察排卵与超排卵疗效很好的实验动物，若观察动情周期、排卵功能和卵巢功能等指标，可选用金黄地鼠作为实验动物。沈宗姬等研究体外受精－胚胎移植模型的建立采用小白鼠超排卵方法：每只雌鼠腹腔内注射人绝经期促性腺激素（hMG，75IU/ 支，上海生化药物公司）10IU，48h 后腹腔内注射绒毛膜促性腺激素（hCG，500IU/支，上海生化药物公司）10IU，将雌鼠放入雄鼠笼中中，与雄鼠（1B1）合笼交配。金春兰等研究提示，通过针刺三阴交穴，可显著增加动物排卵数目，达到 1.5 倍左右，且将成熟卵泡全部经排卵的方式排出体外。

七、关于体外受精－胚胎移植中标志物的研究

（一）子宫内膜容受性标志物

王素霞等研究认为整合素 β_3 与白血病抑制因子是目前医学界公认的衡量子宫内膜容受性的分子生物学指标。王素霞等研究提示子宫内膜厚度不能作为评价是否有利于胚泡着床的可靠指标，胞饮突是子宫内膜容受性或着床窗的特异性形态标记，而且可能直接参与囊胚与子宫内膜的黏附。张建伟在研究中以子宫内膜动脉血流参数作为评估子宫内膜容受性的指标。陈阳等研究认为S100A11 基因已经成为子宫内膜容受性的标志性因子之一。

（二）卵巢反应性及卵泡发育标志物

杨丽芸在研究中认为 GDF-9 是卵母细胞来源的生长因子，是最主要的

OSFs（卵母细胞分泌因子）之一，主要表达于人与哺乳动物卵母细胞。张建伟在研究中将卵泡膜血流作为评估卵泡生长发育、成熟与排卵的有效参数。申可佳研究认为卵巢 FSHR 和 LHR 蛋白是衡量卵巢反应性及卵泡发育程度的指标。申可佳研究发现，增加大鼠卵巢体细胞的凋亡，对卵泡的正常发育不利，减少 GnRHa 超排卵大鼠卵巢体细胞的凋亡，可促进卵泡发育与提高卵母细胞的质量。申可佳等研究认为卵巢微环境是衡量卵泡发育及卵子质量的指标。郭新宇等的研究采用 GDF-9、GDF-9B 作为评价卵母细胞质量和发育潜能的标志物。

（三）预测妊娠成功指标

谭丽等研究种植窗期子宫内膜 PR 和 VEGF 的表达可作为预测妊娠是否成功的指标。

八、述评

目前国际上 IVF-ET 妊娠率仍在 30% ~ 40%。虽然初始阶段（如诱导排卵与受精）的成功率较高，但试管婴儿出生率却低至 15% ~ 20%。中医药在体外受精－胚胎移植应用中取得了令世人瞩目的成就，尤其是中医药对生殖内分泌轴、体外受精－胚胎移植中卵巢反应与卵细胞质量、子宫内膜容受性、妊娠黄体、免疫系统等方面的调治、动物模型的构建及针灸治疗的实验研究均有其独特而强大的优势。但目前的体外受精－胚胎移植的实验研究中仍存在一定的不足之处：能够熟练做辅助生殖技术实验的中西医结合医师较少，实验方案不够规范，缺乏统一、客观的实验标准，缺乏对体外受精－胚胎移植的中医证候模型的研究，缺乏用中医思维指导体外受精－胚胎移植的实验研究。为了进一步发挥中医药在辅助生殖技术中的强大优势，提高体外受精－胚胎移植实验水平，有必要制订全国统一的体外受精－胚胎移植实验标准及实验方案。读经典，做临床，以中医的思维指导体外受精－胚胎移植的实验研究，以辨证论治为前提，衷中参西，针对目前辅助生殖技术中存在的瓶颈问题，进行中医药的科学实验研究，走好中西医结合之路，提高体外受精－胚胎移植的临床妊娠率与出生率。

第 六 章

优生优育研究

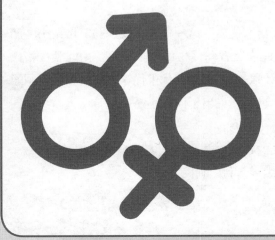

第一节

优生概述

一、优生的概念

优生是指生育健康、聪明、高素质的后代。一般把优生学分为"消极优生学"和"积极优生学"。前者又称负优生学或预防性优生学，是通过产前诊断、遗传咨询等手段，减少有遗传性疾病的孩子出生，降低先天性畸形或遗传性疾病的患病率，即劣质的消除，但不是对劣质的遗传因素个体的消灭；后者又称正优生学或演进性优生学，是通过人为的因素，减少或消除不利的遗传基因，增加或移植优良的等位基因，来培育优生婴儿，增加优秀人才的数量，即优良遗传因素的扩展。两者做法不同，目的则一：即消除劣质的遗传因素，扩展优良的遗传因素，提高人类的素质。

英国科学家高尔顿于 1883 年提出"优生"这一概念。我国马王堆帛书《胎产方》中有"内象成子"的论述，此为胎教和优生的最早萌芽。南北朝《褚氏遗书》所说的"孕而育，育而子坚壮强寿"，即寓有优生优育之意。据《中国通史简编》考证，我国早在公元前 12 世纪便提出了同姓不婚之说，认为"男女同姓，其生不蕃"。之后历代对此均有所发展。

人才是最宝贵的具有决定意义的财富，关系到国家的盛衰，民族的兴亡。人才的培养，应从优生做起。优生优育，利国利民。

二、优生最佳年龄

女性：随着性器官与心理的成熟，女性受孕的最佳年龄为 24 ~ 25 岁，在 25 ~ 26 岁时生育第一胎最为理想。如因上学等原因做不到，在 30 岁前生育也是比较理想的。若 30 岁以后生育，会使分娩难度加大。

男性：据科学研究表明，对中国男性来说，25 ~ 40 岁是最佳的生育年龄。从 20 岁开始，男性的身体发育已经基本成熟，到了 25 岁，男性的生理、心理两方面达到完全成熟，到了 40 岁以后，男性生育能力才开始明显下降。

三、优生最佳季节

中医认为，万物均遵循着春生、夏长、秋收、冬藏的规律，其中春天与秋天是最温和的季节，象征着生长和丰收。春末与秋初是人类生活与自然最和谐的季节，也是受孕的最佳季节。此时气候温和适宜，呼吸道传染病与风疹病毒感染流行较少。此时孕妈妈的饮食起居容易调节，可使最初阶段的胎宝宝有一个安定良好的发育环境，对于胚胎的发育和优生非常有利。

四、最佳受孕时刻

科学家根据生物钟的研究表明，人体的生理现象与机能状态在一天 24 小时内是不断变化的。早 7 时至 12 时，人的身体机能状态呈上升趋势；13 时末至 14 时，是白天里人体机能的最低时刻；下午 5 时再度上升，晚 11 时后又急剧下降。普遍认为晚 9 时至 10 时性交是受孕最佳时刻。

五、最易受孕的性交频率

一些夫妻在想要宝宝的一段时间，会有意识增加性交次数，认为这样可以尽快怀孕，但结果往往适得其反。

准备受孕之时，既不要性交过频，也不要性生活过疏，因为夫妻性交频率过高，会导致精液量减少与精子密度降低，使精子活动率及生存率显著下降。

精子没有完全发育成熟，与卵细胞相会的"后劲"大大减弱，受孕的机会自然降低；性交过疏则会使精子老化，活力欠佳。因此，夫妻的性生活以每周 1 ~ 2 次为适中，并注意在女性排卵期性交。

六、人流是优生的大敌且伤害身体

临床发现，头胎做人流手术，可能引发反复流产、早产、大出血、婴儿体弱多病等多种危险，且头胎做人流手术的女性，许多发生了严重的妇科病，如乳腺病，甚至癌症。

头胎做人流的女性，由于子宫会发生损伤，胎儿的红细胞 Rh 抗原易从子宫损伤处进入母体。这种情况一旦出现，就会造成母体产生抗丈夫 Rh 血型的抗体，它可在女方再次怀孕后通过胎盘进入胎儿体内，然后对胎儿的红细胞起到凝集与溶解的作用。这种情况一旦发生，不仅可造成孕妇发生流产、早产，且可导致胎儿患重病、致残甚至死亡。

人流经有菌的阴道进行，如器械消毒不严、术后不卫生等，将增加细菌感染的风险，导致子宫内膜炎、宫颈炎等。若原来生殖系统就有炎症，还可引起炎症扩散，疾病加重。

人流打乱了女性原有的内分泌状态，干扰了正常妊娠过程，可引起内分泌失调而造成月经紊乱。

人流是个创伤，可引起子宫收缩不良，造成术后出血不止与贫血。

若妊娠时间短、子宫倾屈度过甚等，可导致人流不全，也可引起术后出血不止。如再进行刮宫止血，还可造成子宫壁创面愈合粘连。人流若造成子宫内膜与肌层发生损伤，导致子宫壁变薄，日后再次妊娠时，由于胎盘血液循环障碍、胎盘功能不全或胎盘发生粘连，不仅容易发生出血性休克，还会造成死胎与新生儿死亡。尤其是完全植入性胎盘，由于胎盘粘连不易剥离，出血量大，需立即进行子宫切除，方可挽救患者生命。

人流为强行中断妊娠，此时女性体内激素水平骤降，内分泌功能发生紊乱，迫使迅速生长发育的生殖系统、乳腺等器官停止生长，这对生殖器官、乳腺等将造成损伤。这些损伤可使女性在以后发生生殖系统疾病与乳腺疾病。因此，头胎人流是育龄妇女及优生的大敌，且伤害身体。

七、流产后何时再孕利于优生

流产后，人的体力需要恢复，子宫与卵巢需要"休整"。在流产刮宫或吸宫以清除宫腔内残留组织的同时，子宫内膜受到了不同程度的损伤，恢复正常就需要一定的时间修养。因此，流产后要经过一定时间的身体恢复，再受孕才利于优生，犹如庄稼收割后要进行翻土、耕耘、施肥，然后再栽苗的道理是一样的。受精卵是种植在子宫内膜上的，流产后的子宫内膜受到损伤，若新的子宫内膜尚未长好又怀孕了，不但不利于优生，而且会导致流产。若是药物流产后，中间间隔的时间短而再次受孕，原来药物中的雌激素还在起着杀伤精子的作用，那么第二次怀孕时的受精卵发育就会受到影响，很有可能会导致异常发育，从而出现再次流产或胎儿畸形。

一般认为，流产后至少间隔半年，最好一年再怀孕较适宜。因为人体经过半年到一年的休息后，无论是体力、内分泌，还是生殖器官的功能均基本恢复到正常状态了。再者说，如果第一次流产是因为受精卵异常所致的话，那么，两次妊娠期相隔的时间越长，则再次发生异常情况的机会也就越少。

八、口服避孕药与优生

在应用口服避孕药避孕的过程中，若漏服、不按规定服，均有可能造成避孕失败而在不知不觉中受孕。那么，口服避孕药是否会影响胎儿发育呢？孕期用药，主要是通过母婴物质交换的重要器官——胎盘影响胎儿。已知性激素对胎儿与新生儿皆有不良影响与毒性，可致畸、致癌。雄激素与合成孕激素（如甲地孕酮、氯地孕酮）尤其是由睾丸酮衍化而来的合成孕激素（炔诺酮），均可导致女胎男性化，表现为外生殖器的异常，像阴蒂肥大、阴唇融合粘连等。雌激素不仅会引起男胎女性化，也会通过刺激肾上腺增加雄激素产量而使女胎男性化。

有人认为口服避孕药会增加染色体畸变率，特别是染色体断裂率会显著增高。连续服药或停药几个月内受孕者的自然流产率普遍增高，且流产儿的染色体畸变率高。不过也有资料显示，孕前或孕时曾服用过避孕药者与未用药者的畸胎率比较，两组无明显差别。关于口服避孕药对子代的影响，尚存争论。鉴于目前我国广泛采用的短效避孕药剂量仅为原始剂量的 1/4，一般认为还是相当安全的。

九、停服避孕药多长时间后受孕比较合适

有资料表明，服用避孕药 6 个月的妇女，在停药后的第 1 个月经周期就能恢复排卵的功能，有的妇女体内激素水平甚至还高于过去正常的水平，往往更容易怀孕；服用避孕药在 1 年以上的妇女，在停药后的 1 ~ 2 个月内开始排卵；服用避孕药的男性不管时间多久，在停药 3 个月后精液就能恢复正常。

但停止服用避孕药多长时间后怀孕比较合适呢？据观察，停药后立即受孕，双胎的发生率可增加 1 倍，主要为双卵双胎。最近英国对 5500 名服药妇女进行观察，未发现口服避孕药对下一代有不良影响，其畸变率、流产率无明显差别。有的科学工作者进行研究，并没有发现口服避孕药者的生殖细胞内染色体有什么异常改变。可见，用口服避孕药不会造成遗传病。因此可认为从停药到再次受孕的时间长短，似乎并没有什么关系，其对排卵功能的抑制一般在停药 5 周左右就已经解除。但由于目前对长期服药对胎儿的远期影响还没有足够的把握，为了慎重起见，绝大多数学者都主张停服避孕药半年之后再受孕为宜。

十、电磁污染影响优生吗

电视、电脑、音响、打印机、复印机、电冰箱、吸尘器、微波炉、无线电台、移动电话、无绳电话、输电线路等，所有通电设备均会产生电磁波，而操作这些电器的孕妇或者是准备怀孕的育龄女性，应如何科学保护自己与宝宝，是一个值得关注的问题。

据有关资料报道，从 1990 年到最近，中国、美国、加拿大、日本、波兰、瑞士、荷兰等国科学家，先后对接触电脑显示终端的孕妇（含孕前 3 个月）与未接触的对照组孕妇相比，接触组流产率为 14.5% ~ 29.0%，而对照组为 5.5% ~ 21.3%。大部分报告均得出"流产异常发生率显著高于对照组"的结论，但对子代出生缺陷增加未有结论。学术界与世界卫生组织专家一致认为："电脑显示终端工作环境中有些因素可能影响妊娠结果，最有可能的因素是低频电磁场。"在此之前，科学家进行的一些动物实验亦表明，各种不同的电磁辐射场可导致哺乳动物生殖细胞染色体畸变与基因调控失衡。因此，孕妇或准备怀孕的育龄女性还是尽量少接触电器为好。

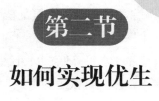

第二节

如何实现优生

一、择优婚配，预防遗传疾病

婚姻匹配是优生的第一关键。所谓匹配，是指年龄相当、血缘不亲、身体健康的男女双方结合。

适龄结婚，切忌早婚。

近亲不婚，减少残疾。三代以内有共同祖先的男女结婚称为近亲结婚。从遗传学上来说，"近亲"指的是较近血缘亲属。成书于春秋战国时期的《左传》提出："男女同姓，其生不蕃""内官不及同姓，其生不殖，美先尽矣，则相生疾。"《国语》曰："同姓不婚，恶不值也。"1980年我国在《婚姻法》中明确规定"直系血亲和三代以内的旁系血亲禁止结婚"是有科学道理的。

婚前体检，疾愈而婚。婚前体检，可发现生殖器官的发育缺陷或不利于生育的疾病，尤其是通过婚前检查和家族调查，可以发现遗传病或遗传方面的问题，目前已发现有3000多种疾病与遗传有关。

二、注意交合避忌

不良地利不宜交合。

不良天时不宜交合。由于恶劣的气候超过了人体自身的调节范围，使人体阴阳失去平衡，发生气血逆乱，达不到神交的和谐程度，自然易病，影响优生。

情绪不佳不宜交合。现代研究显示，精神愉快、心情舒畅之际交合，利于优生。临证亦发现注意在心情舒畅之际交合、性生活美满者，后代多聪明，反之则差。

醉不交合。现代研究证明"酒可乱性，亦可乱精"的结论是有科学道理的。饮酒尤其是长期饮酒可使血中睾酮水平降低。特别是平时不饮酒的男性，即使只饮一次烈性酒，也可能引起睾酮水平降低，24 小时以后才可恢复正常。临证所见死精子症、畸形精子症等，多数有饮酒的嗜好。若酒后受孕，极易导致胎儿智力低下、畸形、死胎等。古代著名文人李白、陶渊明的后代多智力低下可为例证。

吸烟不交合。现代研究，一支香烟可产生 2000 毫升的烟雾，内含尼古丁、烟焦油、一氧化碳等多种有害物质。这些有害物质不但危害人体健康，而且会引起性功能障碍、精子畸形、染色体异常等，可导致胎儿发育异常。吸烟量越大，吸烟时间越长，则精液中畸形精子比例和胎儿致畸率也越高。孕妇吸烟可导致胎盘血管痉挛、胎儿缺氧而造成胎儿大脑发育迟缓、体质过低、先天性心脏病等。孕妇被动抽烟，同样有害。故为了健康与优生提倡戒烟。

病不交合。有病者不应怀孕，应积极调治，待病愈之后再孕，以利优生。

劳不交合。日常工作过于劳累，可损伤血气，进而影响精液的化生。因此，平时工作要注意避免过度劳累，方利于养精。血充精旺，就为优孕创造了良好的物质基础。

怒不交合。怒为肝志，如果过怒、多怒则相火随之而动。疏泄太过，肾的闭藏作用失职，虽然没有进行男女交合，精血亦因之而暗耗。精血亏损，一旦受孕，则影响优生。且多怒影响性高潮的到来，亦影响优生。孕后多怒等情志不畅，会影响胎儿的身心发育，不利优生。

三、节欲惜精，的候交合

节欲保精，的候（排卵期）同房。性交过频，不但精子的质量不好，而且性交的快感较差，影响优生。俗语"小别似新婚"，适当的节欲，精子的质量、性交的快感均可增强，利于优生。

四、性和谐

先戏两乐，利于达到性高潮，在达到性高潮时，阴道内会发生一系列的变化，利于受孕与优生。

五、孕期保健

胎儿的正常发育，既靠先天精血养育，亦与孕期的摄生优劣关系密切。提倡孕期保健，是保证优生的重要因素，故孕期应注意以下事项。

合理营养。胎儿在子宫内生长发育，主要依靠母体供应的营养，孕母既要负担胎儿营养又要保证自身营养，因此必须增加营养，并要合理搭配，注意全面营养，防止偏食。例如长期维生素 D 和钙磷不足，不但会影响胎儿的骨骼发育，而且也会引起孕母自身骨软化。又如缺少铁，将会引起胎儿生长发育不良，孕母贫血。再如锌营养不足，将会影响胎儿正常发育，或引起胎儿畸形。根据科学家对人脑发育的研究得知，约在怀孕第 10 ~ 18 周，是胎儿脑细胞生长的第一个高峰，出生后第 3 个月是婴儿脑细胞生长的第二个高峰。因此孕期以及产后 3 个月孕妇尤应注意多食鸡蛋和鱼，以利于优生优育。

孕期卫生。慎起居，适寒温，衣着要宽大舒适，对乳房不宜束缚过紧，以免限制乳房的增大和腹中日益增长的胎儿活动。

孕期慎忌。①病毒感染：感染风疹、带状疱疹、麻疹、脊髓灰质炎、单纯疱疹、流感、肝炎等之病毒，可通过胎盘屏障，进入胎儿体内，导致胎儿出现心脏畸形、耳聋、白内障、肝脾肿大、小头症、紫斑病、智能障碍，甚至出现胎儿宫内死亡、流产或早产等。②慎用药物：某些药物可通过胎盘进入胎儿体内，导致胚胎基因和染色体突变，引起胎儿畸形、死胎、流产。例如反应停（致海豹儿）、利眠宁（致唇腭裂）、阿司匹林（致骨骼、神经系统、肾畸形）、巴比妥类（致指趾短小）、雌激素（致男婴女性化）、安宫黄体酮（致女婴男性化、男婴尿道下裂）、氯霉素（抑制骨髓，致灰婴综合征）、四环素（使牙釉质发育不全、先天性白内障）、卡那霉素（损害听神经，引起先天性耳聋、肾损害）、磺胺类（引起新生儿黄疸、核黄疸）等。因此，妊娠期不能滥用药物，若因生病服药，必须在医生指导下使用，以确保孕妇和胎儿不受损害。③忌房劳：

妊娠期性生活应有所节制，尤其在妊娠 3 个月内及妊娠晚期应禁止性生活。④勿烟酒过量，不仅危害母体，也必然损及胎儿。大量资料表明，酒精分解后形成的某些有毒物质，能通过胎盘屏障进入胎儿体内，导致"胎儿酒精中毒"，引起胎儿发育迟缓，出生后多有生长停滞、智力低下、性格异常，甚或发生畸形。故孕期应戒酒。据检测烟草中含有 1200 多种有毒物质，这些有毒物质可致子宫及胎盘血管收缩，血流量减少，使胎儿得不到足够的养料和氧气，处于缺氧状态，影响胎儿的生长发育，导致流产、早产及死胎等。生产下来的孩子也多体弱多病，智力低下。另外，香烟中的有毒物质，还能引起遗传物质发生突变，引发胎儿先天性心脏病，以及发育畸形。因此，为了母子健康，孕妇不仅自身不应吸烟，而且要避免被动吸烟的危害。

六、胎教

胎教不是指胎儿直接从母亲的心理活动接受教育，而是指母亲在怀孕期间的多种活动，尤其是精神修养能够影响胎儿发育。

事实证明，中医学的胎教之说，是有学术价值的科学理论。经多普勒测定仪监测和子宫内窥镜观测证实，3 个月胎儿的大多数器官已逐步发育完善，其对外界的声音、动作皆有反应。故孕妇长时间的恐惧、愤怒、烦躁、悲哀等，可导致身体功能和各种内分泌激素发生明显变化，并诱使子宫内环境改变而影响优生。

由于孕妇的情绪与修养对胎儿的健康和智力发育有很大的影响，故避免有害孕妇身心健康的精神刺激非常重要。同时，家庭成员也应给予孕妇更多的关心，让孕妇常听悦耳的琴瑟之音，多看优美的风景，使其情绪安定、舒畅，有益于胎儿出生后健康、聪慧、长寿。

七、产前诊断

产前诊断，又称"出生前诊断"或"宫内诊断"，是预防出生有严重先天性、遗传性疾病的患儿的有效方法，是为积极性治疗和选择性流产提供科学依据的有效手段。常用的方法有羊水检查、B 超检查、夫妇血型检查及 Rh 因子检查。

（一）产前筛查是怎么回事

产前筛查就是用比较经济、简便、对胎儿与孕妇无损伤的检测方法，在外表正常的孕妇中查找出怀有唐氏综合征等严重先天性缺陷儿（简称"唐氏儿"）的高危个体，包括超声筛查与血清学筛查。

通俗地讲，产前筛查就是根据孕妇的基本信息，通过血液与超声检查结果，综合计算出可能分娩唐氏儿的风险，是从低危孕妇中找出具有分娩唐氏儿等高风险者，只是一种可能性的估计，因此，筛查结果并不能确切"判断"出胎儿"是"或"不是"唐氏儿。

（二）产前诊断是怎么回事

产前诊断，又称宫内诊断或出生前诊断，是应用现代医学技术手段与遗传学方法，在胎儿出生前就及早了解胎儿在宫内的发育状况，对胎儿先天性缺陷与遗传性疾病做出诊断，以便进行相应的干预措施。

产前诊断是通过一些有创的手段，如绒毛活检、羊膜腔穿刺、脐带穿刺等获得胎儿的细胞，并对胎儿染色体、基因等进行分析，得到一个明确的诊断。

产前诊断是一门将基础医学与临床医学紧密结合的边缘学科，涉及细胞遗传学、分子遗传学、生物化学、影像学、免疫学、产科学等内容。因此，产前诊断具有"三高"的特点：①高科技性，②高不确定性，③高风险性。

（三）我国目前应用的产前筛查指标有哪些

我国目前应用的产前筛查为中孕期筛查。中孕期筛查是指在怀孕第14～20周进行唐氏综合征筛查，主要是抽取孕妇静脉血进行检查。这种筛查方法结合了孕妇年龄、体重、孕周以及生化指标等进行综合评估，是我国中孕期筛查的常用方法。

甲胎蛋白（AFP）、β游离绒毛膜促性腺激素（HCG）、非结合性雌三醇（μE3）、抑制素 A 四项指标联合应用，可提高唐氏综合征的检出率，联合方案有二联、三联与四联。筛查阳性比例为 5%，中孕期母亲血清筛查可检出约 50%～70% 的唐氏儿。

（四）唐氏综合征是怎么回事

唐氏综合征（Down's syndrome，DS）即 21- 三体综合征，在染色体检查中可看到 21 号染色体由一对变成了三个，因此，称为"21- 三体"，是新生儿中最多见的染色体病，在 1/800 ~ 1/1000 活产儿或 11150 次妊娠中即有一次发生机会，占小儿染色体病的 70% ~ 80%，其发病率随母亲年龄的增高而增高。目前此病尚无治疗手段，唯一的预防手段就是通过产前筛查和产前诊断检出患病胎儿后终止妊娠，防止唐氏儿的出生，减轻家庭和社会的负担。

（五）超声检查对胎儿是否有损伤

以目前超声检查的设计，并没有数据显示超声波检查会对胎儿产生重大不良影响或致胎儿明显畸形。但有部分研究报道，利用阴道及腹部超声检查，对早孕妇女胚胎的安全性进行了对照研究，认为经阴道检查超过 10 分钟可导致胚胎超微结构损伤与生化反应。因此提出对早孕胚胎应尽量不用阴道超声检查或尽量缩短检查时间。国外对超声安全性方面进行了回顾性分析，认为 M 型超声与二维超声肯定对胎儿没有危害，但对于在孕早期的超声检查仍应保持谨慎，而对于孕早期使用高能多普勒检查应慎重选择。

八、治疗母疾、祛除劣胎

为了优生，及时治疗母亲的疾病非常重要。以保证胎儿的正常发育。对孕妇因患严重疾病不宜生育者，当主张堕胎。从优生的角度看，对孕妇患严重疾病，导致胎儿发育障碍，出生后无生活能力的孩子，如无脑儿、血友病母亲所怀男性胎儿、孕早期患过风疹等病毒性疾病或用过大量可致畸药物者，有选择的堕胎是一个积极有效的措施。

参考文献

[1] 世界卫生组织.人类精液及精子-宫颈粘液相互作用实验室检验手册[M].谷翊群等译.4版.北京:人民卫生出版社,2001.

[2] 李曰庆.中医外科学[M].北京:中国中医药出版社,2002.

[3] 尤昭玲.中西医结合妇产科学[M].北京:中国中医药出版社,2006.

[4] 曹开镛.中医男科诊断治疗学[M].北京:中国医药科技出版社,2007.

[5] 王琦,秦国政.王琦男科学[M].3版.郑州:河南科学技术出版社,2021.

[6] [美] Patrick J. Rowe,Frank H.Comhaire,Timothy B.Hargreave,等.世界卫生组织男性不育标准化检查与诊疗手册[M].李铮,张忠平,黄毅然,等译.北京:人民卫生出版社,2007.

[7] 庞保珍,赵焕云.不孕不育中医治疗学[M].北京:人民军医出版社,2008.

[8] 庞保珍,庞清洋,赵焕云.不孕不育中医外治法[M].北京:人民军医出版社,2009.

[9] 夏桂成.夏桂成实用中医妇科学[M].北京:中国中医药出版社,2009.

[10] 徐福松.徐福松实用中医男科学[M].北京:中国中医药出版社,2009.

[11] 中华医学会.临床诊疗指南·辅助生殖技术与精子库分册[M].北京:人民卫生出版社,2009.

[12] 乔杰.多囊卵巢综合征[M].北京:北京大学医学出版社,2009.

[13] 肖承宗.中医妇科临床研究[M].北京:人民卫生出版社,2009.

[14] 侯丽辉,王耀庭.今日中医妇科[M].2版.北京:人民卫生出版社,2011.

[15] 庞保珍.不孕不育名方精选[M].北京:人民军医出版社,2011.

[16] 世界卫生组织.世界卫生组织人类精液检查与处理实验室手册[M].谷翊群等译.5版.北京:人民卫生出版社,2011.

[17] 中华医学会.临床技术操作规范·辅助生殖技术和精子库分册[M].北京:人民军医出版社,2012.

[18] 李蓉,乔杰.生殖内分泌疾病诊断与治疗[M].北京:北京大学医学出版社,2012.

[19] 李力,乔杰.实用生殖医学[M].北京:人民卫生出版社,2012.

[20] 庞保珍.男性健康之道[M].北京:中医古籍出版社,2012.

[21] 庞保珍.性功能障碍防治精华 [M]. 北京：人民军医出版社，2012.

[22] 李淑玲，庞保珍.中西医临床生殖医学 [M]. 北京：中医古籍出版社，2013.

[23] 乔杰.生殖医学临床诊疗常规 [M]. 北京：人民军医出版社，2013.

[24] 曹开镛，庞保珍.中医男科病证诊断与疗效评价标准 [M]. 北京：人民卫生出版社，2013.

[25] 左伋.医学遗传学 [M].6 版.北京：人民卫生出版社，2013.

[26] 许济群.中医方剂学 [M]. 上海：上海科学技术出版社，1985.

[27] 乔杰.生殖医学临床指南与专家解读 [M]. 北京：人民军医出版社，2014.

[28] 庞保珍，庞清洋.战胜不孕不育的智慧 [M]. 北京：中医古籍出版社，2015.

[29] 庞保珍.不孕不育治疗名方验方 [M]. 北京：人民卫生出版社，2015.

[30] 庞保珍.优生优育——生男生女好方法 [M]. 北京：中医古籍出版社，2016.

[31] 郭应禄，辛钟成，金杰.男性生殖医学 [M]. 北京：北京大学医学出版社，2016.

[32] 孙自学，庞保珍.中医生殖医学 [M]. 北京：人民卫生出版社，2017.

[33] 连方.中西医结合生殖医学 [M]. 北京：人民卫生出版社，2017.

[34] 庞保珍，郭兴萍，庞清洋.实用中西医生殖医学 [M]. 北京：中医古籍出版社，2019.

[35] 庞保珍，庞清洋.不孕不育名方精选 [M].2 版.郑州：河南科学技术出版社，2019.

[36] 庞保珍，庞清洋.不孕不育中医治疗学 [M].2 版.郑州：河南科学技术出版社，2019.

[37] 玄绪军，庞保珍.男性健康指南 [M]. 北京：人民卫生出版社，2019.

[38] 腾秀香.卵巢早衰治验 [M]. 北京：中国中医药出版社，2016.

[39] 柴松岩，腾秀香.柴松岩治闭经 [M]. 北京：北京科学技术出版社，2016.

[40] 腾秀香.柴松岩妇科思辨经验录 [M]. 北京：人民军医出版社，2009.

[41] 姜辉，邓春华.中国男科疾病诊断治疗指南与专家共识 [M]. 北京：人民卫生出版社，2017.

[42] 宋民宪，杨明.新编国家中成药 [M].2 版.北京：人民卫生出版社，2011.

[43] 李曰庆，李海松.新编实用中医男科学 [M]. 北京：人民卫生出版社，2018.

[44] 戚广崇.实用中医男科学 [M]. 上海：上海科学技术出版社，2018.

[45] 孙自学.男科病诊疗与康复 [M]. 北京：中国协和医科大学出版社，2018.

[46] 高学敏.中药学 [M].2 版.北京：中国中医药出版社，2007.

[47] 秦国政.中医男科学 [M]. 北京：中国中医药出版社，2012.

[48] 秦国政.中医男科学 [M]. 北京：科学出版社，2017.

[49] 李宏军，黄宇烽.实用男科学 [M].2 版.北京：科学出版社，2015.

[50] 张敏建.中西医结合男科学 [M].2 版.北京：科学出版社，2017.

[51] 庞保珍，庞清洋，郭兴萍.推拿入门 [M]. 北京：金盾出版社，2020.

[52] 庞保珍，庞清洋.实用中医生殖医学 [M]. 郑州：河南科学技术出版社，2021.